U0219037

内分泌临床综合征速查

主编　陈　适　潘　慧　朱惠娟

编者：（按姓名拼音排序）

白　刚　车　璐　陈　璐　崔　妍　杜函泽
段　炼　房柔妤　高晓星　孔艺然　李佳宁
李　康　刘慧婷　刘　巍　刘雪梅　潘周娴
庞兴龙　施　文　孙倩倩　孙瑞雪　汤　蕊
王佳妮　王林杰　王书畅　王相清　许　可
阳洪波　于　萍　张　姐　张化冰　张念荣
张志博　赵　峻　周姝含

中国协和医科大学出版社

图书在版编目（CIP）数据

内分泌临床综合征速查／陈适，潘慧，朱惠娟主编. —北京：中国协和医科大学出版社，2015.7

ISBN 978-7-5679-0395-1

Ⅰ.①内… Ⅱ.①陈…②潘…③朱… Ⅲ.①内分泌病-综合征-诊疗 Ⅳ.①R58

中国版本图书馆 CIP 数据核字（2015）第 169348 号

内分泌临床综合征速查

主　　编：陈　适　潘　慧　朱惠娟
策划编辑：罗　鸿
责任编辑：雷　南

出版发行　**中国协和医科大学出版社**
　　　　　（北京东单三条九号　邮编100730　电话65260378）
网　　址：www.pumcp.com
经　　销：新华书店总店北京发行所
印　　刷：北京佳艺恒彩印刷有限公司

开　　本：850×1168　　1/32 开
印　　张：17.25
字　　数：680 千字
版　　次：2016 年 5 月第 1 版　　2016 年 5 月第 1 次印刷
印　　数：1—3000
定　　价：40.00 元

ISBN 978-7-5679-0395-1

（凡购本书，如有缺页、倒页、脱页及其他质量问题，由本社发行部调换）

序　言

　　银街是个闹中取静的地方，中国最著名的临床医院——北京协和医院也坐落于此，它是西医东渐的发源地，所以有人说一部协和校史就是半部中国医学现代史。创建于1958年的北京协和医院内分泌科，是中国最早建立的内分泌专科。内分泌学是一门复杂的临床学科，其疾病种类繁多，也存在大量临床综合征。本书完全由北京协和医院内分泌科临床医师编写，总结了约500种内分泌相关临床综合征的病因和特征表现，并建立症状索引，结构清晰，非常容易查找阅读，内容较为实用。我希望本书能成为一个"引子"，引导内分泌及相关科室临床医师进一步阅读相关资料，对临床工作有所助益。

北京协和医院主任医师　教授

2016年春

前　言

医学是以维护人类生命健康为使命的神圣科学，而生命是世间最奇妙和千姿百态的，所以医学也是所有科学中最复杂的学科，其内容浩如烟海。临床医学，作为医学中最主要的组成部分，所研究的疾病种类繁多，不胜枚举，其中，各种临床综合征占据了各种疾病中很重要的部分。临床综合征是指在种种病理过程中，当出现一种临床症状或体征时，同时可能伴有其他一种或多种症状或体征。而随着分子生物学技术的发展和医学的进步，越来越多的临床综合征的病因被揭示。内分泌代谢学是研究激素及其作用底物相关疾病的医学分支，因为人体内存在复杂的激素调控网络，所以内分泌代谢疾病也存在大量的临床综合征，由于综合征的复杂性，无规律性，所以在临床上记忆和诊断就成为难点。为此，我们组织了以北京协和医院内分泌科为主的相关专家学者共同编写了这本速查手册，本书总结了约500种内分泌相关临床综合征的特征表现和可能病因，并建立症状索引，希望对内分泌医师临床工作有所助益。

在编写过程中，我们吸纳了国内外众多专家学者的研究成果，得到了本科室各位前辈的热心指导，尤其金自孟教授欣然为本书作序，也得到了中国协和医科大学出版社编辑的热心指导和帮助，在此，谨向大家表示衷心感谢！

诚然，编者的临床经验和水平毕竟还有不足，书中难免存在缺陷，甚至错误，而且遗传学研究成果层出不穷，恳请读者提供宝贵意见和建议，让我们能更好地为每一位读者的临床学习和实践提供帮助。

编　者
2016 年 3 月

目　　录

Ⅰ型自身免疫性多内分泌腺病综合征 …………………………… 1

Ⅱ型自身免疫性多内分泌腺病综合征 …………………………… 2

3M 综合征 1 型 …………………………………………………… 3

3β 羟类固醇脱氢酶缺陷症 ………………………………………… 4

5α 还原酶缺陷症 …………………………………………………… 5

11β 羟化酶缺陷症 ………………………………………………… 6

17α 羟化酶缺陷症 ………………………………………………… 7

17β 羟类固醇脱氢酶 3 缺陷症 …………………………………… 8

46，XX 性反转合并肾脏、肾上腺和肺发育不全 ………………… 9

46，XX 性反转合并掌跖角化过度、皮肤鳞状上皮癌 …………… 10

46，XX 性反转综合征 1 型 ……………………………………… 11

46，XX 性反转综合征 2 型 ……………………………………… 12

46，XX 性反转综合征 3 型 ……………………………………… 13

46，XY 性反转综合征 1 型 ……………………………………… 14

46，XY 性反转综合征 2 型 ……………………………………… 15

46，XY 性反转综合征 3 型 ……………………………………… 16

46，XY 性反转综合征 4 型 ……………………………………… 17

46，XY 性反转综合征 5 型 ……………………………………… 18

46，XY 性反转综合征 6 型 ……………………………………… 19

46，XY 性反转综合征 7 型 ……………………………………… 20

46，XY 性反转综合征 8 型 ……………………………………… 21

46，XY 性反转综合征 9 型 ……………………………………… 22

46，XY 性腺发育不全合并微束状神经病变 …………………… 23

Aarskog-Scott 综合征 ……………………………… 24

ACTH 非依赖性肾上腺大结节样增生 1 型 ………… 25

ACTH 非依赖性肾上腺大结节样增生 2 型 ………… 26

Alagille 综合征 1 型 ……………………………… 27

Alagille 综合征 2 型 ……………………………… 28

Andersen 心律失常性周期性麻痹 ………………… 29

Apert 综合征 ……………………………………… 30

Axenfeld-Rieger 综合征 1 型 …………………… 31

Axenfeld-Rieger 综合征 2 型 …………………… 32

Axenfeld-Rieger 综合征 3 型 …………………… 33

Bardet-Biedl 综合征 1 型 ………………………… 34

Bardet-Biedl 综合征 2 型 ………………………… 35

Bardet-Biedl 综合征 3 型 ………………………… 36

Bardet-Biedl 综合征 4 型 ………………………… 37

Bardet-Biedl 综合征 5 型 ………………………… 38

Bardet-Biedl 综合征 6 型 ………………………… 39

Bardet-Biedl 综合征 7 型 ………………………… 40

Bardet-Biedl 综合征 8 型 ………………………… 41

Bardet-Biedl 综合征 9 型 ………………………… 42

Bardet-Biedl 综合征 10 型 ……………………… 43

Bardet-Biedl 综合征 11 型 ……………………… 44

Bardet-Biedl 综合征 12 型 ……………………… 45

Bardet-Biedl 综合征 13 型 ……………………… 46

Bardet-Biedl 综合征 14 型 ……………………… 47

Bardet-Biedl 综合征 15 型 ……………………… 48

Bardet-biedl 综合征 16 型 ……………………… 49

Bardet-Biedl 综合征 17 型 ……………………… 50

Bardet-biedl 综合征 18 型 ……………………… 51

Bardet-biedl 综合征 19 型 ……………………… 52

Bartter 综合征 1 型 ………………………………………… 53

Bartter 综合征 2 型 ………………………………………… 54

Bartter 综合征 3 型 ………………………………………… 55

Bartter 综合征 4A 型 ……………………………………… 56

Bartter 综合征 4B 型 ……………………………………… 57

Beckwith-Wiedemann 综合征 …………………………… 58

Blomstrand 型骨软骨发育不良 ………………………… 59

Bloom 综合征 ……………………………………………… 60

B 型胰岛素抵抗综合征 …………………………………… 61

Cabezas 综合征 …………………………………………… 62

Campomelic 型躯干发育不良 …………………………… 63

Camurati-Engelmann 病 ………………………………… 64

Carney 复合症 1 型 ……………………………………… 65

Carney 复合症 2 型 ……………………………………… 66

Charcot 关节病 …………………………………………… 67

Charge 综合征 ……………………………………………… 68

Cohen 综合征 ……………………………………………… 69

Cornelia de Lange 综合征 1 型 ………………………… 70

Cornelia de Lange 综合征 2 型 ………………………… 71

Costello 综合征 …………………………………………… 72

Cousin 综合征 ……………………………………………… 73

Crouzon 综合征 …………………………………………… 74

Crouzon 综合征合并黑棘皮病 ………………………… 75

Dent 病 1 型 ……………………………………………… 76

Dent 病 2 型 ……………………………………………… 77

Denys-Drash 综合征 ……………………………………… 78

Digeorge 综合征 …………………………………………… 79

Down 综合征 ……………………………………………… 80

ECTDS 综合征 ……………………………………………… 81

Edwards 综合征 ·· 82

Eiken 综合征 ·· 83

Feingold 综合征 2 型 ·· 84

FILS 综合征 ··· 85

Floating-Harbor 综合征 ·· 86

Frasier 综合征 ··· 87

Friedreich 共济失调 1 型 ··· 88

Friedreich 共济失调 2 型 ··· 89

Friedreich 共济失调和先天性青光眼 ······························ 90

Galen 静脉畸形 ·· 91

Gitelman 综合征 ··· 92

Greenberg 发育不良 ··· 93

Hajdu-Cheney 综合征 ·· 94

Hartsfield 综合征 ·· 95

HUPRA 综合征 ·· 96

Jackson-Weiss 综合征 ·· 97

Jansen 干骺端发育不良 ··· 98

KBG 综合征 ·· 99

Kearns-Sayre 综合征 ·· 100

Kenny-Caffey 综合征 1 型 ·· 101

Kenny-Caffey 综合征 2 型 ·· 102

Klinefelter 综合征 ··· 103

Kozlowski 型脊椎干骺端发育不良 ································· 104

Langer 肢中段骨发育不良 ·· 105

Laron 综合征 ··· 106

Leri-Weill 软骨骨生成障碍综合征 ································· 107

Leydig 细胞发育不全 1 型 ·· 108

Liddle 综合征 ··· 109

Maffucci 型多发性内生软骨瘤 ···································· 110

Martinez-Frias 综合征 ………………………………… 111

McCune-Albright 综合征 ……………………………… 112

软骨毛发发育不全 ……………………………………… 113

Meier-Gorlin 综合征 1 型 …………………………… 114

Mitchell-Riley 综合征 ………………………………… 115

Myhre 综合征 …………………………………………… 116

Nestor-Guillermo 早老综合征 ……………………… 117

Noonan 综合征 1 型 …………………………………… 118

Noonan 综合征 2 型 …………………………………… 119

Noonan 综合征 3 型 …………………………………… 120

Noonan 综合征 4 型 …………………………………… 121

Noonan 综合征 5 型 …………………………………… 122

Noonan 综合征 6 型 …………………………………… 123

Noonan 综合征 7 型 …………………………………… 124

Noonan 综合征 8 型 …………………………………… 125

Ollier 型多发内生软骨瘤病 ………………………… 126

Pendred 综合征 ………………………………………… 127

Peters-plus 综合征 …………………………………… 128

Peutz-Jeghers 综合征 ………………………………… 129

Pfeiffer 综合征 ………………………………………… 130

POEMS 综合征 ………………………………………… 131

POMC 缺乏症 …………………………………………… 132

Pradewilli 综合征 ……………………………………… 133

Proteus 综合征 ………………………………………… 134

Renpenning 综合征 1 型 ……………………………… 135

Riedel 病 ………………………………………………… 136

Rothmund 综合征 ……………………………………… 137

Rud 综合征 ……………………………………………… 138

SAMS 综合征 …………………………………………… 139

Schmid 干骺端发育不良 ·············· 140

SHORT 综合征 ·············· 141

Shwachman-Diamond 综合征 ·············· 142

SOFT 综合征 ·············· 143

Sotos 综合征 1 型 ·············· 144

Sotos 综合征 2 型 ·············· 145

Steel 综合征 ·············· 146

Weaver 综合征 ·············· 147

Webb-Dattani 综合征 ·············· 148

Werner 综合征 ·············· 149

Wiedemann-Steiner 综合征·············· 150

Williams-Beuren 综合征 ·············· 151

糖尿病合并骨骺发育不良·············· 152

Wolfram 综合征 1 型 ·············· 153

Wolfram 综合征 2 型 ·············· 154

X 连锁点状软骨发育不良 1 型·············· 155

X 连锁点状软骨发育不良 2 型·············· 156

X 连锁免疫失调多内分泌腺病肠病综合征·············· 157

X 连锁显性遗传性低磷佝偻病·············· 158

X 连锁性全垂体功能减退·············· 159

X 连锁性无精症 1 型·············· 160

X 连锁遗传特发性矮小·············· 161

X 连锁肾性尿崩症·············· 162

X 连锁隐性遗传性低磷佝偻病·············· 163

X 连锁智力低下-畸形面容综合征 1 型·············· 164

Y 连锁性无精症 1 型·············· 165

Y 连锁性无精症 2 型·············· 166

矮小, 视神经萎缩合并 Pelger-Huet 异常·············· 167

矮妖精综合征·············· 168

半乳糖激酶缺陷症 ··· 169

半乳糖血症 ·· 170

暴发性 1 型糖尿病 ·· 171

变形性骨发育不良 ·· 172

表观盐皮质激素增多症 ·· 173

Schimmelpenning-Feuerstein-Mims 综合征 ························ 174

Robinow 综合征 ·· 175

常染色体显性遗传性特发性矮小 ···································· 176

常染色体显性遗传性低钙血症 1 型 ································· 177

常染色体显性遗传性低钙血症 2 型 ································· 178

常染色体显性遗传性低磷佝偻病 ···································· 179

常染色体显性遗传性高胆固醇血症 3 型 ····························· 180

常染色体显性遗传性假性醛固酮减少症 I 型 ························ 181

常染色体显性遗传性全身型甲状腺激素抵抗综合征 ·················· 182

常染色体显性遗传中枢性尿崩 ······································ 183

常染色体显性遗传性早发高血压合并妊娠期高血压 ·················· 184

常染色体隐性遗传的 Larsen 综合征 ································ 185

常染色体隐性遗传肾性尿崩症 ······································ 186

常染色体隐性 Robinow 综合征 ····································· 187

常染色体隐性遗传性低磷佝偻病 1 型 ······························ 188

常染色体隐性遗传性骨质硬化症 ···································· 189

常染色体隐性遗传性家族性高胆固醇血症 ·························· 190

常染色体隐性遗传性假性醛固酮减少症 I 型 ························ 191

常染色体隐性遗传性远端肾小管性酸中毒 ·························· 192

成骨不全 1 型 ·· 193

成骨不全 2 型 ·· 194

成骨不全 3 型 ·· 195

成骨不全 4 型 ·· 196

成骨不全 5 型 ·· 197

成骨不全 6 型 ……………………………………………… 198

成骨不全 7 型 ……………………………………………… 199

成骨不全 8 型 ……………………………………………… 200

成人低碱性磷酸酶血症 …………………………………… 201

成人隐匿性自身免疫糖尿病 ……………………………… 202

垂体性甲状腺激素抵抗综合征 …………………………… 203

单纯性乳房早发育 ………………………………………… 204

单纯性阴毛早发育 ………………………………………… 205

单纯性早初潮 ……………………………………………… 206

低促性腺激素性性腺功能减退 1 型伴或不伴嗅觉
  丧失症 …………………………………………………… 207

低促性腺激素性性腺功能减退 2 型伴或不伴嗅觉
  丧失症 …………………………………………………… 208

低促性腺激素性性腺功能减退 3 型伴或不伴嗅觉
  丧失症 …………………………………………………… 209

低促性腺激素性性腺功能减退 4 型伴或不伴嗅觉
  丧失症 …………………………………………………… 210

低促性腺激素性性腺功能减退 5 型伴或不伴嗅觉
  丧失症 …………………………………………………… 211

低促性腺激素性性腺功能减退 6 型伴或不伴嗅觉
  丧失症 …………………………………………………… 212

低促性腺激素性性腺功能减退 7 型伴或不伴嗅觉
  丧失症 …………………………………………………… 213

低促性腺激素性性腺功能减退 8 型伴或不伴嗅觉
  丧失症 …………………………………………………… 214

低促性腺激素性性腺功能减退 9 型伴或不伴嗅觉
  丧失症 …………………………………………………… 215

低促性腺激素性性腺功能减退 10 型伴或不伴嗅觉
  丧失症 …………………………………………………… 216

低促性腺激素性性腺功能减退 11 型伴或不伴嗅觉
　　丧失症 ································· 217
低促性腺激素性性腺功能减退 12 型伴或不伴嗅觉
　　丧失症 ································· 218
低促性腺激素性性腺功能减退 13 型伴或不伴嗅觉
　　丧失症 ································· 219
低促性腺激素性性腺功能减退 14 型伴或不伴嗅觉
　　丧失症 ································· 220
低促性腺激素性性腺功能减退 15 型伴或不伴嗅觉
　　丧失症 ································· 221
低促性腺激素性性腺功能减退 16 型伴或不伴嗅觉
　　丧失症 ································· 222
低钾周期性麻痹 1 型 ················· 223
低钾周期性麻痹 2 型 ················· 224
低磷佝偻病合并甲状旁腺功能亢进 ········· 225
低镁血症 1 型 ························ 226
低镁血症 2 型 ························ 227
低镁血症 3 型 ························ 228
低镁血症 4 型 ························ 229
低镁血症 5 型 ························ 230
低镁血症 6 型 ························ 231
低镁血症、高血压合并高胆固醇血症 ········ 232
癫痫、感音神经性耳聋、共济失调、心理障碍和
　　电解质紊乱 ······················· 233
短指症 A1，B 型 ······················ 234
短指症 A1 ···························· 235
短指症 A2 型 ························· 236
短指症 A3 型 ························· 237
短指症 A4 型 ························· 238

短指症 A6 型 ……………………………………………… 239

短指症 B1 型 ……………………………………………… 240

短指症 B2 型 ……………………………………………… 241

短指症 C 型 ……………………………………………… 242

短指症 D 型 ……………………………………………… 243

短指症 E1 型 ……………………………………………… 244

短指症合并高血压 ………………………………………… 245

短指智力低下综合征 ……………………………………… 246

先天性多巴胺 β 羟化酶缺陷症 …………………………… 247

多发性结节性骨溶解和关节炎 …………………………… 248

多发性神经纤维瘤 1 型 …………………………………… 249

多发性腕骨-跗骨骨溶解综合征 ………………………… 250

多内分泌腺瘤病 1 型 ……………………………………… 251

多内分泌腺瘤病 2A 型 …………………………………… 252

多内分泌腺瘤病 2B 型 …………………………………… 253

多内分泌腺瘤病 4 型 ……………………………………… 254

多囊卵巢综合征 …………………………………………… 255

飞行时差综合征 …………………………………………… 256

非甲状腺性病态综合征 …………………………………… 257

跗骨腕骨融合综合征 ……………………………………… 258

干骺端发育不良不伴少毛发症 …………………………… 259

肝脏糖原累积症 0 型 ……………………………………… 260

孤立性 ACTH 缺乏症 ……………………………………… 261

孤立性 FSH 缺乏症 ……………………………………… 262

孤立性高氯汗症 …………………………………………… 263

常染色体显性遗传性骨硬化症 1 型 ……………………… 264

常染色体显性遗传性骨硬化症 2 型 ……………………… 265

常染色体隐性遗传性骨硬化症 1 型 ……………………… 266

常染色体隐性遗传性骨硬化症 2 型 ……………………… 267

常染色体隐性遗传性骨硬化症 3 型 ……………………… 268

常染色体隐性遗传性骨硬化症 4 型 ……………………… 269

常染色体隐性遗传性骨硬化症 5 型 ……………………… 270

常染色体隐性遗传性骨硬化症 6 型 ……………………… 271

常染色体隐性遗传性骨硬化症 7 型 ……………………… 272

胱氨酸病合并肾病 …………………………………………… 273

果糖 1,6-二磷酸酶缺乏症 ………………………………… 274

果糖不耐受症 ………………………………………………… 275

海绵窦综合征 ………………………………………………… 276

亨廷顿病 ……………………………………………………… 277

黄体生成素缺陷症导致的男性假两性畸形 ……………… 278

混合性性腺发育不良 ………………………………………… 279

肌强直性营养不良 1 型 …………………………………… 280

肌强直性营养不良 2 型 …………………………………… 281

急性肝性卟啉病 ……………………………………………… 282

急性间歇性卟啉病 …………………………………………… 283

X 连锁脊柱骨骺发育不良症 ……………………………… 284

家族性白蛋白异常性高甲状腺素血症 …………………… 285

家族性单纯生长激素缺乏症 1A 型 ……………………… 286

家族性单纯生长激素缺乏症 1B 型 ……………………… 287

家族性单纯生长激素缺乏症 2 型 ………………………… 288

家族性单纯生长激素缺乏症 3 型 ………………………… 289

家族性低尿钙性高钙血症 1 型 …………………………… 290

家族性低尿钙性高钙血症 2 型 …………………………… 291

家族性低尿钙性高钙血症 3 型 …………………………… 292

家族性多种垂体激素缺乏症 1 型 ………………………… 293

家族性多种垂体激素缺乏症 2 型 ………………………… 294

家族性多种垂体激素缺乏症 3 型 ………………………… 295

家族性多种垂体激素缺乏症 4 型 ………………………… 296

家族性多种垂体激素缺乏症 5 型 …………………………… 297

家族性多种垂体激素缺乏症 6 型 …………………………… 298

家族性高 β 脂蛋白血症 1 型 ………………………………… 299

家族性高胆固醇血症 ………………………………………… 300

家族性高胰岛素性低血糖症 1 型 …………………………… 301

家族性高胰岛素性低血糖症 2 型 …………………………… 302

家族性高胰岛素性低血糖症 3 型 …………………………… 303

家族性高胰岛素性低血糖症 4 型 …………………………… 304

家族性高胰岛素性低血糖症 5 型 …………………………… 305

家族性高胰岛素性低血糖症 6 型 …………………………… 306

家族性高胰岛素性低血糖症 7 型 …………………………… 307

家族性男性性早熟 …………………………………………… 308

家族性醛固酮增多症 Ⅱ 型 ………………………………… 309

家族性醛固酮增多症 Ⅲ 型 ………………………………… 310

高脂蛋白血症 3 型 …………………………………………… 311

家族性中枢性性早熟 1 型 …………………………………… 312

家族性中枢性性早熟 2 型 …………………………………… 313

甲亢周期性麻痹 1 型 ………………………………………… 314

甲亢周期性麻痹 2 型 ………………………………………… 315

甲状旁腺功能减低-神经性耳聋-肾发育不良综合征 …… 316

甲状旁腺功能减退-发育迟缓-畸形综合征 ……………… 317

甲状旁腺功能亢进症 1 型 …………………………………… 318

甲状旁腺功能亢进症 2 型 …………………………………… 319

甲状腺激素合成障碍综合征 1 型 …………………………… 320

甲状腺激素合成障碍综合征 2A 型 ………………………… 321

甲状腺激素合成障碍综合征 3 型 …………………………… 322

甲状腺激素合成障碍综合征 4 型 …………………………… 323

甲状腺激素合成障碍综合征 5 型 …………………………… 324

甲状腺激素合成障碍综合征 6 型 …………………………… 325

假假性甲旁减……………………………………………… 326

假性甲旁减Ⅰa型……………………………………… 327

假性甲旁减Ⅰb型……………………………………… 328

假性甲旁减Ⅰc型……………………………………… 329

假性甲旁减Ⅱ型………………………………………… 330

假性醛固酮减少症2A型……………………………… 331

假性醛固酮减少症2B型……………………………… 332

假性醛固酮减少症2C型……………………………… 333

假性醛固酮减少症2D型……………………………… 334

僵人综合征……………………………………………… 335

进行性骨化性肌炎……………………………………… 336

抗利尿激素不适当分泌综合征………………………… 337

空泡蝶鞍综合征………………………………………… 338

蜡泪样骨硬化症………………………………………… 339

酪氨酸血症1型………………………………………… 340

类癌综合征……………………………………………… 341

类固醇结合球蛋白缺乏症……………………………… 342

类脂质沉积性肾上腺病………………………………… 343

类脂质渐进性坏死……………………………………… 344

硫胺素有反应性巨幼细胞性贫血综合征……………… 345

马德隆病………………………………………………… 346

马方综合征……………………………………………… 347

猫叫综合征……………………………………………… 348

苗勒管发育不全和高雄激素血症……………………… 349

苗勒管抑制因子缺陷症………………………………… 350

男性更年期综合征……………………………………… 351

囊性纤维化……………………………………………… 352

脑腱黄瘤病……………………………………………… 353

脑桥中央髓鞘溶解症…………………………………… 354

皮质酮甲基氧化酶缺乏症Ⅰ型 ……………………………… 355

皮质酮甲基氧化酶缺乏症Ⅱ型 ……………………………… 356

葡萄糖转运蛋白 1 缺陷综合征 ……………………………… 357

葡萄糖转运蛋白 2 缺陷综合征 ……………………………… 358

前脑无裂畸形 9 …………………………………………… 359

青少年发病的成人型糖尿病 1 型 …………………………… 360

青少年发病的成人型糖尿病 2 型 …………………………… 361

青少年发病的成人型糖尿病 3 型 …………………………… 362

青少年发病的成人型糖尿病 4 型 …………………………… 363

青少年发病的成人型糖尿病 5 型 …………………………… 364

青少年发病的成人型糖尿病 6 型 …………………………… 365

青少年发病的成人型糖尿病 7 型 …………………………… 366

青少年发病的成人型糖尿病 8 型 …………………………… 367

青少年发病的成人型糖尿病 9 型 …………………………… 368

青少年发病的成人型糖尿病 10 型 ………………………… 369

青少年发病的成人型糖尿病 11 型 ………………………… 370

青少年型 Paget 病 ………………………………………… 371

肉碱/酰基肉碱转运酶缺陷症 ……………………………… 372

肉碱棕榈酰转移酶 1 缺陷症 ……………………………… 373

肉碱棕榈酰转移酶 2 缺陷症儿童/成人型 ………………… 374

肉碱棕榈酰转移酶 2 缺陷症新生儿型 …………………… 375

肉碱棕榈酰转移酶 2 缺陷症婴儿型 ……………………… 376

软骨发育不全综合征 ……………………………………… 377

三 A 综合征 ………………………………………………… 378

肾结石、骨质疏松合并低磷血症 1 型 …………………… 379

肾结石、骨质疏松合并低磷血症 2 型 …………………… 380

肾母细胞瘤、无虹膜、泌尿生殖异常和智力低下
　　综合征 ………………………………………………… 381

肾上腺脑白质营养不良 …………………………………… 382

肾性抗利尿激素不适当分泌综合征·················· 383

生长激素不敏感合并免疫缺陷综合征·············· 384

髓质海绵肾······················· 385

糖尿病性大疱病················· 386

糖尿病性皮肤增厚············· 387

糖皮质激素抵抗综合征··········· 388

糖皮质激素可调节性醛固酮增多症·············· 389

糖皮质激素缺乏症 1 型················· 390

糖皮质激素缺乏症 2 型················· 391

糖皮质激素缺乏症 3 型················· 392

糖皮质激素缺乏症 4 型················· 393

糖原累积症 1a 型 ·················· 394

糖原累积症 1b 型 ·················· 395

糖原累积症 2 型················· 396

糖原累积症 3 型················· 397

糖原累积症 4 型················· 398

糖原累积症 5 型················· 399

糖原累积症 6 型················· 400

糖原累积症 7 型················· 401

糖原累积症 9a1 型 ·················· 402

糖原累积症 9b 型 ·················· 403

糖原累积症 9c 型 ·················· 404

糖原累积症 9d 型 ·················· 405

特发性骨溶解症················· 406

特发性两侧对称性基底节钙化症 1 型·············· 407

特发性两侧对称性基底节钙化症 2 型·············· 408

特发性两侧对称性基底节钙化症 4 型·············· 409

特发性两侧对称性基底节钙化症 5 型·············· 410

特发性两侧对称性基底节钙化症儿童起病型·············· 411

特纳综合征·······························412

天使人综合征····························413

条纹状骨病······························414

痛性脂肪增生····························415

腕管综合征······························416

威尔逊病································417

维生素 D 依赖性佝偻病 1A 型················418

维生素 D 依赖性佝偻病 1B 型················419

维生素 D 依赖性佝偻病 2A 型················420

维生素 D 依赖性佝偻病 2B 型················421

无精症 1 型·····························422

无精症 2 型·····························423

无精症 3 型·····························424

无精症 4 型·····························425

无精症 5 型·····························426

无精症 6 型·····························427

无精症 7 型·····························428

无精症 8 型·····························429

无精症 9 型·····························430

无精症 10 型····························431

无精症 11 型····························432

无精症 12 型····························433

无精症 13 型····························434

无精症 14 型····························435

希佩尔-林道综合征·······················436

细胞色素 P450 氧化还原酶缺陷症··············437

下丘脑综合征····························438

先天性双侧输精管缺如·····················439

线粒体糖尿病····························440

小头，矮小合并糖尿病……………………………… 441

小头畸形矮小综合征 2 型………………………… 442

小眼综合征 3 型…………………………………… 443

小眼综合征 5 型…………………………………… 444

小眼综合征 6 型…………………………………… 445

小眼综合征 13 型 ………………………………… 446

新生儿糖尿病伴先天性甲状腺功能减退症……… 447

新生儿吸收不良性腹泻 4 型……………………… 448

新生儿重症甲状旁腺功能亢进…………………… 449

雄激素不敏感综合征……………………………… 450

胰岛素样生长因子 1 缺陷症……………………… 451

胰岛素样生长因子-1 受体缺陷症 ……………… 452

胰升糖素瘤综合征………………………………… 453

胰腺小脑发育不全………………………………… 454

遗传性低磷佝偻病合并高尿钙症………………… 455

遗传性范科尼综合征 1 型………………………… 456

遗传性范科尼综合征 2 型………………………… 457

遗传性范科尼综合征 3 型………………………… 458

遗传性范科尼综合征 4 型合并青少年起病的成人型

糖尿病…………………………………………… 459

遗传性黄嘌呤尿症 1 型…………………………… 460

遗传性黄嘌呤尿症 2 型…………………………… 461

遗传性甲状腺结合球蛋白缺陷症………………… 462

遗传性血色病 1 型………………………………… 463

遗传性血色病 2A 型 ……………………………… 464

遗传性血色病 2B 型 ……………………………… 465

遗传性血色病 3 型………………………………… 466

遗传性血色病 4 型………………………………… 467

异位 ACTH 综合征………………………………… 468

异位 HCG 综合征 ·················· 469

异位 PRL 综合征 ·················· 470

异位 TSH 综合征 ·················· 471

异位红细胞生成素综合征 ·················· 472

异位肾素综合征 ·················· 473

异位生长激素综合征 ·················· 474

异位血管活性肠肽综合征 ·················· 475

隐睾症 ·················· 476

婴儿高钙血症 ·················· 477

婴儿广泛动脉钙化 1 型 ·················· 478

婴儿广泛动脉钙化 2 型 ·················· 479

永久性新生儿糖尿病 ·················· 480

原发性高草酸尿症 1 型 ·················· 481

原发性高草酸尿症 2 型 ·················· 482

原发性高草酸尿症 3 型 ·················· 483

原发性醛固酮增多症、癫痫和神经系统异常 ·················· 484

原发性色素结节性肾上腺病 1 型 ·················· 485

原发性色素结节性肾上腺病 2 型 ·················· 486

原发性色素结节性肾上腺病 3 型 ·················· 487

原发性色素结节性肾上腺病 4 型 ·················· 488

远端肾小管性酸中毒合并正细胞性贫血 ·················· 489

暂时性新生儿糖尿病 1 型 ·················· 490

暂时性新生儿糖尿病 2 型 ·················· 491

暂时性新生儿糖尿病 3 型 ·················· 492

肢近端型点状软骨发育不良 1 型 ·················· 493

肢近端型点状软骨发育不良 2 型 ·················· 494

肢近端型点状软骨发育不良 3 型 ·················· 495

脂肪萎缩性糖尿病 1 型 ·················· 496

脂肪萎缩性糖尿病 2 型 ·················· 497

脂肪萎缩性糖尿病 3 型 …………………………………… 498

脂肪萎缩性糖尿病 4 型 …………………………………… 499

致死性软骨发育不良症 1 型 ……………………………… 500

致死性软骨发育不良症 2 型 ……………………………… 501

中链酰基辅酶 A 脱氢酶缺陷症 …………………………… 502

周期性嗜睡 - 贪食综合征 ………………………………… 503

竹叶骨发育不良 …………………………………………… 504

转甲蛋白性淀粉样变 ……………………………………… 505

英文索引 …………………………………………………… 506

中文索引 …………………………………………………… 514

【综合征中文名】	Ⅰ型自身免疫性多内分泌腺病综合征	【英文全名】	autoimmune polyendocrine syndrome，type Ⅰ，with or without reversible metaphyseal dysplasia
【中文别名】	自身免疫性多内分泌腺病-念珠菌病-外胚层营养障碍	【英文别名】	autoimmune polyendocrinopathy-candidiasis-ectodermal dystrophy
【中文别名2】	Ⅰ型免疫性内分泌病综合征	【英文别名2】	polyglandular autoimmune syndrome，type Ⅰ
【中文别名3】		【英文别名3】	autoimmune polyglandular syndrome，type Ⅰ
【OMIM】	240300	【英文缩写】 【英文缩写2】 【英文缩写3】	APS1 APECED PGA Ⅰ
【好发年龄】	4~10岁		
【遗传方式】	常染色体隐性遗传		
【病因】	AIRE（autoimmune regulator gene）基因编码 AIRE 蛋白。该蛋白主要位于胸腺髓质上皮细胞核仁中，为转录激活因子，可与特殊 DNA 结合起转录辅激活子的作用，可能参与了免疫耐受机制的形成。AIRE 基因突变可导致Ⅰ型自身免疫性多内分泌腺病综合征		
【基因定位】	AIRE 基因（21q22.3）		
【临床表现】	患者可有以下临床表现，按照发生率依次为：皮肤黏膜念珠菌病、甲状旁腺功能减退症、艾迪生病、外胚层发育不良、性腺功能减退症、恶性贫血、1型糖尿病、顽固性便秘、甲状腺功能减退症、无脾、腹泻、肝炎等。皮肤黏膜念珠菌病最早出现，出生1岁以内的患儿就可患慢性或反复发作性念珠菌病，随后出现甲状旁腺功能减退和艾迪生病，其他的疾病组分可于任何年龄出现		
【特征表现】	1. 皮肤念珠菌病 2. 甲状旁腺功能减退症 3. 肾上腺皮质功能减退症 4. 低钠血症 5. 低钙血症 6. 外胚层营养不良	7. 1型糖尿病 8. 贫血 9. 糖尿病 10. 便秘 11. 甲状腺功能减退症 12. 腹泻	

【综合征中文名】	Ⅱ型自身免疫性多内分泌腺病综合征	【英文全名】	autoimmune polyendocrine syndrome, type Ⅱ
【中文别名】		【英文别名】	Schmidt syndrome
【中文别名 2】		【英文别名 2】	polyglandular autoimmune syndrome, type Ⅱ
【中文别名 3】		【英文别名 3】	
【OMIM】	269200	【英文缩写】 【英文缩写 2】 【英文缩写 3】	APS2 PGA Ⅱ
【好发年龄】	成年期（16~40 岁）		
【遗传方式】	多基因遗传病		
【病因】	人类白细胞抗原（HLAs）的易感和保护基因连锁不平衡导致 T 淋巴细胞亚群比例失调，引起自身免疫炎症性损伤，致内分泌腺体功能减退。APS2 遗传性状表现与 HLA 的表型有关，但 HLA 只决定其易患性，并非致病的直接原因，APS2 型的发病还与诸多后天因素有关		
【基因定位】	HLA 基因（6q）		
【临床表现】	APS2 比较常见，通常在成年阶段发病，女性多于男性。APS2 指同一个体发生 2 个或 2 个以上的下列疾病：自身免疫性甲状腺功能减退症、1 型糖尿病、艾迪生病、白癜风、恶性贫血、脱发、IgA 缺乏、Graves 病、原发性性腺功能减退症、重症肌无力、麦胶性肠病等		
【特征表现】	1. 甲状腺功能减退症 2. 肾上腺皮质功能减退症 3. 1 型糖尿病 4. 淋巴性垂体炎 5. 肌无力 6. 糖尿病	7. 白癜风 8. 贫血 9. 脱发 10. 腹泻 11. 甲状腺功能亢进症 12. 性腺功能减退	

【综合征中文名】	3M 综合征 1 型	【英文全名】	3-M syndrome 1
【中文别名】		【英文别名】	le Merrer syndrome
【中文别名 2】		【英文别名 2】	Yakut short stature syndrome
【中文别名 3】		【英文别名 3】	gloomy face syndrome
【OMIM】	273750	【英文缩写】 【英文缩写 2】 【英文缩写 3】	3M1
【好发年龄】	婴儿期		
【遗传方式】	常染色体隐性遗传		
【病因】	CUL7（cullin7）基因编码泛素连接酶。该酶表达于胚胎肾细胞，能与 ROC1 蛋白形成 Cullin-Ring 连接酶复合物，使底物泛素化。泛素化是指泛素分子在一系列特殊酶的作用下，将细胞内蛋白质分类，从中选出靶蛋白分子，并对靶蛋白进行特异性修饰的过程。CUL7 基因突变可导致 3M 综合征 1 型		
【基因定位】	CUL7 基因（*6p21.1*）		
【临床表现】	患者出生时有低出生体重，且可表现为前额突出，三角脸，面中部发育不良，长人中，鼻上翘，塌鼻梁，短颈，漏斗胸，尿道下裂，小睾丸，关节脱位，扁平足，隐性脊柱裂；患者在生长发育过程中，身材矮小，但智力正常；还可表现有少精症，男性生育力下降		
【特征表现】	1. 低出生体重儿　2. 小于胎龄儿　3. 矮小　4. 前额突出　5. 三角脸　6. 面中部发育不良　7. 长人中　8. 鞍鼻　9. 短颈		10. 漏斗胸　11. 尿道下裂　12. 小睾丸　13. 关节脱位　14. 扁平足　15. 隐性脊柱裂　16. 无精症　17. 性腺功能减退　18. 两性畸形

【综合征中文名】	3β 羟类固醇脱氢酶缺陷症	【英文全名】	3-β-hydroxysteroid dehydrogenase, type Ⅱ, deficiency
【中文别名】		【英文别名】	
【中文别名 2】		【英文别名 2】	
【中文别名 3】		【英文别名 3】	
【OMIM】	201810	【英文缩写】	3β-HSD
		【英文缩写 2】	
		【英文缩写 3】	
【好发年龄】	婴儿至成年		
【遗传方式】	常染色体隐性遗传		
【病因】	HSD3B2 （hydroxy-delta-5-steroid dehydrogenase, 3-β and steroid delta-isomerase 2）基因编码 3-β 羟类固醇脱氢酶 2。3-β 羟类固醇脱氢酶有 2 种类型，其中 1 型表达于皮肤和胎盘，2 型表达于肾上腺和性腺。3-β 羟类固醇脱氢酶 2 是一个肾上腺皮质激素合成过程中必需的酶。该酶可以将孕烯醇酮、17 羟孕烯醇酮和去氢表雄酮催化为孕酮、17 羟孕酮和雄烯二酮。HSD3B2 基因突变可导致 3-β 羟类固醇脱氢酶 2 缺陷，醛固酮、皮质醇和性腺类固醇激素不能合成，引起 3β 羟类固醇脱氢酶缺陷症		
【基因定位】	HSD3B2 基因（6p21.33）		
【临床表现】	患者有皮质醇和醛固酮缺乏的表现，可表现为低钠血症、乏力、食欲减退、恶心、呕吐等。过多的去氢表雄酮还可在外周转化为雄激素，导致 46XX 的女性轻度男性化。46XY 的患者，临床表现各不相同，可以表现为正常，也可有尿道下裂，或女性化外阴表现		
【特征表现】	1. 低钠血症 5. 食欲不振 2. 两性畸形 6. 恶心、呕吐 3. 女性男性化 7. 乏力 4. 尿道下裂 8. 皮肤色素沉积		

【综合征中文名】	5α 还原酶缺陷症	【英文全名】	pseudovaginal perineoscrotal hypospadias
【中文别名】		【英文别名】	male pseudohermaphroditism due to 5α-reductase deficiency
【中文别名2】		【英文别名2】	
【中文别名3】		【英文别名3】	
【OMIM】	264600	【英文缩写】	PPSH
		【英文缩写2】	
		【英文缩写3】	
【好发年龄】	婴儿期		
【遗传方式】	常染色体隐性遗传		
【病因】	SRD5A2（steroid-5-alpha-reductase，alpha polypeptide 2）基因编码 5α 还原酶2。5α 还原酶2 主要表达于前列腺原基和外生殖器，能催化睾酮转化为双氢睾酮。睾酮在胚胎期可决定男性内生殖器，如输精管、射精管发育，而双氢睾酮在胚胎期能决定男性外生殖器发育。SRD5A2 基因突变可引起男性假两性畸形，导致 5α 还原酶缺陷症		
【基因定位】	SRD5A2 基因（2p23）		
【临床表现】	性染色体为46XY，表现为男性假两性畸形，外生殖器女性化至男性均有可能，临床可表现为尿道下裂，小阴茎或阴蒂样阴茎。患者体内无子宫和卵巢，有睾丸，但多为位于腹股沟管的隐睾。患者青春发育期时睾酮水平的升高，且可有明显雄性化表现，但双氢睾酮水平仍然较低		
【特征表现】	1. 男性假两性畸形 2. 隐睾症 3. 尿道下裂 4. 青春期雄性化表现 5. 两性畸形		

【综合征中文名】	11β 羟化酶缺陷症	【英文全名】	adrenal hyperplasia, congenital, due to steroid 11-beta-hydroxylase deficiency
【中文别名】	CYP11β 缺陷症	【英文别名】	11-beta-hydroxylase deficiency
【中文别名 2】		【英文别名 2】	steroid 11-beta-hydroxylase deficiency
【中文别名 3】		【英文别名 3】	
【OMIM】	202010	【英文缩写】 【英文缩写 2】 【英文缩写 3】	11β-OHD
【好发年龄】	婴儿期		
【遗传方式】	常染色体隐性遗传		
【病因】	CYP11B1（cytochrome P450, family 11, subfamily B, polypeptide 1）基因编码 11β 羟化酶，这是肾上腺皮质醇和醛固酮合成所需要的酶。当该酶缺陷时，皮质醇和醛固酮不能合成，但醛固酮前体物质去氧皮质酮可在体内堆积。去氧皮质酮也是一种盐皮质激素，可以造成高血压、低血钾。CYP11B1 基因突变可引起 11β 羟化酶酶缺陷，造成去氧皮质酮堆积，而使肾上腺源性雄激素增高，引起雄性化和性早熟等表现，导致 11β 羟化酶缺陷症		
【基因定位】	CYP11B1 基因（8q24）		
【临床表现】	患者可表现为身材矮小，女性雄性化和男性假性性早熟；且有高血压、低钾血症，乏力、软瘫		
【特征表现】	1. 高血压 2. 低钾血症 3. 两性畸形 4. 女性男性化 5. 性早熟	6. 男性性早熟 7. 恶心、呕吐 8. 矮小 9. 皮肤色素沉积	

【综合征中文名】	17α 羟化酶缺陷症	【英文全名】	adrenal hyperplasia, congenital, due to 17-alpha-hydroxylase deficiency
【中文别名】	CYP17α 缺陷症	【英文别名】	
【中文别名 2】		【英文别名 2】	
【中文别名 3】		【英文别名 3】	
【OMIM】	202110	【英文缩写】 【英文缩写 2】 【英文缩写 3】	17α-OHD
【好发年龄】	婴儿期		
【遗传方式】	常染色体隐性遗传		
【病因】	CYP17A1（cytochrome P450, family 17, subfamily A, polypeptide 1）基因编码 17α 羟化酶。这是肾上腺皮质醇和雄激素合成所需要的酶，CYP17A1 基因突变可引起 17α 羟化酶缺陷，皮质醇和肾上腺源雄激素不能合成，前体物质去氧皮质酮等在体内堆积，导致 17α 羟化酶缺陷症		
【基因定位】	CYP17A1 基因（10q24）		
【临床表现】	分为 17α 羟化酶缺陷症和 17~20 裂链酶单纯缺陷症。17α 羟化酶缺陷症有高血压、低钾血症、女性第二性征不发育、男性假两性畸形、皮质醇合成减少、身高较高等表现。17~20 裂链酶单纯缺陷症患者常无高血压低血钾，而单有女性不发育，男性假两性畸形等表现		
【特征表现】	1. 高血压 2. 低钾血症 3. 女性不发育 4. 男性假两性畸形 5. 皮肤色素沉积 6. 身材高大		

【综合征中文名】	17β 羟类固醇脱氢酶 3 缺陷症	【英文全名】	17-beta hydroxysteroid dehydrogenase Ⅲ deficiency
【中文别名】		【英文别名】	
【中文别名 2】		【英文别名 2】	
【中文别名 3】		【英文别名 3】	
【OMIM】	264300	【英文缩写】	17β-HSD Ⅲ
		【英文缩写 2】	
		【英文缩写 3】	
【好发年龄】	婴儿期		
【遗传方式】	常染色体隐性遗传		
【病因】	HSD17B3【hydroxysteroid（17-beta）dehydrogenase 3】基因编码 17β 羟类固醇脱氢酶 3。17β 羟类固醇脱氢酶有 6 种同工酶，其中 17β 羟类固醇脱氢酶 3 在睾丸表达，能催化雄烯二酮转化为睾酮。睾酮在胚胎期可决定男性内生殖器，如输精管、射精管的发育，睾酮转变为双氢睾酮可以在胚胎期决定男性外生殖器发育，所以，17β 羟类固醇脱氢酶缺乏可导致两性畸形。HSD17B3 基因突变可导致 17β 羟类固醇脱氢酶 3 缺陷症		
【基因定位】	HSD17B3 基因（9q22.32）		
【临床表现】	本病患者性染色体为 46XY，多为男性假两性畸形，外生殖器多为女性型，内生殖器多有睾丸，但常为腹股沟管隐睾，无子宫和卵巢。患者青春发育期也可有睾酮水平的升高，并出现雄性化表现。这种睾酮水平的升高可能为外周 HSD17B5 代偿所致。部分患者还可有男性乳房发育		
【特征表现】	1. 男性假两性畸形 2. 隐睾症 3. 尿道下裂 4. 男性乳房发育 5. 青春期雄性化表现 6. 两性畸形		

【综合征中文名】	46，XX 性反转合并肾脏、肾上腺和肺发育不全	【英文全名】	46，XX sex reversal with dysgenesis of kidneys, adrenals, and lungs
【中文别名】		【英文别名】	SERKAL syndrome
【中文别名2】		【英文别名2】	
【中文别名3】		【英文别名3】	
【OMIM】	611812	【英文缩写】	SERKAL
		【英文缩写2】	
		【英文缩写3】	
【好发年龄】	婴儿期		
【遗传方式】	常染色体隐性遗传		
【病因】	WNT4（wingless-type MMTV integration site family, member 4）基因编码的相关蛋白可以调控苗勒管和卵巢的发育，在女性生殖系统和肾脏发育起重要作用。WNT4 基因突变可导致苗勒管发育不全和高雄激素血症，以及 46，XX 性反转合并肾脏、肾上腺和肺发育不全		
【基因定位】	WNT4 基因（*1p36.12*）		
【临床表现】	患者基因型为 46XX，外表表现为女性假两性畸形，肾脏、肾上腺和肺部发育不全，常不能存活		
【特征表现】	1. 女性假两性畸形 2. 死胎 3. 两性畸形 4. 宫内发育窘迫 5. 肾上腺皮质功能减退症 6. 肾功能不全 7. 肺发育不全		

【综合征中文名】	46，XX 性反转合并掌跖角化过度、皮肤鳞状上皮癌	【英文全名】	palmoplantar hyperkeratosis with squamous cell carcinoma of skin and 46，XX sex reversal
【中文别名】	掌跖角化过度合并真两性畸形	【英文别名】	palmoplantar hyperkeratosis and true hermaphroditism
【中文别名2】		【英文别名2】	
【中文别名3】		【英文别名3】	
【OMIM】	610644	【英文缩写】 【英文缩写2】 【英文缩写3】	PKKSCC
【好发年龄】	婴儿期		
【遗传方式】	常染色体显性遗传		
【病因】	RSPO1（R-spondin-1）基因编码一个富含亮氨酸的 G 蛋白偶联受体。该蛋白对 Wnt 通路起正调节作用，对卵巢的发育起重要作用且能促进上皮修复。RSPO1 基因突变可导致 46，XX 性反转合并掌跖角化过度、皮肤鳞状上皮癌		
【基因定位】	RSPO1 基因（1p34. 3）		
【临床表现】	患者基因型为 46XX，外生殖器可有男性化特点，可合并尿道下裂；内生殖器可有睾丸，但常有睾丸发育不全或隐睾；可合并乳房发育；中老年时可出现掌跖角化过度和皮肤鳞状上皮癌		
【特征表现】	1. 女性男性化 2. 真两性畸形 3. 尿道下裂 4. 男性不育 5. 小睾丸	6. 乳房发育 7. 掌跖角化过度 8. 皮肤鳞状上皮癌 9. 两性畸形	

【综合征中文名】	46，XX 性反转综合征 1 型	【英文全名】	46，XX sex reversal 1
【中文别名】	性反转综合征	【英文别名】	46，XX male sex reversal syndrome
【中文别名 2】		【英文别名 2】	testicular disorder of sex development
【中文别名 3】		【英文别名 3】	De La Chapelle syndrome
【OMIM】	400045	【英文缩写】 【英文缩写 2】 【英文缩写 3】	SRXX1
【好发年龄】	婴儿期		
【遗传方式】	不详		
【病因】	患者常为性染色体畸变。患者虽为 46XX，但其 X 染色体上有 Y 染色体上的 Y 染色体性别决定区（sex-determining region of Y-chromosome，SRY）基因片段。SRY 基因位于 Yp11.3，只含有一个外显子，没有内含子。SRY 基因是决定性腺原基向睾丸分化的关键基因，仅在胚胎早期未分化的生殖嵴上表达，能启动性腺原基向睾丸组织分化。SRY 基因突变可引起：46，XX 性反转综合征 1 型、先天性无睾症和 46，XY 性反转综合征 1 型		
【基因定位】	染色体病		
【临床表现】	患者呈男性外观，但常伴有外生殖器畸形，小睾丸，生精困难，无生育能力，无卵巢和副中肾管结构。患者身材矮小，一般智力正常，半数儿童患者有尿道下裂和痛性阴茎勃起，部分患者呈女性型乳房		
【特征表现】	1. 小睾丸 2. 性腺功能减退 3. 男性乳房发育 4. 矮小	5. 两性畸形 6. 无精症 7. 尿道下裂 8. 真两性畸形	

【综合征中文名】	46，XX 性反转综合征 2 型	【英文全名】	46，XX sex reversal 2
【中文别名】		【英文别名】	chromosome *17q24* duplication syndrome
【中文别名 2】		【英文别名 2】	46，XX sex reversal，partial or complete，SOX9-related
【中文别名 3】		【英文别名 3】	
【OMIM】	278850	【英文缩写】 【英文缩写 2】 【英文缩写 3】	SRXX2
【好发年龄】	婴儿期		
【遗传方式】	常染色体显性遗传		
【病因】	SOX9（SRY-like HMG box containing）基因是含有 HMG 盒（high mobility group box）的基因，与 SRY（sex-determining region of Y-chromosome）基因有 50%同源性，其蛋白质产物与 SRY 基因有协同作用。SRY 基因是决定性腺原基向睾丸分化的关键基因，仅在胚胎早期未分化的生殖嵴上表达，能启动性腺原基向睾丸组织分化。SOX9 基因异常可导致 Campomelic 型躯干发育不良和 46，XX 性反转综合征 2 型		
【基因定位】	SOX9 基因（*17q24*）		
【临床表现】	患者染色体为 46，XX，但外观表现为男性。患者智力、生长和行为与男性类似，但睾丸小，生精困难，无生育能力，无卵巢和副中肾管结构		
【特征表现】	1. 小睾丸 2. 性腺功能减退 3. 男性乳房发育 4. 矮小	5. 两性畸形 6. 真两性畸形 7. 无精症 8. 尿道下裂	

【综合征中文名】	46，XX 性反转综合征 3 型	【英文全名】	46，XX sex reversal 3
【中文别名】		【英文别名】	chromosome *Xq*26 duplication syndrome
【中文别名 2】		【英文别名 2】	46，XX sex reversal，SOX3-related
【中文别名 3】		【英文别名 3】	chromosome *Xq*26 deletion syndrome
【OMIM】	300833	【英文缩写】 【英文缩写 2】 【英文缩写 3】	SRXX3
【好发年龄】	婴儿期		
【遗传方式】	X 连锁显性遗传		
【病因】	SOX3（sex determining region Y box 3）基因编码能调节胚胎发育的 SOX 家族转录蛋白。在下丘脑、垂体轴和颅咽管形成中，均需要该蛋白。该蛋白在男性外生殖器形成中也起重要作用，能使睾丸前支持细胞（Sertoli cells）向睾丸支持细胞分化。SOX3 基因突变可导致 X 连锁性全垂体功能减退和 46，XX 性反转综合征 3 型		
【基因定位】	SOX3 基因（*Xq*27.1）		
【临床表现】	患者基因型为 46XX，却有男性的睾丸，其睾丸质地软、较小。患者阴囊发育不全、小头畸形、生长发育迟缓		
【特征表现】	1. 真两性畸形 2. 两性畸形 3. 矮小 4. 阴囊发育不良 5. 小睾丸 6. 小头畸形		

【综合征中文名】	46，XY 性反转综合征 1 型	【英文全名】	46，XY sex reversal 1
【中文别名】		【英文别名】	46，XY sex reversal，SRY-related
【中文别名 2】		【英文别名 2】	46，XY gonadal dysgenesis，complete，SRY-related
【中文别名 3】		【英文别名 3】	
【OMIM】	400044	【英文缩写】	SRXY1
		【英文缩写 2】	
		【英文缩写 3】	
【好发年龄】	婴儿期		
【遗传方式】	点突变		
【病因】	SRY（sex-determining region of Y-chromosome）基因是决定性腺原基向睾丸分化的关键基因，仅在胚胎早期未分化的生殖嵴上表达，其表达的 SRY 蛋白，能启动性腺原基向睾丸组织分化。若 SRY 基因发生缺失、突变、易位时，均可导致性反转或生殖器官发育不全。该基因突变可引起 46，XX 性反转综合征 1 型、先天性无睾症和 46，XY 性反转综合征 1 型		
【基因定位】	SRY 基因（Yp11.3）		
【临床表现】	患者性腺为条索状纤维结缔组织，外阴为女性，有输卵管、子宫和阴道。临床上患者多因原发性闭经或婚后不孕就诊。患者还可有身材高大、真两性畸形等表现		
【特征表现】	1. 真两性畸形 2. 原发闭经 3. 身材高大 4. 两性畸形 5. 糖尿病 6. 肥胖		

【综合征中文名】	46，XY 性反转综合征 2 型	【英文全名】	46，XY sex reversal 2
【中文别名】		【英文别名】	46，XY sex reversal，DAX1-related
【中文别名 2】		【英文别名 2】	dosage-sensitive sex reversal
【中文别名 3】		【英文别名 3】	
【OMIM】	300018	【英文缩写】 【英文缩写 2】 【英文缩写 3】	SRXY2 DSS
【好发年龄】	婴儿期		
【遗传方式】	X 连锁隐性遗传		
【病因】	NR0B1 基因（nuclear receptor，subfamily 0，group B，member1）编码细胞核受体超家族的一种孤儿蛋白——DAX1 蛋白。该蛋白是调节肾上腺和性腺发育的重要转录因子，可以抑制睾丸发育，促进卵巢发育。NR0B1 基因突变后，可导致 46，XY 性反转综合征 2 型和 X 连锁的先天性肾上腺发育不良		
【基因定位】	NR0B1 基因（Xp21）		
【临床表现】	患者性腺为条索状纤维结缔组织，外阴为女性，有输卵管、子宫和阴道。临床上患者多因原发性闭经就诊。患者还可有卵巢囊肿，身材高大等表现		
【特征表现】	1. 真两性畸形 2. 原发闭经 3. 身材高大 4. 两性畸形 5. 糖尿病 6. 肥胖 7. 卵巢囊肿		

【综合征中文名】	46，XY 性反转综合征 3 型	【英文全名】	46，XY sex reversal 3
【中文别名】		【英文别名】	46，XY sex reversal，partial or complete，NR5A1-related
【中文别名 2】		【英文别名 2】	46，XY gonadal dysgenesis，complete or partial，with or without adrenal failure
【中文别名 3】		【英文别名 3】	sex reversal，XY，with or without adrenal failure
【OMIM】	612965	【英文缩写】 【英文缩写 2】 【英文缩写 3】	SRXY3
【好发年龄】	婴儿期		
【遗传方式】	不详		
【病因】	NR5A1（nuclear receptor subfamily 5，group A，member 1）基因表达的蛋白是核受体超家族的转录因子，可调控类固醇激素和性激素作用。NR5A1 基因突变可导致 46，XY 性反转综合征 3 型和无精症 8 型		
【基因定位】	NR5A1 基因（9q33.3）		
【临床表现】	患者出生后即可出现原发性肾上腺皮质功能减退表现，出现恶心、呕吐、食欲减退以及低钠血症；患者染色体为 46XY，但外阴为女性，且有输卵管、子宫和阴道，性腺为条索状纤维结缔组织。青春发育期可有高促性腺激素性性腺功能减退，规律雌孕激素治疗可使患者月经来潮		
【特征表现】	1. 真两性畸形 2. 原发闭经 3. 两性畸形 4. 肾上腺皮质功能减退症	5. 低钠血症 6. 恶心、呕吐 7. 食欲不振 8. 乏力	

【综合征中文名】	46，XY 性反转综合征 4 型	【英文全名】	46，XY sex reversal 4
【中文别名】		【英文别名】	46，XY gonadal dysgenesis, complete or partial，with *9p24. 3 deletion*
【中文别名 2】		【英文别名 2】	chromosome *9p24. 3 deletion* syndrome
【中文别名 3】		【英文别名 3】	
【OMIM】	154230	【英文缩写】 【英文缩写 2】 【英文缩写 3】	SRXY4
【好发年龄】	婴儿期		
【遗传方式】	不详		
【病因】	不详		
【基因定位】	不详，可能位于 9p24. 3		
【临床表现】	患者性腺可为隐睾或睾丸发育不良，有女性内、外生殖器。使用绒毛膜促性腺激素能刺激患者雄激素产生。性腺组织学检查提示：存在正常睾丸支持细胞，但没有生殖细胞。		
【特征表现】	1. 真两性畸形 2. 原发闭经 3. 两性畸形 4. 隐睾症		

【综合征中文名】	46，XY 性反转综合征 5 型	【英文全名】	46，XY sex reversal 5
【中文别名】		【英文别名】	46，XY sex reversal，CBX2-related
【中文别名 2】		【英文别名 2】	46，XY gonadal dysgenesis，complete，CBX2-related
【中文别名 3】		【英文别名 3】	sex reversal，XY，CBX2-related
【OMIM】	613080	【英文缩写】 【英文缩写 2】 【英文缩写 3】	SRXY5
【好发年龄】	婴儿		
【遗传方式】	点突变		
【病因】	CBX2（chromobox homolog 2，drosophila polycomb class）基因是一个多梳蛋白复合物，能通过染色体重组和组蛋白修饰调控许多基因功能。CBX2 基因突变可导致 46，XY 性反转综合征 5 型		
【基因定位】	CBX2 基因（17q25）		
【临床表现】	患者染色体为 46，XY，但外生殖器为女性，有输卵管、子宫和阴道。患者体内睾酮水平低，且不能为促性腺激素兴奋而升高		
【特征表现】	1. 真两性畸形 2. 原发闭经 3. 两性畸形		

【综合征中文名】	46，XY 性反转综合征 6 型	【英文全名】	46，XY sex reversal 6
【中文别名】		【英文别名】	46，XY sex reversal，partial or complete，MAP3K1-related
【中文别名 2】		【英文别名 2】	46，XY gonadal dysgenesis，complete or partial，MAP3K1-related
【中文别名 3】		【英文别名 3】	
【OMIM】	613762	【英文缩写】 【英文缩写 2】 【英文缩写 3】	SRXY6
【好发年龄】	婴儿期		
【遗传方式】	常染色体显性遗传		
【病因】	MAP3K1（mitogen-activated kinase kinase kinase 1）基因编码一种丝氨酸/苏氨酸激酶。这种酶是许多信号通路，如 ERK（extracellular signal-regulated kinase）通路、c-jun 氨基末端激酶（c-jun N-terminal kinase，JNK）通路或者 NF-kappa-B 通路（nuclear factor kappa-light-chain-enhancer of activated B cells）的组成部分。MAP3K1 基因突变可导致 46，XY 性反转综合征 6 型		
【基因定位】	MAP3K1 基因（*5q11.2*）		
【临床表现】	患者性腺为条索状纤维结缔组织，内生殖器可有输卵管、子宫和阴道，外阴为女性，也可有尿道下裂等表现		
【特征表现】	1. 真两性畸形 2. 原发闭经 3. 两性畸形 4. 尿道下裂		

【综合征中文名】	46，XY 性反转综合征 7 型	【英文全名】	46，XY sex reversal 7
【中文别名】		【英文别名】	46，XY sex reversal，partial or complete，DHH-related
【中文别名 2】		【英文别名 2】	46，XY gonadal dysgenesis，complete or partial，DHH-related
【中文别名 3】		【英文别名 3】	gonadal dysgenesis，XY，male-limited
【OMIM】	233420	【英文缩写】 【英文缩写 2】 【英文缩写 3】	SRXY7 GDXYM
【好发年龄】	婴儿期		
【遗传方式】	不详		
【病因】	DHH（Desert Hedgehog）基因位于 *12q13.1*，是 Hedgehog（HH）分泌型信号分子家族的成员之一，编码 DHH 蛋白。DHH 蛋白分布有高度特异性，主要是在发育睾丸中的支持细胞（Sertoli cell）和周围神经系统的施万细胞（Schwann cell）中表达。DHH 信号路通调节精子产生。其基因突变可导致 46，XY 性腺发育不全合并微束状神经病变和 46，XY 性反转综合征 7 型		
【基因定位】	DHH 基因（*12q13.1*）		
【临床表现】	患者性腺为双侧条索状纤维结缔组织，但外阴为女性，内生殖器有输卵管、子宫和阴道		
【特征表现】	1. 真两性畸形 2. 原发闭经 3. 两性畸形		

【综合征中文名】	46，XY 性反转综合征 8 型	【英文全名】	46，XY sex reversal 8
【中文别名】		【英文别名】	male pseudohermaphroditism due to deficiency of testicular 17，20-desmolase
【中文别名 2】		【英文别名 2】	
【中文别名 3】		【英文别名 3】	
【OMIM】	614279	【英文缩写】 【英文缩写 2】 【英文缩写 3】	SRXY8 TDD
【好发年龄】	婴儿期		
【遗传方式】	不详		
【病因】	AKR1C2（aldo-keto reductase family 1，member c2）基因编码 3α 羟类固醇脱氢酶Ⅲ。AKR1C4（aldo-keto reductase family 1，member c4）基因编码 3α 羟类固醇脱氢酶Ⅰ。3α 羟类固醇脱氢酶能作用于多种类固醇基质，可逆地催化 C19-27 类固醇第 3 位羟基/酮基的氧化还原反应。它能协同 5α 和 5β 还原酶产生 3α，5α 和 3α，5β 羟基类固醇，在类固醇激素受体活化中起分子开关的作用。其突变能使双氢睾酮失活，可导致 46，XY 性反转综合征 8 型		
【基因定位】	AKR1C2 基因（*10p15.1*），AKR1C4 基因（*10p15.1*）		
【临床表现】	患者性腺为条索状纤维结缔组织，也可存在隐睾症或睾丸发育不良，外阴为女性，内生殖器有输卵管、子宫和阴道		
【特征表现】	1. 真两性畸形 2. 原发闭经 3. 两性畸形		

【综合征中文名】	46，XY 性反转综合征 9 型	【英文全名】	46，XY sex reversal 9
【中文别名】		【英文别名】	
【中文别名 2】		【英文别名 2】	
【中文别名 3】		【英文别名 3】	
【OMIM】	616067	【英文缩写】	SRXY9
		【英文缩写 2】	
		【英文缩写 3】	
【好发年龄】	婴儿期		
【遗传方式】	不详		
【病因】	ZFPM2（zinc finger protein，multi-type 2）基因编码一个锌指蛋白。该蛋白能调节 Y 染色体性别决定区（sex-determining region of Y-chromosome，SRY）基因的表达。SRY 基因位于 *Yp11.3*，只含有一个外显子，没有内含子。SRY 基因是决定性腺原基向睾丸分化的关键基因，仅在胚胎早期未分化的生殖嵴上表达，能启动性腺原基向睾丸组织分化。所以，ZFPM2 基因突变可通过影响 SRY 基因的表达而导致 46，XY 性反转综合征 9 型		
【基因定位】	ZFPM2 基因（*8q23*）		
【临床表现】	患者染色体为 46XY，但性腺为条索状纤维结缔组织，外阴为女性，内生殖器可有输卵管、子宫和阴道		
【特征表现】	1. 真两性畸形 2. 原发闭经 3. 两性畸形		

【综合征中文名】	46，XY 性腺发育不全合并微束状神经病变	【英文全名】	46，XY gonadal dysgenesis，partial，with mini fascicular neuropathy
【中文别名】		【英文别名】	
【中文别名2】		【英文别名2】	
【中文别名3】		【英文别名3】	
【OMIM】	607080	【英文缩写】	
		【英文缩写2】	
		【英文缩写3】	
【好发年龄】	婴儿期		
【遗传方式】	不详		
【病因】	DHH（Desert Hedgehog）基因是 Hedgehog（HH）分泌型信号分子家族的成员之一，编码 DHH 蛋白。DHH 蛋白分布有高度特异性，主要是在发育睾丸中的支持细胞（sertoli cell）和周围神经系统的施万细胞（Schwann cell）中表达。DHH 信号通路调节精子产生。DHH 基因突变可导致 46，XY 性腺发育不全合并微束状神经病变和 46，XY 性反转综合征7型		
【基因定位】	DHH 基因（12q13.1）		
【临床表现】	患者性腺为条索状纤维结缔组织，外阴为女性，有输卵管、子宫和阴道。腓肠神经有微束样神经病变存在		
【特征表现】	1. 真两性畸形 2. 原发闭经 3. 微束样神经病变 4. 神经病变 5. 卵巢囊肿		

【综合征中文名】	Aarskog-Scott 综合征	【英文全名】	Aarskog-Scott syndrome
【中文别名】		【英文别名】	faciogenital dysplasia
【中文别名2】		【英文别名2】	faciodigitogenital syndrome
【中文别名3】		【英文别名3】	Aarskog syndrome，X-Linked
【OMIM】	305400	【英文缩写】	AAS
		【英文缩写2】	FGDY
		【英文缩写3】	
【好发年龄】	儿童期		
【遗传方式】	X 连锁隐性遗传		
【病因】	FGD1（FYVE，RhoGEF and PH domain containing 1）基因编码形成一种鸟嘌呤核苷酸转化因子，能特异性地激活 CDC42 基因调解肌动蛋白的形态并激活 C-Junn-终端激酶来影响面部形态的发生。FGD1 基因突变可导致 Aarskog-Scott 综合征		
【基因定位】	FGD1 基因（*Xp11.21*）		
【临床表现】	患者可有身材矮小，同时伴面、手指和生殖器异常。患者存在颜面畸形，表现为圆脸，眼距宽，眼睑下垂，眼内斜视，短鼻，鼻孔上翘，唇裂，牙齿发育延迟，双耳向后成角；患者还有四肢畸形，表现为手小且宽，手指短且第五指弯曲，通贯手，前臂外翻受限，脚趾短且有轻微趾蹼；以及其他外形畸形，如肚脐扁平，且合并漏斗胸、腹股沟疝等。除外形畸形外，患者可有性发育延迟、围巾样阴囊，可合并隐睾。男性患者可能会出现不育。部分患者有智力发育障碍和智力低下，可能出现轻度的反应迟钝、多动症、注意力不能集中、以及学习困难，但青春期后，反应迟钝常可自愈		
【特征表现】	1. 矮小 2. 通贯掌 3. 智力低下 4. 圆脸 5. 唇裂、腭裂 6. 牙齿发育不良 7. 远视		8. 宽眼距 9. 短鼻 10. 短指（趾） 11. 漏斗胸 12. 隐睾症 13. 围巾样阴囊

【综合征中文名】	ACTH 非依赖性肾上腺大结节样增生 1 型	【英文全名】	ACTH-independent macronodular adrenal hyperplasia
【中文别名】		【英文别名】	ACTH-independent macronodular adrenocortical hyperplasia
【中文别名 2】		【英文别名 2】	adrenocorticotropic hormone-independent macronodular adrenal hyperplasia
【中文别名 3】		【英文别名 3】	corticotropin-independent macronodular adrenal hyperplasia
【OMIM】	219080	【英文缩写】 【英文缩写 2】 【英文缩写 3】	AIMAH1
【好发年龄】	50~60 岁		
【遗传方式】	多为散发病例		
【病因】	促肾上腺皮质激素（adreno-cortico-tropic-hormone，ACTH）受体是 G 蛋白偶联受体。ACTH 受体激活后可刺激肾上腺皮质束状带生长，并刺激肾上腺皮质激素分泌。肾上腺皮质还可能异位表达一些其他 G 蛋白偶联受体，如胰高血糖素样肽-1（GLP-1）、褪黑素、β-肾上腺素能受体等，这些异位表达的受体激活后也能刺激肾上腺皮质激素的产生。AIMAH1 也可见于 McCune-Albright 综合征患者中，该疾病由 GNAS（GNAS complex locus）基因突变导致。GNAS 基因编码人的 Gsα 蛋白。Gsα 是 G 蛋白偶联受体非常重要的组成部分。G 蛋白是 G 蛋白偶联受体信号的下游转导分子，由 α、β 和 γ 3 个亚基组成。G 蛋白偶联受体在全身均有分布。肾上腺皮质细胞表面的 Gsα 蛋白激活突变可以导致 ACTH 非依赖性肾上腺大结节样增生 1 型		
【基因定位】	GNAS 基因（20q13.32）		
【临床表现】	患者可有库欣综合征表现，也可为亚临床库欣综合征，同时可有高血压、糖尿病，骨质疏松等表现，影像学检查可提示双侧肾上腺多发大结节		
【特征表现】	1. 库欣综合征 2. 高血压 3. 糖尿病 4. 肾上腺结节 5. 骨质疏松		

【综合征中文名】	ACTH 非依赖性肾上腺大结节样增生 2 型	【英文全名】	ACTH-independent macronodular adrenal hyperplasia 2
【中文别名】		【英文别名】	primary macronodular adrenal hyperplasia
【中文别名 2】		【英文别名 2】	
【中文别名 3】		【英文别名 3】	
【OMIM】	615954	【英文缩写】 【英文缩写 2】 【英文缩写 3】	AIMAH2
【好发年龄】	30~70 岁		
【遗传方式】	常染色体显性遗传		
【病因】	ARMC5（armadillo repeat-containing protein 5）基因编码 ARM（armadillo/beta-catenin-like repeat）家族成员。该蛋白能通过小 RNA 途径调控 17α-羟化酶、21-羟化酶、肾上腺转录因子 NR5A1 和糖皮质激素受体的 mRNA 表达。该基因突变可导致 ACTH 非依赖性肾上腺大结节样增生 2 型		
【基因定位】	ARMC5 基因（16p11.2）		
【临床表现】	患者可有库欣综合征表现，也可为亚临床库欣综合征同时可有高血压、糖尿病、骨质疏松等表现，影像学检查可提示双侧肾上腺多发大结节		
【特征表现】	1. 库欣综合征 2. 高血压 3. 糖尿病 4. 肾上腺结节 5. 骨质疏松		

【综合征中文名】	Alagille 综合征 1 型	【英文全名】	Alagille syndrome 1
【中文别名】		【英文别名】	Alagille syndrome
【中文别名 2】		【英文别名 2】	Alagille-Watson syndrome
【中文别名 3】		【英文别名 3】	Arteriohepatic dysplasia
【OMIM】	118450	【英文缩写】	AGS1
		【英文缩写 2】	ALGS
		【英文缩写 3】	AWS
【好发年龄】	婴儿期		
【遗传方式】	常染色体显性遗传		
【病因】	JAG1（Jagged 1）基因编码 Jagged1 蛋白。Jagged1 蛋白是 Notch 信号途径中的重要蛋白，参与激活 Notch2 受体。Notch2 受体在 Notch 信号转导过程中发挥着极其重要的功能，可能参与了血管、肾和肝脏发育的等重要病理生理过程。已证实哺乳动物大多数组织都有此基因的表达，其对心脏、肝脏、骨骼、眼睛和面部等组织器官的生长发育起着很重要的调节作用。JAG1 基因突变可导致 Alagille 综合征 1 型		
【基因定位】	JAG1 基因（20p12.2）		
【临床表现】	患者可有以下 5 个症状中的至少 3 种：慢性胆汁淤积、心脏病（常为外周肺动脉狭窄）、骨骼异常（蝶形椎骨）、眼部异常（角膜后胚胎环）、典型的面部特征。患者肝脏症绝大部分出现于出生后的 3 个月内，表现各异，可从黄疸、轻度胆汁淤积直到进行性肝衰竭。患者会发生心脏病变，严重程度从低到高可表现为良性的心脏杂音到明显的心脏缺失不等，其中肺动脉（周围及分支）狭窄是最常见的心脏变化，部分患者有法洛四联症。眼部异常，最常见的是角膜后胚胎环；患者椎体软骨发育不良，可出现半椎体，其他骨骼异常包括指（趾）骨缩短、远端尺骨和桡骨缩短、毗连椎骨融合、第十二肋骨缺如、椎体中央透亮等。患者通常都具有典型的面部特征，表现为前额突出、眼间距宽、尖下巴以及鞍状鼻或直鼻，这些特征让患者脸部呈现出倒三角形；颅内出血是最重要的颅内合并症。本病患者中淋巴瘤发生率也增高		
【特征表现】	1. 肢端骨溶解 　 7. 肝硬化 　 13. 小下颌 2. 蝶状椎体 　 8. 肺动脉狭窄 　 14. 骨畸形 3. 骨质疏松 　 9. 角膜后环 　 15. 颜面畸形 4. 肝功能异常 　 10. 倒三角脸 　 16. 肿瘤倾向 5. 胆汁淤积 　 11. 宽眼距 　 17. 短指（趾） 6. 骨折 　 12. 鞍鼻		

【综合征中文名】	Alagille 综合征 2 型	【英文全名】	Alagille syndrome 2
【中文别名】		【英文别名】	
【中文别名 2】		【英文别名 2】	
【中文别名 3】		【英文别名 3】	
【OMIM】	610205	【英文缩写】	AGS2
		【英文缩写 2】	
		【英文缩写 3】	
【好发年龄】	婴儿期		
【遗传方式】	常染色体显性遗传		
【病因】	Notch2（notch 2）基因编码一种跨膜蛋白。该蛋白功能主要是和配体结合并激活 Notch 信号转导通路。Notch2 受体在 Notch 信号转导过程中发挥着极其重要的功能，可能参与了血管、肾和肝脏发育的等重要病理生理过程。已证实哺乳动物大多数组织都有此基因的表达，对心脏、肝脏、骨骼、眼睛和面部等组织器官的生长发育起着很重要的调节作用。Notch2 基因突变后会导致 Alagille 综合征 2 型和 Hajdu-Cheney 综合征		
【基因定位】	Notch 基因（*1p12*）		
【临床表现】	患者可有以下五个症状中的至少 3 种：慢性胆汁淤积、心脏病（常为外周肺动脉狭窄）、骨骼异常（蝶形椎骨）、眼部异常（角膜后胚胎环）、典型的面部特征。AGS 患者肝脏症状绝大部分出现于出生后的 3 个月内，表现各异，可从黄疸、轻度胆汁淤积直到进行性肝衰竭。AGS 患者会发生心脏病变，表现为从良性的心脏杂音到明显的心脏缺失不等，其中肺动脉（周围及分支）狭窄是最常见的心脏变化，部分患者有法洛四联症。眼部异常，最常见的是角膜后胚胎环，即凸起的施瓦耳贝环，为一种眼前房的缺陷；患者椎体软骨发育不良，可出现半椎体，其他骨骼异常包括指（趾）骨缩短、远端尺骨和桡骨缩短、毗连椎骨融合、第十二肋骨缺如、椎体中央透亮等。AGS 患者通常都具有典型的面部特征，表现为前额突出、眼间距宽、尖下巴以及鞍状鼻或直鼻，这些特征让患者脸部呈现出倒三角形；颅内出血是最重要的颅内合并症。本病患者中淋巴瘤发生率也增高		
【特征表现】	1. 肢端骨溶解 2. 蝶状椎体 3. 骨质疏松 4. 肝功能异常 5. 胆汁淤积 6. 骨折	7. 肝硬化 8. 肺动脉狭窄 9. 角膜后环 10. 倒三角脸 11. 宽眼距 12. 鞍鼻	13. 小下颌 14. 骨畸形 15. 颜面畸形 16. 肿瘤倾向 17. 短指（趾）

【综合征中文名】	Andersen 心律失常性周期性麻痹	【英文全名】	Andersen cardiodysrhythmic periodic paralysis
【中文别名】	长 QT 综合征 7 型	【英文别名】	Andersen syndrome
【中文别名 2】		【英文别名 2】	long QT syndrome 7
【中文别名 3】		【英文别名 3】	Andersen-Tawil syndrome
【OMIM】	170390	【英文缩写】 【英文缩写 2】 【英文缩写 3】	LQT7 ATS
【好发年龄】	婴儿期		
【遗传方式】	常染色体显性遗传		
【病因】	KCNJ2（potassium inwardly-rectifying channel，subfamily J，member 2）基因表达于心肌和骨骼肌，编码相关钾离子通道。KCNJ2 蛋白也可参与骨骼发育。KCNJ2 基因突变可导致 Andersen 心律失常性周期性麻痹		
【基因定位】	KCNJ2 基因（*17q24.3*）		
【临床表现】	患者表现为身材矮小、外形畸形、小头畸形、宽前额、小下颌、三角脸、低耳位、眼距宽、腭裂、高腭弓、牙齿萌出延迟、心悸、心律失常、QT 间期延长、脊柱侧弯、小手、短指、并指畸形、智力低下、发作性周期性麻痹，发作时可有低钾血症、乏力		
【特征表现】	1. 矮小 2. 小头畸形 3. 宽前额 4. 小下颌 5. 三角脸 6. 低耳位 7. 宽眼距 8. 唇裂、腭裂 9. 高腭弓 10. 牙齿发育不良 11. 心悸		12. 心律失常 13. 长 QT 间期 14. 脊柱侧弯 15. 小手 16. 智力低下 17. 短指（趾） 18. 并指 19. 周期性麻痹 20. 低钾血症 21. 乏力

【综合征中文名】	Apert 综合征	【英文全名】	Apert syndrome
【中文别名】		【英文别名】	Apert-crouzon disease
【中文别名 2】		【英文别名 2】	acrocephalosyndactyly，type Ⅰ
【中文别名 3】		【英文别名 3】	
【OMIM】	101200	【英文缩写】	AS
		【英文缩写 2】	ACS1
		【英文缩写 3】	
【好发年龄】	婴儿期		
【遗传方式】	常染色体显性遗传		
【病因】	FGFR2（fibroblast growth factor receptor 2）基因编码成纤维细胞生长因子受体2。该受体是膜蛋白，能调控细胞生长、分化、成熟和环境适应。当成纤维生长因子和该受体结合时，能对骨生长起重要作用。FGFR2 基因突变则可导致 Apert 综合征、Jackson-Weiss 综合征、Pfeiffer 综合征和 Crouzon 综合征		
【基因定位】	FGFR2 基因（10q26.13）		
【临床表现】	患者可有颅面畸形，由于颅缝过早闭合，导致颅腔狭小，其头形既可以呈舟状头、亦可为短头形，与颅缝愈合的先后顺序和融合的速度有不同；鹰钩鼻、上颌骨发育不良和下颌相对前突等；眼球突出、眼距增宽、眼眶短小、听力下降、视力障碍；还可有短指（趾）、并指（趾）畸形。患者还可有多汗症、严重的痤疮、油性皮肤、眉毛缺失、颈椎融合、腭裂等		
【特征表现】	1. 突眼 2. 小头畸形 3. 宽眼距 4. 短指（趾）	5. 并指 6. 唇裂、腭裂 7. 痤疮 8. 多汗症	

【综合征中文名】	Axenfeld-Rieger 综合征 1 型	【英文全名】	Axenfeld-Rieger syndrome，type 1
【中文别名】		【英文别名】	Rieger syndrome，type 1
【中文别名 2】		【英文别名 2】	
【中文别名 3】		【英文别名 3】	
【OMIM】	180500	【英文缩写】	RIEG1
		【英文缩写 2】	RGS
		【英文缩写 3】	
【好发年龄】	婴儿期		
【遗传方式】	常染色体显性遗传		
【病因】	PITX2（paired-like homeodomain transcription factor 2）基因是同源基因家族中的成员，编码 PITX2 蛋白。PITX2 蛋白是一种转录因子，对眼部、牙齿、心脏和腹部器官发育非常重要，还能帮助细胞应对氧化应激。PITX2 基因突变可导致 Axenfeld-Rieger 综合征 1 型		
【基因定位】	PITX2 基因（4q25）		
【临床表现】	患者可有外形异常，表现为眼距过宽、面部扁平、塌鼻梁、宽前额，伴有牙齿发育不良、小牙或少牙畸形；还有有原发眼部异常，典型特征为角膜后胚胎环（Schwalbe 线增宽、前移并形成白色环状突起，即从角膜前面可见的周边部角膜缘的环状白线，称为后胚胎环）；还可表现为虹膜异色、虹膜基质变薄、形成孔洞、瞳孔异位；约一半患者有青光眼；此外还可有脐部皮肤过多，心脏病变，尿道下裂，肛门狭窄和垂体生长激素缺乏等		
【特征表现】	1. 虹膜异色 2. 角膜后胚胎环 3. 青光眼 4. 宽眼距 5. 鞍鼻 6. 宽前额	7. 牙齿发育不良 8. 小牙 9. 少牙畸形 10. 尿道下裂 11. 生长激素缺乏症 12. 矮小	

【综合征中文名】	Axenfeld-Rieger 综合征 2 型	【英文全名】	Axenfeld-Rieger syndrome，type 2
【中文别名】		【英文别名】	Rieger syndrome，type 2
【中文别名 2】		【英文别名 2】	
【中文别名 3】		【英文别名 3】	
【OMIM】	601499	【英文缩写】	RIEG2
		【英文缩写 2】	RGS
		【英文缩写 3】	
【好发年龄】	婴儿期		
【遗传方式】	常染色体显性遗传		
【病因】	不详		
【基因定位】	定位于 13q14		
【临床表现】	患者表现为尿道下裂、隐睾症、脑积水、短人中、牙齿发育不良、肛门狭窄、虹膜发育不良、上颌骨发育不全、上颌骨前突、先天性髋关节畸形、脐疝、先天性心脏缺陷、耳位低、耳聋等		
【特征表现】	1. 尿道下裂 2. 隐睾症 3. 脑积水 4. 短人中 5. 牙齿发育不良 6. 肛门狭窄 7. 虹膜发育不良	8. 上颌骨前突 9. 先天性髋关节畸形 10. 脐疝 11. 先天性心脏病 12. 低耳位 13. 耳聋	

【综合征中文名】	Axenfeld-Rieger 综合征 3 型	【英文全名】	Axenfeld-Rieger syndrome, type 3
【中文别名】		【英文别名】	Axenfeld-Rieger anomaly with or without cardiac defects and/or sensorineural hearing loss
【中文别名 2】		【英文别名 2】	anterior segment mesenchymal dysgenesis
【中文别名 3】		【英文别名 3】	anterior chamber cleavage syndrome
【OMIM】	602482	【英文缩写】 【英文缩写 2】 【英文缩写 3】	RIEG3
【好发年龄】	婴儿期		
【遗传方式】	常染色体显性遗传		
【病因】	FOXC1（fork head box c1）基因可表达 FOXC1 蛋白，能和 DNA 结合并调节其他基因活性。FOXC1 蛋白在胚胎的早期发生，特别是眼发生中，起重要作用。它也对心脏、肾脏和脑发育起重要作用。FOXC1 基因突变导致 Axenfeld-Rieger 综合征 3 型		
【基因定位】	FOXC1 基因（6p25）		
【临床表现】	患者表现为面部平坦、耳聋、突眼、虹膜发育不全、青光眼、鞍鼻、牙齿发育不良、动脉导管未闭、房间隔缺损、脐疝、小脑发育不全		
【特征表现】	1. 面部平坦 2. 耳聋 3. 突眼 4. 虹膜发育不良 5. 青光眼 6. 鞍鼻	7. 牙齿发育不良 8. 动脉导管未闭 9. 房间隔缺损 10. 脐疝 11. 小脑发育不全 12. 共济失调	

【综合征中文名】	Bardet-Biedl 综合征 1 型	【英文全名】	Bardet-Biedl syndrome 1
【中文别名】		【英文别名】	
【中文别名2】		【英文别名2】	
【中文别名3】		【英文别名3】	
【OMIM】	209900	【英文缩写】	BBS1
		【英文缩写2】	
		【英文缩写3】	
【好发年龄】	婴幼儿期		
【遗传方式】	常染色体隐性遗传		
【病因】	BBS1（Bardet-Biedl syndrome 1）基因、TMEM67（transmembrane protein 67）基因、ARL6（ADP-ribosylation factor-like 6）基因、CCDC28B（coiled-coil domain-containing protein 28b）基因编码 BBS 复合体的组成部分。BBS 复合体位于细胞和细胞的纤毛侧，对维持纤毛功能和纤毛内转运起作用。这些基因突变均可导致 Bardet-Biedl 综合征 1 型		
【基因定位】	BBS1 基因（*11q13.2*），TMEM67 基因（*8q22.1*），ARL6 基因（*3q11.2*），CCDC28B 基因（*1p35.1*）		
【临床表现】	患者可有外形异常，表现为肥胖、高腭弓、齿列拥挤、多指（趾）和（或）短指（趾）畸形；性腺发育不良；眼部异常，表现为色素性视网膜炎、斜视、白内障；神经系统异常，表现为智力低下、言语障碍、共济失调等，且可伴有糖尿病、肾发育不良、罕见肝纤维化和先天性巨结肠症		
【特征表现】	1. 性幼稚 2. 色素性视网膜炎 3. 矮小 4. 多指（趾）畸形 5. 肥胖 6. 肾功能不全 7. 糖尿病	8. 智力低下 9. 肾囊肿 10. 高腭弓 11. 短指（趾） 12. 斜视 13. 白内障 14. 先天性巨结肠	

【综合征中文名】	Bardet-Biedl 综合征 2 型	【英文全名】	Bardet-Biedl syndrome 2
【中文别名】		【英文别名】	
【中文别名 2】		【英文别名 2】	
【中文别名 3】		【英文别名 3】	
【OMIM】	615981	【英文缩写】	BBS2
		【英文缩写 2】	
		【英文缩写 3】	
【好发年龄】	婴幼儿期		
【遗传方式】	常染色体隐性遗传		
【病因】	BBS2（Bardet-Biedl syndrome 2）基因编码 BBS 复合体的组成部分。BBS 复合体位于细胞和细胞的纤毛侧，对维持纤毛功能和纤毛内转运起作用。BBS2 基因突变可导致 Bardet-Biedl 综合征 2 型		
【基因定位】	BBS2 基因（*16q12.2*）		
【临床表现】	患者可有肥胖、性腺发育不良、色素性视网膜炎、智力低下、多指（趾）畸形、性腺功能不全、颅骨变形、骨质疏松、眼睑下垂、皮肤色素斑等表现，且可伴有糖尿病、肾发育不良。患者还可有心脏结构异常，表现为扩张型心肌病、主动脉瓣二叶和继发孔型房间隔缺损		
【特征表现】	1. 性幼稚 2. 色素性视网膜炎 3. 矮小 4. 多指（趾）畸形 5. 肥胖 6. 肾功能不全		7. 糖尿病 8. 智力低下 9. 肾囊肿 10. 房间隔缺损 11. 扩张性心肌病

【综合征中文名】	Bardet-Biedl 综合征 3 型	【英文全名】	Bardet-Biedl syndrome 3
【中文别名】		【英文别名】	
【中文别名 2】		【英文别名 2】	
【中文别名 3】		【英文别名 3】	
【OMIM】	600151	【英文缩写】	BBS3
		【英文缩写 2】	
		【英文缩写 3】	
【好发年龄】	婴幼儿期		
【遗传方式】	常染色体隐性遗传		
【病因】	ARL6（ADP-ribosylation factor-like 6）基因编码 ADP 核糖基化因子样亚家族蛋白。这是一个 GTP 结合蛋白，对维持纤毛功能和纤毛内转运起作用，能调节细胞内外交通。ARL6 基因突变导致 Bardet-Biedl 综合征 3 型		
【基因定位】	ARL6 基因（3q11.2）		
【临床表现】	患者可有肥胖、性腺发育不良、色素性视网膜炎、智力低下、多指（趾）畸形、眼睑下垂、皮肤色素斑、肾发育不良等表现。某些患者可有三尖瓣关闭不全，室间隔肥大		
【特征表现】	1. 性幼稚 2. 色素性视网膜炎 3. 矮小 4. 多指（趾）畸形 5. 肥胖	6. 肾功能不全 7. 三尖瓣关闭不全 8. 室间隔肥大 9. 肾囊肿	

【综合征中文名】	Bardet-Biedl 综合征 4 型	【英文全名】	Bardet-Biedl syndrome 4
【中文别名】		【英文别名】	
【中文别名 2】		【英文别名 2】	
【中文别名 3】		【英文别名 3】	
【OMIM】	615982	【英文缩写】 【英文缩写 2】 【英文缩写 3】	BBS4
【好发年龄】	婴幼儿期		
【遗传方式】	通常为常染色体隐性遗传，也可能为常染色体显性遗传		
【病因】	BBS4（BBS4 gene）基因编码 BBS 复合体的组成部分。这种蛋白位于细胞和细胞的纤毛侧，对维持纤毛功能和纤毛内转运起作用。BBS4 基因突变可导致 Bardet-Biedl 综合征 4 型		
【基因定位】	BBS4 基因（*15q24.1*）		
【临床表现】	患者可有色素性视网膜炎、早发夜盲、视力减低、肥胖、多指（趾）畸形、性腺发育不良、隐睾症。患者常无智力障碍，但多存在嗅觉异常和牙齿畸形		
【特征表现】	1. 性幼稚　　　　　　　　　　5. 肥胖 2. 色素性视网膜炎　　　　　　6. 嗅觉减退 3. 矮小　　　　　　　　　　　7. 隐睾症 4. 多指（趾）畸形　　　　　　8. 牙齿畸形		

【综合征中文名】	Bardet-Biedl 综合征 5 型	【英文全名】	Bardet-Biedl syndrome 5
【中文别名】		【英文别名】	
【中文别名 2】		【英文别名 2】	
【中文别名 3】		【英文别名 3】	
【OMIM】	615983	【英文缩写】	BBS5
		【英文缩写 2】	
		【英文缩写 3】	
【好发年龄】	婴幼儿期		
【遗传方式】	常染色体隐性遗传		
【病因】	BBS5（BBS5 gene）基因编码 BBS 复合体的组成部分。BBS 复合体位于细胞和细胞的纤毛侧，对维持纤毛功能和纤毛内转运起作用。BBS5 基因突变可导致 Bardet-Biedl 综合征 5 型		
【基因定位】	BBS5 基因（2q31.1）		
【临床表现】	患者可有矮小、性腺发育不良、色素性视网膜炎、短指（趾）、并指（趾）畸形、智力下降等表现		
【特征表现】	1. 性幼稚 2. 色素性视网膜炎 3. 矮小 4. 短指（趾） 5. 智力低下		

【综合征中文名】	Bardet-Biedl 综合征 6 型	【英文全名】	Bardet-Biedl syndrome 6
【中文别名】	McKusick-Kaufman 综合征	【英文别名】	McKusick-Kaufman syndrome
【中文别名 2】		【英文别名 2】	
【中文别名 3】		【英文别名 3】	
【OMIM】	605231	【英文缩写】	BBS6
		【英文缩写 2】	
		【英文缩写 3】	
【好发年龄】	婴幼儿期		
【遗传方式】	常染色体隐性遗传		
【病因】	MKKS（McKusick-Kaufman syndrome）基因编码的蛋白对四肢、心脏、生殖系统发育有重要作用。该蛋白对维持纤毛功能和纤毛内转运也起作用。MKKS 基因突变可导致 Bardet-Biedl 综合征 6 型		
【基因定位】	MKKS 基因（*20p12.2*）		
【临床表现】	患者可有肥胖、性腺发育不良、色素性视网膜炎、智力低下、多指（趾）畸形、性腺功能不全、尿道下裂、眼睑下垂、皮肤色素斑等表现，且可伴有糖尿病、肾发育不良		
【特征表现】	1. 性幼稚 2. 色素性视网膜炎 3. 矮小 4. 多指（趾）畸形 5. 肥胖	6. 肾功能不全 7. 糖尿病 8. 智力低下 9. 肾囊肿	

【综合征中文名】	Bardet-Biedl 综合征 7 型	【英文全名】	Bardet-Biedl syndrome 7
【中文别名】		【英文别名】	
【中文别名 2】		【英文别名 2】	
【中文别名 3】		【英文别名 3】	
【OMIM】	615984	【英文缩写】 【英文缩写 2】 【英文缩写 3】	BBS7
【好发年龄】	婴幼儿期		
【遗传方式】	常染色体隐性遗传		
【病因】	BBS7（BBS7 gene）基因编码 BBS 复合体的组成部分，这种蛋白位于细胞和细胞的纤毛侧，对维持纤毛功能和纤毛内转运起作用。BBS7 基因突变可导致 Bardet-Biedl 综合征 7 型		
【基因定位】	BBS7 基因（4q27）		
【临床表现】	患者可有肥胖、性腺发育不良、色素性视网膜炎、智力低下、多指（趾）畸形等表现		
【特征表现】	1. 性幼稚 2. 色素性视网膜炎 3. 矮小 4. 多指（趾）畸形 5. 肥胖		

【综合征中文名】	Bardet-Biedl 综合征 8 型	【英文全名】	Bardet-Biedl syndrome 8
【中文别名】		【英文别名】	
【中文别名 2】		【英文别名 2】	
【中文别名 3】		【英文别名 3】	
【OMIM】	615985	【英文缩写】	BBS8
		【英文缩写 2】	
		【英文缩写 3】	
【好发年龄】	婴幼儿期		
【遗传方式】	常染色体隐性遗传		
【病因】	TTC8（tetratricopeptide repeat domain-containing protein 8）基因编码 BBS 复合体的组成部分，这种蛋白位于细胞和细胞的纤毛侧，对维持纤毛功能和纤毛内转运起作用。TTC8 基因突变可导致 Bardet-Biedl 综合征 8 型		
【基因定位】	TTC8 基因（*14q31.3*）		
【临床表现】	患者可有肥胖、性腺发育不良、色素性视网膜炎、智力低下、语言障碍、矮小、生长发育迟缓、耳聋、哮喘、多指（趾）畸形等表现；还可有腹部左右转位		
【特征表现】	1. 性幼稚 2. 色素性视网膜炎 3. 矮小 4. 多指（趾）畸形	5. 肥胖 6. 耳聋 7. 哮喘 8. 腹部左右转位	

【综合征中文名】	Bardet-Biedl 综合征 9 型	【英文全名】	Bardet-Biedl syndrome
【中文别名】		【英文别名】	
【中文别名 2】		【英文别名 2】	
【中文别名 3】		【英文别名 3】	
【OMIM】	615986	【英文缩写】	BBS9
		【英文缩写 2】	
		【英文缩写 3】	
【好发年龄】	婴幼儿期		
【遗传方式】	常染色体隐性遗传		
【病因】	PTHB1（parathyroid hormone-responsive B1 gene）基因在成骨细胞中可由甲状旁腺激素调节，所以命名为甲状旁腺激素反应性 B1 基因。它编码 BBS 复合体的组成部分，这种蛋白位于细胞和细胞的纤毛侧，对维持纤毛功能和纤毛内转运起作用。PTHB1 基因突变可导致 Bardet-Biedl 综合征 9 型		
【基因定位】	PTHB1 基因（7p14.3）		
【临床表现】	患者临床表现异质性较强，可有肥胖、色素性视网膜炎、智力低下、多指（趾）畸形、肾脏病变等多种症状，也可仅表现为色素性视网膜炎		
【特征表现】	1. 色素性视网膜炎 2. 多指（趾）畸形 3. 肥胖 4. 肾功能不全 5. 智力低下		

【综合征中文名】	Bardet-Biedl 综合征 10 型	【英文全名】	Bardet-Biedl syndrome 10
【中文别名】		【英文别名】	
【中文别名2】		【英文别名2】	
【中文别名3】		【英文别名3】	
【OMIM】	615987	【英文缩写】	BBS10
		【英文缩写2】	
		【英文缩写3】	
【好发年龄】	婴幼儿期		
【遗传方式】	常染色体隐性遗传		
【病因】	BBS10（BBS10 gene）基因编码 BBS 复合体的组成部分，这种蛋白位于细胞和细胞的纤毛侧，对维持纤毛功能和纤毛内转运起作用。BBS10 基因突变可导致 Bardet-Biedl 综合征 10 型		
【基因定位】	BBS10 基因（*12q21.2*）		
【临床表现】	患者可有重度肾囊样变、先天性胆道闭锁或肝发育异常、多趾、性腺功能减退、肥胖、视网膜色素变性等表现，严重时患病胎儿流产而不能存活。该病临床表现类似 Meckel-Gruber 综合征（MKS）。经典的三联 MKS 表现包括囊性肾脏疾病、中枢神经系统畸形（最常见于枕部脑膨出）及多趾		
【特征表现】	1. 先天性胆道闭锁 2. 肝发育异常 3. 矮小 4. 多指（趾）畸形 5. 肾囊肿	6. 性腺功能减退 7. 肥胖 8. 色素性视网膜炎 9. 脑膨出	

【综合征中文名】	Bardet-Biedl 综合征 11 型	【英文全名】	Bardet-Biedl syndrome 11
【中文别名】		【英文别名】	
【中文别名 2】		【英文别名 2】	
【中文别名 3】		【英文别名 3】	
【OMIM】	615988	【英文缩写】	BBS11
		【英文缩写 2】	
		【英文缩写 3】	
【好发年龄】	婴幼儿期		
【遗传方式】	常染色体隐性遗传		
【病因】	TRIM32（tripartite motif-containing protein 32）表达的蛋白具有 E3 泛素连接酶活性，可泛素化 BBS2 蛋白。BBS2 蛋白是 BBS 复合体的组成部分，对维持纤毛功能和纤毛内转运起作用。TRIM32 基因突变可导致 Bardet-Biedl 综合征 11 型和肢带性肌营养不良（muscular dystrophy，limb-girdle）		
【基因定位】	TRIM32 基因（9q33.1）		
【临床表现】	患者可有肥胖、性腺发育不良、色素性视网膜炎、智力低下、多指（趾）畸形等表现		
【特征表现】	1. 性幼稚 2. 色素性视网膜炎 3. 矮小 4. 多指（趾）畸形 5. 肥胖		

【综合征中文名】	Bardet-Biedl 综合征 12 型	【英文全名】	Bardet-Biedl syndrome 12
【中文别名】		【英文别名】	
【中文别名 2】		【英文别名 2】	
【中文别名 3】		【英文别名 3】	
【OMIM】	610683	【英文缩写】	BBS12
		【英文缩写 2】	
		【英文缩写 3】	
【好发年龄】	婴幼儿期		
【遗传方式】	常染色体隐性遗传		
【病因】	BBS12（BBS12 gene）基因编码 BBS 复合体的组成部分，这种蛋白位于细胞和细胞的纤毛侧，对维持纤毛功能和纤毛内转运起作用。BBS12 基因突变可导致 Bardet-Biedl 综合征 12 型		
【基因定位】	BBS12 基因（4q27）		
【临床表现】	患者可有多指（趾）畸形，肾囊肿，子宫发育异常，肥胖，视网膜色素变性，性腺功能减退、智力低下等表现		
【特征表现】	1. 子宫畸形 2. 肾囊肿 3. 多指（趾）畸形 4. 肥胖 5. 色素性视网膜炎 6. 性幼稚 7. 智力低下		

【综合征中文名】	Bardet-Biedl 综合征 13 型	【英文全名】	Bardet-Biedl syndrome 13
【中文别名】		【英文别名】	
【中文别名 2】		【英文别名 2】	
【中文别名 3】		【英文别名 3】	
【OMIM】	615990	【英文缩写】	BBS13
		【英文缩写 2】	
		【英文缩写 3】	
【好发年龄】	婴幼儿期		
【遗传方式】	常染色体隐性遗传		
【病因】	MKS1（MKS1 gene）基因编码的蛋白位于细胞和细胞的纤毛侧，对维持纤毛功能和纤毛内转运起作用。MKS1 基因突变可导致 Bardet-Biedl 综合征 13 型和 Meckel 综合征 1 型		
【基因定位】	MKS1 基因（*17q22*）		
【临床表现】	患者可有肥胖、性腺发育不良、色素性视网膜炎、智力低下、多指（趾）畸形、肾脏发育不良、肾囊肿等表现		
【特征表现】	1. 性幼稚 2. 色素性视网膜炎 3. 矮小 4. 多指（趾）畸形 5. 肥胖 6. 肾囊肿		

【综合征中文名】	Bardet-Biedl 综合征 14 型	【英文全名】	Bardet-Biedl syndrome 14
【中文别名】		【英文别名】	
【中文别名 2】		【英文别名 2】	
【中文别名 3】		【英文别名 3】	
【OMIM】	615991	【英文缩写】	BBS14
		【英文缩写 2】	
		【英文缩写 3】	
【好发年龄】	婴幼儿期		
【遗传方式】	常染色体隐性遗传		
【病因】	CEP290（centrosomal protein，290-kd）基因编码的蛋白位于细胞和细胞的纤毛侧，对维持纤毛功能和纤毛内转运起作用。CEP290 基因突变可导致 Bardet-Biedl 综合征 14 型		
【基因定位】	CEP290 基因（12q21.32）		
【临床表现】	患者可有肥胖、性腺发育不良、色素性视网膜炎、智力低下、多指（趾）畸形、肾脏发育不良、肾囊肿等表现		
【特征表现】	1. 性幼稚 2. 色素性视网膜炎 3. 矮小 4. 多指（趾）畸形 5. 肥胖 6. 肾囊肿 7. 智力低下		

【综合征中文名】	Bardet-Biedl 综合征 15 型	【英文全名】	Bardet-biedl syndrome 15
【中文别名】		【英文别名】	
【中文别名 2】		【英文别名 2】	
【中文别名 3】		【英文别名 3】	
【OMIM】	615992	【英文缩写】	BBS15
		【英文缩写 2】	
		【英文缩写 3】	
【好发年龄】	婴幼儿期		
【遗传方式】	常染色体隐性遗传		
【病因】	WDPCP（WD repeat-containing planar cell polarity effector）基因编码 WD40 重复蛋白，对维持纤毛功能和纤毛内转运起作用。WDPCP 基因突变可导致 Bardet-Biedl 综合征 15 型		
【基因定位】	WDPCP 基因（*2p15*）		
【临床表现】	患者可有肥胖、性腺发育不良、色素性视网膜炎、智力低下、多指（趾）畸形、肾脏发育不良、肾囊肿等表现		
【特征表现】	1. 性幼稚 2. 色素性视网膜炎 3. 矮小 4. 多指（趾）畸形 5. 肥胖 6. 肾囊肿		

【综合征中文名】	Bardet-biedl 综合征 16 型	【英文全名】	Bardet-biedl syndrome 16
【中文别名】		【英文别名】	
【中文别名 2】		【英文别名 2】	
【中文别名 3】		【英文别名 3】	
【OMIM】	615993	【英文缩写】	BBS16
		【英文缩写 2】	
		【英文缩写 3】	
【好发年龄】	婴幼儿期		
【遗传方式】	常染色体隐性遗传		
【病因】	SDCCAG8 （serologically defined colon cancer antigen 8） 基因编码中心体蛋白，参与了有丝分裂过程，对维持纤毛功能和纤毛内转运起作用。SDCCAG8 基因突变可导致 Bardet-biedl 综合征 16 型		
【基因定位】	SDCCAG8 基因 （*1q43*）		
【临床表现】	患者可有肥胖、性腺发育不良、色素性视网膜炎、智力低下、多指（趾）畸形、肾脏发育不良、肾囊肿、哮喘、耳聋等表现		
【特征表现】	1. 性幼稚　　　　　　　　　5. 肥胖 2. 色素性视网膜炎　　　　　6. 肾囊肿 3. 矮小　　　　　　　　　　7. 耳聋 4. 多指（趾）畸形　　　　　8. 哮喘		

【综合征中文名】	Bardet-Biedl 综合征 17 型	【英文全名】	Bardet-biedl syndrome 17
【中文别名】		【英文别名】	
【中文别名 2】		【英文别名 2】	
【中文别名 3】		【英文别名 3】	
【OMIM】	615994	【英文缩写】	BBS17
		【英文缩写 2】	
		【英文缩写 3】	
【好发年龄】	婴幼儿期		
【遗传方式】	常染色体隐性遗传		
【病因】	LZTFL1（leucine zipper transcription factor-like 1）基因编码的蛋白是 BBS 复合体的组成部分，位于细胞和细胞的纤毛侧，对维持纤毛功能和纤毛内转运起作用。LZTFL1 基因突变可导致 Bardet-Biedl 综合征 17 型		
【基因定位】	LZTFL1 基因（17q22）		
【临床表现】	患者可有肥胖、性腺发育不良、色素性视网膜炎、智力低下、多指（趾）畸形、肾脏发育不良、肾囊肿、心脏转位、腹部左右转位等表现		
【特征表现】	1. 性幼稚　　　　　　　　　5. 肥胖 2. 色素性视网膜炎　　　　　6. 肾囊肿 3. 矮小　　　　　　　　　　7. 心脏转位 4. 多指（趾）畸形　　　　　8. 腹部左右转位		

【综合征中文名】	Bardet-biedl 综合征 18 型	【英文全名】	Bardet-biedl syndrome 18
【中文别名】		【英文别名】	
【中文别名 2】		【英文别名 2】	
【中文别名 3】		【英文别名 3】	
【OMIM】	615995	【英文缩写】	BBS18
		【英文缩写 2】	
		【英文缩写 3】	
【好发年龄】	婴幼儿期		
【遗传方式】	常染色体隐性遗传		
【病因】	BBIP1（BBS protein complex-interacting protein 1）基因编码的蛋白是 BBS 复合体组成部分，位于细胞和细胞的纤毛侧，对维持纤毛功能和纤毛内转运起作用。BBIP1 基因突变可导致 Bardet-biedl 综合征 18 型		
【基因定位】	BBIP1 基因（*10q25.2*）		
【临床表现】	患者可有肥胖、性腺发育不良、色素性视网膜炎、智力低下、短指（趾）畸形、肾脏发育不良、肾囊肿等表现		
【特征表现】	1. 性幼稚　　　　　　　　　　5. 矮小 2. 色素性视网膜炎　　　　　　6. 短指（趾） 3. 白内障　　　　　　　　　　7. 肥胖 4. 智力低下　　　　　　　　　8. 肾囊肿		

【综合征中文名】	Bardet-biedl 综合征 19 型	【英文全名】	Bardet-biedl syndrome 19
【中文别名】		【英文别名】	
【中文别名 2】		【英文别名 2】	
【中文别名 3】		【英文别名 3】	
【OMIM】	615996	【英文缩写】	BBS19
		【英文缩写 2】	
		【英文缩写 3】	
【好发年龄】	婴幼儿期		
【遗传方式】	常染色体隐性遗传		
【病因】	IFT27 (intraflagellar transport 27，chlamydomonas，homolog of) 基因编码一个 GTP 结合蛋白，对细胞周期控制起作用。IFT27 基因突变可导致 Bardet-biedl 综合征 19 型		
【基因定位】	IFT27 基因 （*22q12.3*）		
【临床表现】	患者可有肥胖、性腺发育不良、嗅觉减退、色素性视网膜炎、智力低下、短指（趾）畸形、肾脏发育不良、肾囊肿等表现		
【特征表现】	1. 性幼稚 5. 矮小 2. 色素性视网膜炎 6. 短指（趾） 3. 嗅觉减退 7. 肥胖 4. 智力低下 8. 肾囊肿		

【综合征中文名】	Bartter 综合征 1 型	【英文全名】	Bartter syndrome，type 1
【中文别名】	1 型新生儿 Bartter 综合征	【英文别名】	Bartter syndrome，antenatal，type 1
【中文别名 2】		【英文别名 2】	
【中文别名 3】		【英文别名 3】	
【OMIM】	601678	【英文缩写】	
		【英文缩写 2】	
		【英文缩写 3】	
【好发年龄】	婴儿期		
【遗传方式】	常染色体隐性遗传		
【病因】	SLC12A1【solute carrier family 12（sodium/potassium/chloride transporter），member 1】基因编码钠钾氯协同转运蛋白 2（NKCC2）。这个蛋白表达在肾小管髓襻升支粗段，是钠钾二氯同向转运体蛋白。SLC12A1 基因突变可造成尿钾排出增多和低钾血症，导致 Bartter 综合征 1 型		
【基因定位】	SLC12A1 基因（*15q21.1*)		
【临床表现】	本型患者病情严重，常发于新生儿，甚至威胁生命。患者孕母在孕 24~30 周之间可常有羊水过多，羊水中氯化物水平较高，但血钠、钾、钙和前列腺素 E_2 水平正常，生产时可有早产。患儿临床表现为乏力、软瘫等；水、电解质及酸碱失衡，包括低钾血症、低钠血症、低氯性碱中毒及脱水等；血肾素、血管紧张素 II 及醛固酮等均明显升高，但血压仍正常；生长发育迟滞较突出		
【特征表现】	1. 低钾血症 2. 代谢性碱中毒 3. 软瘫 4. 高尿钙症 5. 羊水过多		

【综合征中文名】	Bartter 综合征 2 型	【英文全名】	Bartter syndrome，type 2
【中文别名】	2 型新生儿 Bartter 综合征	【英文别名】	Bartter syndrome，antenatal
【中文别名 2】		【英文别名 2】	
【中文别名 3】		【英文别名 3】	
【OMIM】	241200	【英文缩写】 【英文缩写 2】 【英文缩写 3】	
【好发年龄】	婴儿期		
【遗传方式】	常染色体隐性遗传		
【病因】	KCNJ1（potassium inwardly-rectifying channel，subfamily J，member 1）基因编码钾通道蛋白 ROMK。ROMK 能使细胞内的钾离子回流到管腔液中，对维系 NKCC2 蛋白正常功能有作用。NKCC2 蛋白编码钠钾二氯同向转运体。KCNJ1 失活突变后，肾小管上皮细胞中钾离子浓度可增高，使钠钾二氯同向转运体失活，尿钾排出增多，血钾降低，导致 Bartter 综合征 2 型		
【基因定位】	KCNJ1 基因（11q24.3）		
【临床表现】	临床表现为下肢乏力、心悸、胸闷、软瘫等；以及水、电解质及酸碱失衡的一系列症状，包括低钾血症、低钠血症、低氯性碱中毒及脱水等。患者血压正常，但是肾素-血管紧张素-醛固酮系统明显激活。本突变可导致婴儿致死性病变。孕母可有羊水过多		
【特征表现】	1. 低钾血症 2. 代谢性碱中毒 3. 软瘫 4. 高尿钙症 5. 羊水过多		

【综合征中文名】	Bartter 综合征 3 型	【英文全名】	Bartter syndrome，type 3
【中文别名】	经典性 Bartter 综合征	【英文别名】	Bartter syndrome，classic
【中文别名 2】		【英文别名 2】	Bartter syndrome，type 3，with hypocalciuria
【中文别名 3】		【英文别名 3】	
【OMIM】	607364	【英文缩写】	
		【英文缩写 2】	
		【英文缩写 3】	
【好发年龄】	儿童期		
【遗传方式】	常染色体隐性遗传		
【病因】	CLCNKB（chloride channel，voltage-sensitive Kb）基因编码氯离子通道 CLC-Kb。这种通道调节细胞内外的氯离子跨膜流动，主要表达于肾小管远端小管钠钾二氯同向转运体和髓襻升支钠氯转运体的细胞，但在内耳也有表达。CLCNKB 基因突变，可导致 CLC-Kb 通道失活，肾小管相关转运体细胞失活，而使肾失钾增加，血钾降低，因其在内耳有表达，故也可导致耳聋。CLCNKB 基因突变可以导致 Bartter 综合征 3 型		
【基因定位】	CLCNKB 基因（*1p36*）		
【临床表现】	临床表现为经典 Bartter 综合征，主要表现为下肢乏力、心悸、胸闷、软瘫等；以及水、电解质及酸碱失衡的一系列症状，包括低钾血症、低钠血症、低镁血症，低氯性碱中毒及脱水等。患者血肾素、血管紧张素Ⅱ及醛固酮等均明显升高，而血压正常，此外，患者还可合并耳聋		
【特征表现】	1. 低钾血症 2. 代谢性碱中毒 3. 软瘫 4. 耳聋 5. 低镁血症		

【综合征中文名】	Bartter 综合征 4A 型	【英文全名】	Bartter syndrome，type 4A
【中文别名】		【英文别名】	Bartter syndrome，infantile，with sensorineural deafness
【中文别名2】		【英文别名2】	sensorineural deafness with mild renal dysfunction
【中文别名3】		【英文别名3】	
【OMIM】	602522	【英文缩写】	BSND
		【英文缩写2】	
		【英文缩写3】	
【好发年龄】	多见于儿童期		
【遗传方式】	常染色体隐性遗传		
【病因】	BSND（Bartter syndrome，infantile，with sensorineural deafness）基因编码 Barttin 蛋白。该蛋白和两种特殊的氯通道 ClC-Ka 和 ClC-Kb 结合在一起，主要表达于肾小管远端小管钠钾二氯同向转运体细胞上。Barttin 蛋白对这两个氯通道在细胞膜上表达起重要作用，能维持通道稳定性和通道正常功能。Barttin 蛋白也表达在内耳，维持正常听力。所以，BSND 基因突变可引起钠钾二氯同向转运体失活、尿钾排出增多、血钾降低和耳聋，导致 Bartter 综合征 4A 型		
【基因定位】	BSND 基因（1p32.1）		
【临床表现】	临床主要表现上为下肢乏力、心悸、胸闷、软瘫等，以及水、电解质及酸碱失衡的一系列症状，包括低钾血症、低钠血症、低氯性碱中毒及脱水等。患者的肾素、血管紧张素Ⅱ及醛固酮等均明显升高，而血压正常；还可表现为感音神经性耳聋，且可有生长发育迟缓。外形可表现为三角脸、耳突出、口角下垂、斜视		
【特征表现】	1. 低钾血症 2. 代谢性碱中毒 3. 软瘫 4. 矮小 5. 感音神经性耳聋 6. 高尿钙症	7. 三角脸 8. 耳突出 9. 口角下垂 10. 斜视 11. 耳聋	

【综合征中文名】	Bartter 综合征 4B 型	【英文全名】	Bartter syndrome，type 4B
【中文别名】		【英文别名】	
【中文别名 2】		【英文别名 2】	
【中文别名 3】		【英文别名 3】	
【OMIM】	613090	【英文缩写】 【英文缩写 2】 【英文缩写 3】	
【好发年龄】	多见于儿童期		
【遗传方式】	常染色体隐性遗传		
【病因】	CLCNKA（chloride channel，voltage-sensitive Ka）基因和 CLCNKB（chloride channel，voltage-sensitive Kb）基因编码两种特殊的氯离子通道 CLC-Ka 和 CLC-Kb。这两种通道表达于肾髓襻升支的钠钾二氯同向转运体，调节细胞内外的氯离子跨膜流动，也表达于内耳。该基因突变可导致钠钾二氯同向转运体失活，尿钾排出增多，血钾降低和耳聋。CLCNKA 基因和 CLCNKB 基因突变可导致 Bartter 综合征 4B 型		
【基因定位】	CLCNKA 基因（1p36），CLCNKB 基因（1p36）		
【临床表现】	临床上主要表现为下肢乏力、心悸、胸闷、软瘫等；还有水、电解质及酸碱失衡的一系列症状，包括低钾血症、低钠血症、低氯性碱中毒及脱水等；还可表现为感音神经性耳聋。患者的肾素、血管紧张素Ⅱ及醛固酮等均明显升高，而血压正常。CLCNKA 和 CLCNKB 基因联合突变可导致致死性病变。孕母可有羊水过多		
【特征表现】	1. 低钾血症 2. 代谢性碱中毒 3. 软瘫 4. 耳聋 5. 高尿钙症 6. 羊水过多		

【综合征中文名】	Beckwith-Wiedemann 综合征	【英文全名】	Beckwith-Wiedemann syndrome
【中文别名】	脐疝-巨舌-巨大发育综合征	【英文别名】	
【中文别名2】		【英文别名2】	
【中文别名3】		【英文别名3】	
【OMIM】	130650	【英文缩写】 【英文缩写2】 【英文缩写3】	BWS
【好发年龄】	儿童期		
【遗传方式】	常染色体显性遗传		
【病因】	BWS 是由11p15.5 区域母源或父源性印迹基因表达缺陷所致。印迹基因是一种表观遗传修饰，指体细胞的一对等位基因发生的差异性表达。BWS 的11p15.5 区域是印迹基因聚集区，致病原因可能是 IGF-2（insulin-like growth factor 2）基因或 H19【imprinted maternally expressed transcript（non-protein coding）】基因转录异常、染色体易位（倒位）及 LITI 基因上游 CpG 岛的甲基化。甲基化异常会引起 KCNQ1OT【KC-NQ1 opposite strand/antisense transcript 1（non-protein coding）】过度表达，且下调节 KCNQ1（KQT-like subfamily，member 1）基因表达和受其调节的 CDKN1C【cyclin-dependent kinase inhibitor 1C（p57，Kip2）】基因表达。CDKN1C 是一种生长抑制基因，其表达下降会导致临床出现过度生长、器官增大。NSD1（nuclear receptor binding SET domain protein 1）突变也有可能引起本病。NSD1 基因在胚胎早期发育中起调节作用，它能协助完成组蛋白 H3 第 36 位赖氨酸（H3K36）的双甲基化修饰。上述基因突变可导致 Beckwith-Wiedemann 综合征		
【基因定位】	NSD1 基因（5q35），H19 基因（11p15.5），KCNQ1OT1 基因（11p15.5），CDKN1C 基因（11p15.4），IGF2 基因（11p15.5）		
【临床表现】	（巨舌、脐疝、生长过快是其三大主征。患者生长发育方面可有生长发育过快，常大于第 90 百分位），且有骨龄提前，但常有偏身肥大（身体的一个或多个部分不对称）。患者可有颜面畸形、腭裂、耳皱褶及切迹、面部火焰状红斑等。患者还可有内脏（肝、脾、胰、肾、肾上腺等）肥大，肾脏异常（结构异常、巨大肾、肾钙质沉着、晚发型髓质海绵肾等），肾上腺皮质增生，胎盘间质发育不良，心脏肥大和心肌病。此外，患者还可表现出智力低下，其恶性肿瘤（肾母细胞瘤、肝母细胞瘤、肾上腺癌、横纹肌肉瘤）发病率增高，还可有新生儿低血糖等症状		
【特征表现】	1. 巨舌 2. 脐疝 3. 生长过快 4. 低血糖症 5. 心脏畸形	6. 智力低下 7. 巨大儿 8. 偏身肥大 9. 耳皱褶 10. 唇裂、腭裂	11. 内脏肥大 12. 肾上腺皮质增生 13. 髓质海绵肾 14. 心脏肥大 15. 肿瘤倾向

【综合征中文名】	Blomstrand 型骨软骨发育不良	【英文全名】	Chondrodysplasia Blomstrand type
【中文别名】		【英文别名】	
【中文别名 2】		【英文别名 2】	
【中文别名 3】		【英文别名 3】	
【OMIM】	215045	【英文缩写】	BOCD
		【英文缩写 2】	
		【英文缩写 3】	
【好发年龄】	儿童期		
【遗传方式】	常染色体隐性遗传		
【病因】	PTH1R（parathyroid hormone 1 receptor）基因编码甲状旁腺激素 1 受体。甲状旁腺激素 1 受体是甲状旁腺激素（parathyroid hormone，PTH）和甲状旁腺素相关肽（parathyroid hormone-related peptide，PTHrp）的受体。PTH 是钙磷代谢过程中非常重要的激素，过量可引起高钙血症和骨吸收。PTHR1 突变可导致 Blomstrand 型骨软骨发育不良、Eiken 综合征和 Jansen 干骺端发育不良		
【基因定位】	PTH1R 基因（3p22~p21.1）		
【临床表现】	患者表现为短肢畸形、羊水过多、胎儿水肿、颜面畸形、小下颌、喉部钙化、主动脉缩窄，常因骨骼生长过快和成熟障碍，不能发育完全而出现流产、死产、不能存活		
【特征表现】	1. 骨畸形 2. 矮小 3. 短肢畸形 4. 主动脉瓣狭窄	5. 羊水过多 6. 小下颌 7. 喉钙化 8. 颜面畸形	

【综合征中文名】	Bloom 综合征	【英文全名】	Bloom syndrome
【中文别名】	侏儒－面部毛细血管扩张综合征	【英文别名】	Bloom-Torre-Machacek syndrome
【中文别名2】		【英文别名2】	
【中文别名3】		【英文别名3】	
【OMIM】	210900	【英文缩写】	BLM
		【英文缩写2】	
		【英文缩写3】	
【好发年龄】	婴儿期		
【遗传方式】	常染色体隐性遗传		
【病因】	RECQL3（RecQ protein-like 3）基因编码 RecQ 解旋酶。RecQ 解旋酶是暂时解除 DNA 双螺旋，这种解旋是修复受损的 DNA 前所必需的。RECGL3 基因突变可导致 DNA 修复异常，引起一系列临床表现和肿瘤发生率增加，导致 Bloom 综合征		
【基因定位】	RECQL3 基因（15q26.1）		
【临床表现】	患者出生时常低体重，此后持续身材矮小。颜面部可有毛细血管扩张性红斑，伴光过敏，日光照射后可出现面部蝶形红斑，唇部可有水疱，牙齿排列不规则；皮肤可有血管扩张并累及四肢；四肢可有咖啡斑、鱼鳞病、并指畸形；还可有尿道下裂。Bloom 综合征患者还可能出现肿瘤发生率增高，且肿瘤发生早，种类多		
【特征表现】	1. 蝶形红斑　　　　　　　　6. 并指 2. 日光过敏　　　　　　　　7. 牙齿发育不良 3. 矮小　　　　　　　　　　8. 尿道下裂 4. 牛奶咖啡斑　　　　　　　9. 肿瘤倾向 5. 鱼鳞病　　　　　　　　　10. 小于胎龄儿		

【综合征中文名】	B型胰岛素抵抗综合征	【英文全名】	Type B insulin resistance syndrome
【中文别名】		【英文别名】	
【中文别名2】		【英文别名2】	
【中文别名3】		【英文别名3】	
【OMIM】		【英文缩写】	INSR
		【英文缩写2】	
		【英文缩写3】	
【好发年龄】	40~60岁		
【遗传方式】	不详		
【病因】	患者体内存在胰岛素受体自身抗体，这种抗体可与胰岛素受体结合，并影响胰岛素的正常作用，从而介导胰岛素抵抗、高胰岛素血症及高血糖		
【基因定位】	不详		
【临床表现】	患者表现有严重胰岛素抵抗如高血糖、高胰岛素血症、黑棘皮征或顽固性低血糖，部分患者合并有系统性红斑狼疮等自身免疫性疾病		
【特征表现】	1. 糖尿病 2. 高胰岛素血症 3. 黑棘皮病 4. 低血糖症		

【综合征中文名】	Cabezas 综合征	【英文全名】	Cabezas syndrome
【中文别名】		【英文别名】	mental retardation, X-linked, with short stature, hypogonadism, and abnormal gait
【中文别名2】		【英文别名2】	Cabezas X-linked mental retardation syndrome
【中文别名3】		【英文别名3】	mental retardation, X-linked, syndromic 15
【OMIM】	300354	【英文缩写】	MRXSC
		【英文缩写2】	MRXS15
		【英文缩写3】	
【好发年龄】	婴儿期		
【遗传方式】	X 连锁隐性遗传		
【病因】	CUL4B（cullin 4B）基因编码 E3 泛素连接酶，对 DNA 复制起作用。CUL4B 基因突变可以引起矮小和骨畸形，导致 Cabezas 综合征		
【基因定位】	CUL4B 基因（*Xq24*）		
【临床表现】	患者有身材矮小，肥胖，大头，巨舌，男性乳房发育，尿道下裂，小阴茎，隐睾，关节松弛，脊柱侧弯，短指，扁平足，智力低下，共济失调，性腺功能减退等症状		
【特征表现】	1. 矮小 2. 肥胖 3. 大头畸形 4. 巨舌 5. 男性乳房发育 6. 尿道下裂 7. 小阴茎 8. 隐睾症	9. 关节松弛 10. 脊柱侧弯 11. 短指（趾） 12. 扁平足 13. 智力低下 14. 共济失调 15. 性腺功能减退	

【综合征中文名】	Campomelic 型躯干发育不良	【英文全名】	Campomelic dysplasia
【中文别名】	短指发育不良合并性反转	【英文别名】	Campomelic dysplasia with autosomal sex reversal
【中文别名2】		【英文别名2】	acampomelic campomelic dysplasia
【中文别名3】		【英文别名3】	acampomelic campomelic dysplasia with autosomal sex reversal
【OMIM】	114290	【英文缩写】 【英文缩写2】 【英文缩写3】	CMPD
【好发年龄】	婴儿期		
【遗传方式】	常染色体显性遗传		
【病因】	SOX9（SRY-like HMG box containing）基因是含有 HMG 盒的基因，与 SRY（sex-determining region of Y-chromosome）基因有 50% 同源性，其蛋白质产物与 SRY 基因有协同作用。SRY 基因是决定性腺原基向睾丸分化的关键基因，仅在胚胎早期未分化的生殖嵴上表达，能启动性腺原基向睾丸组织分化。此外，该基因在胚胎发育早期和骨骼发育方面还起重要作用。SOX9 基因异常可导致 Campomelic 型躯干发育不良和 46，XX 性反转综合征 2 型		
【基因定位】	SOX9 基因（*17q24*）		
【临床表现】	患者外形可有异常，表现为矮小，四肢短小，大头畸形，额头突出，小下颌，耳位低，耳聋，鞍鼻，腭裂；还可有先天性心脏病，小胸廓，肩胛发育不全，佝偻病，脊柱侧弯，肌张力低下，肾积水。部分患者也有女性真两性畸形的症状表现		
【特征表现】	1. 矮小 2. 四肢短小 3. 大头畸形 4. 前额突出 5. 小下颌 6. 低耳位 7. 耳聋 8. 鞍鼻 9. 唇裂、腭裂 10. 先天性心脏病	11. 小胸廓 12. 肩胛发育不全 13. 佝偻病 14. 脊柱侧弯 15. 肌张力低 16. 肾积水 17. 真两性畸形 18. 骨畸形 19. 尿道下裂	

【综合征中文名】	Camurati-Engelmann病	【英文全名】	Camurati-Engelmann disease
【中文别名】	进行性骨干发育不良	【英文别名】	progressive diaphysial dysplasia
【中文别名2】		【英文别名2】	
【中文别名3】		【英文别名3】	
【OMIM】	131300	【英文缩写】	CAEND
		【英文缩写2】	PDD
		【英文缩写3】	
【好发年龄】	儿童		
【遗传方式】	常染色体显性遗传		
【病因】	TGFβ1（transforming growth factor-beta-1）基因编码 TGFβ1 蛋白，这是 TGFβ 通路上非常重要的组成部分。骨骼也表达 TGFβ 通路，该基因的第四和第一外显子突变，均可引起该通路活化，抑制破骨细胞活性，刺激成骨细胞，导致 Camurati-Engelmann 病		
【基因定位】	TGFB1 基因（*19q13.2*）		
【临床表现】	患者表现为全身性对称性骨发育异常，其全身长管状骨对称性增粗，骨皮质增厚、硬化，髓腔狭窄或消失，主要累及肱、尺桡、股和胫腓骨，表现为骨皮质对称性增厚，不侵犯骨端或骨骺。手足受累者表现为掌骨、近节指（趾）骨、近节趾骨皮质增厚呈杵状；锁骨受累表现为中段皮质增厚，肋骨皮质也增厚，但不显著；颅骨受累则表现为颅盖骨增厚，板障消失，额骨垂直部及颅底前、中窝增厚明显，乳突部密度增高和气房消失。长骨受累可造成患者运动障碍和骨痛。颅骨硬化可导致听力、视力、嗅觉减退。也可合并性腺功能减退和青春发育延迟。部分患者随病情进展，会出现骨髓腔骨化，三系减低，肝脾代偿性增大等症状		
【特征表现】	1. 骨痛 2. 骨皮质增厚 3. 耳聋 4. 性腺功能减退 5. 青春发育延迟	6. 杵状指 7. 肝脾肿大 8. 三系减低	

【综合征中文名】	Carney 复合症 1 型	【英文全名】	Carney complex，type 1
【中文别名】		【英文别名】	
【中文别名 2】		【英文别名 2】	
【中文别名 3】		【英文别名 3】	
【OMIM】	160980	【英文缩写】	CNC1
		【英文缩写 2】	
		【英文缩写 3】	
【好发年龄】	青少年期		
【遗传方式】	常染色体显性遗传		
【病因】	PRKAR1A（protein kinase A regulatory subunit 1-alpha gene）基因，表达蛋白激酶 A（protein kinase A，PKA）的调节亚基。蛋白激酶 A 是由 2 个调节亚单位和 2 个催化亚单位组成的四聚体。促肾上腺素和其受体结合后，激活 Gsα 亚单位，使 ATP 变成 CAMP，PKA 调节亚单位变构，PKA 催化亚单位激活，促进皮质醇产生。PKA 调节亚基失活，则使 PKA 通路激活，使皮质醇分泌增加。PKA 通路是常见的细胞第二信使，所以其激活还会引起其他系列临床表现。PRKAR1A 基因突变可导致原发性色素结节性肾上腺病 1 型和 Carney 复合症 1 型		
【基因定位】	PRKAR1A 基因（*17q22~24*）		
【临床表现】	患者外形可表现为斑点样色素沉着（唇、结膜、眼部、阴道和阴茎）和颜面蓝痣；还可有肿瘤发生率增加：主要见于皮肤黏膜黏液瘤、心脏黏液瘤、乳房黏液瘤、乳房导管瘤、甲状腺癌、骨软骨黏液瘤、砂砾体样色素性神经鞘膜瘤和睾丸钙化；还可有神经内分泌肿瘤发生率增加，可表现为原发性色素结节性肾上腺皮质病（PPNAD）和肢端肥大症。PPNAD 可临床表现为库欣综合征		
【特征表现】	1. 皮肤色素沉积 2. 肢端肥大症 3. 睾丸钙化 4. 甲状腺结节 5. 黏液瘤	6. 原发性色素结节性肾上腺皮质增生（PPNAD） 7. 蓝痣 8. 库欣综合征	

【综合征中文名】	Carney 复合症 2 型	【英文全名】	Carney complex，type 2
【中文别名】		【英文别名】	Carney myxoma-endocrine complex，type 2
【中文别名 2】		【英文别名 2】	
【中文别名 3】		【英文别名 3】	
【OMIM】	605244	【英文缩写】	CNC2
		【英文缩写 2】	
		【英文缩写 3】	
【好发年龄】	青少年期		
【遗传方式】	常染色体显性遗传		
【病因】	不详		
【基因定位】	定位于 *2p16*		
【临床表现】	患者外形可表现为斑点样色素沉着（唇、结膜、眼部、阴道和阴茎）和颜面蓝痣；还可有肿瘤发生率增加：主要见于皮肤黏膜黏液瘤、心脏黏液瘤、乳房黏液瘤、乳房导管瘤、甲状腺癌、骨软骨黏液瘤、砂砾体样色素性神经鞘膜瘤和睾丸钙化；还可有神经内分泌肿瘤发生率增加，可表现为原发性色素结节性肾上腺皮质增生（PPNAD）和肢端肥大症。PPNAD 可临床表现为库欣综合征		
【特征表现】	1. 皮肤色素沉积 2. 肢端肥大症 3. 睾丸钙化 4. 甲状腺结节 5. 黏液瘤	6. 原发性色素结节性肾上腺皮质增生（PPNAD） 7. 蓝痣 8. 库欣综合征	

【综合征中文名】	Charcot 关节病	【英文全名】	Charcot joint
【中文别名】	无痛性关节病	【英文别名】	
【中文别名2】	神经性关节病	【英文别名2】	
【中文别名3】		【英文别名3】	
【OMIM】		【英文缩写】 【英文缩写2】 【英文缩写3】	
【好发年龄】	40~60 岁		
【遗传方式】	不详		
【病因】	1. 可由中枢神经系统梅毒、脊髓空洞症、糖尿病性神经病、脊髓膜膨出、先天性痛觉缺如等疾病引起；2. 长期应用皮质类固醇、止痛药等医源性病因		
【基因定位】	不详		
【临床表现】	受累关节逐渐肿大、不稳、积液，关节可穿出血样液体。肿胀关节多无疼痛或轻微胀痛，关节功能受限不明显。关节疼痛和功能受限与关节肿胀破坏不一致为本病之特点。晚期，关节破坏进一步发展，可导致病理性骨折或病理性关节脱位		
【特征表现】	1. 糖尿病 2. 无痛性关节炎		

【综合征中文名】	Charge 综合征	【英文全名】	Charge syndrome
【中文别名】		【英文别名】	Charge association-coloboma, heart anomaly, choanal atresia, retardation, genital and ear anomalies
【中文别名 2】		【英文别名 2】	Hall-Hittner syndrome
【中文别名 3】		【英文别名 3】	
【OMIM】	214800	【英文缩写】 【英文缩写 2】 【英文缩写 3】	CHARGE HHS
【好发年龄】	青春期		
【遗传方式】	常染色体显性遗传		
【病因】	CHD7 (chromodomain helicase DNA-binding protein-7) 基因编码一个转录调节因子，参与转录调控、核苷酸结合、染色质修饰、三磷酸腺苷结合等过程。CHD7 基因可能在发育过程中影响 KAL1、FGFR1、PROK2 和（或）PROKR2 的表达或作用。SEMA3E〔sema domain, immunoglobulin domain (Ig), short basic domain, secreted, (semaphorin) 3E〕基因能通过和其膜受体结合，介导细胞肌动蛋白、细胞骨架的形成，抑制内皮细胞和细胞外基质的黏附，下调胚胎血管发生，对神经突触形成也有作用。CHD7 与 SEMA3E 基因突变可引起 Charge 综合征		
【基因定位】	CHD7 基因 (8q12)，SEMA3E 基因 (7q21.11)		
【临床表现】	CHARGE 综合征：C 为 coloboma，即虹膜、脉络膜或视网膜缺损；H 为 heart anomaly，即心脏畸形，表现为法洛四联症（房间隔缺损、室间隔缺损、动脉导管未闭、肺动脉瓣狭窄）；A 为 choanal atresia，即鼻孔闭锁；R 为 choanal atresia，即生长和发育迟缓；G 为 genital，即男性生殖器异常，表现为隐睾，马蹄肾，肾积水；E 为 ear anomalies，即小耳和耳聋。患者还可有脐膨出、嗅觉功能受损、智力低下、容易感染、面神经麻痹和性腺功能低下。内分泌方面，可有生长激素缺乏症、甲状旁腺发育不全、促性腺激素缺乏和甲状腺功能减退症		
【特征表现】	1. 低促性腺激素性性腺功能减退症 2. 嗅觉减退 3. 鼻孔闭锁 4. 矮小 5. 耳聋 6. 性幼稚 7. 虹膜缺损 8. 法洛四联症	9. 房间隔缺损 10. 室间隔缺损 11. 动脉导管未闭 12. 肺动脉瓣狭窄 13. 隐睾症 14. 马蹄肾 15. 肾积水 16. 小耳 17. 脐疝	18. 智力低下 19. 感染倾向 20. 面神经麻痹 21. 生长激素缺乏症 22. 甲状旁腺发育不全 23. 甲状腺功能减退症 24. 低钙血症

【综合征中文名】	Cohen 综合征	【英文全名】	Cohen syndrome
【中文别名】	肌张力低下、肥胖、门牙凸出综合征	【英文别名】	Hypotonia, obesity, and prominent incisors
【中文别名2】	Pepper 综合征	【英文别名2】	Pepper syndrome
【中文别名3】		【英文别名3】	
【OMIM】	216550	【英文缩写】	COH
		【英文缩写2】	
		【英文缩写3】	
【好发年龄】	婴儿期		
【遗传方式】	常染色体隐性遗传		
【病因】	VPS13B（vacuolar protein sorting 13 homolog B）基因与细胞内外的蛋白转运有关。人类该基因在体内多数细胞中表达，对血细胞形成和眼及脑的发育有非常重要的作用。VPS13B 基因突变可导致 Cohen 综合征		
【基因定位】	VPS13B 基因（*8q22.2*）		
【临床表现】	患者可有中度至重度智力低下，肥胖，持续性肌张力低下。眼部可有外眼角下斜，视网膜呈花斑状，近视、斜视；颜面可有小头畸形，上门齿凸起，上颌骨发育不良，颧骨发育不良；高鼻梁、人中短；四肢可有腰椎前凸、侧弯，手脚窄、手指细长，通贯手，关节过度伸展		
【特征表现】	1. 智力低下　2. 肥胖　3. 肌张力低　4. 近视　5. 高鼻梁　6. 脊柱侧弯　7. 小头畸形　8. 发迹低　9. 斜眼角　10. 斜视　11. 短人中　12. 通贯掌　13. 手指细长		

【综合征中文名】	Cornelia de Lange 综合征 1 型	【英文全名】	Cornelia de Lange syndrome 1
【中文别名】	de Lange 综合征	【英文别名】	de Lange syndrome
【中文别名 2】		【英文别名 2】	
【中文别名 3】		【英文别名 3】	
【OMIM】	122470	【英文缩写】	CDLS1
		【英文缩写 2】	
		【英文缩写 3】	
【好发年龄】	婴儿期		
【遗传方式】	常染色体显性遗传		
【病因】	NIPBL（Nipped-B homolog）基因编码 Delangin 蛋白，该蛋白可影响细胞分裂过程中的姐妹染色单体。姐妹染色单体和其他细胞分裂早期形成的蛋白能形成黏合复合体，Delangin 蛋白控制黏合复合体的形成。此外，Delangin 也可调节 DNA 的损伤修复。该蛋白在脊柱、四肢、颅面骨、心脏等发育中起重要作用。NIPBL 基因突变可导致 Cornelia de Lange 综合征 1 型		
【基因定位】	NIPBL 基因（5p13.2）		
【临床表现】	患者可有生长发育迟缓、矮小，外形可有畸形，表现为小头畸形、低发际、一字眉、鼻孔前倾、上颌突出、长人中、鲤鱼嘴。此外，患者还可有反流性食管炎、智力低下、上肢畸形、短指、短肢、心脏畸形（最常见为心脏结构异常，肺动脉狭窄）等		
【特征表现】	1. 矮小 2. 发迹低 3. 一字眉 4. 长人中 5. 智力低下	6. 心脏畸形 7. 小头畸形 8. 反流性食管炎 9. 肺动脉狭窄	

【综合征中文名】	Cornelia de Lange 综合征 2 型	【英文全名】	Cornelia de Lange syndrome 2
【中文别名】	X 连锁 Cornelia de Lange 综合征	【英文别名】	Cornelia de lange syndrome, X-linked
【中文别名 2】		【英文别名 2】	
【中文别名 3】		【英文别名 3】	
【OMIM】	300590	【英文缩写】	CDLS2
		【英文缩写 2】	
		【英文缩写 3】	
【好发年龄】	婴儿期		
【遗传方式】	X 连锁显性遗传		
【病因】	SMC1A（structural maintenance of chromosomes 1A）基因编码 SMC1 蛋白。该蛋白可控制细胞分裂过程中的姐妹染色单体。姐妹染色单体和其他细胞分裂早期形成的蛋白能形成黏合复合体，SMC1A 基因可影响黏合复合体的产生，导致 Cornelia de Lange 综合征 2 型		
【基因定位】	SMC1A 基因（$Xp11.22$）		
【临床表现】	可有低发迹，拱形眉毛，一字眉，鼻孔前倾，上颌突出，长人中，鲤鱼嘴，生长发育迟缓，矮小，智力低下，上肢畸形，左心室肥厚，左室流出道梗阻，轻度主动脉瓣返流，二尖瓣脱垂，二尖瓣轻度返流和法洛四联症等症状		
【特征表现】	1. 矮小　　　　　　　　6. 心脏畸形 2. 发迹低　　　　　　　7. 左心室肥厚 3. 一字眉　　　　　　　8. 主动脉瓣关闭不全 4. 长人中　　　　　　　9. 二尖瓣脱垂 5. 智力低下　　　　　　10. 法洛四联症		

【综合征中文名】	Costello 综合征	【英文全名】	Faciocutaneo skeletal syndrome
【中文别名】		【英文别名】	FCS syndrome
【中文别名2】		【英文别名2】	Myopathy, congenital, with excess of muscle spindles
【中文别名3】		【英文别名3】	
【OMIM】	218040	【英文缩写】 【英文缩写2】 【英文缩写3】	CSTLO CMEMS
【好发年龄】	婴儿期		
【遗传方式】	常染色体显性遗传或散发病例		
【病因】	HRAS（Harvey rat sarcoma viral oncogene homolog）基因是一种癌基因，编码 H-Ras 蛋白。该蛋白是一种 GTP 酶，能使 GTP 变成 GDP，从细胞外向细胞内传递信号，这是 RAS/MAPK 途径的一部分，参与细胞分裂的调节。HRAS 基因突变可造成骨骼畸形和肿瘤倾向，导致 Costello 综合征		
【基因定位】	HRAS 基因（11p15.5）		
【临床表现】	患者出生时体重和身高均超过正常，出生后可逐渐出现身材矮小、大头、小下颌、低耳位、内眦赘皮、斜视、上睑下垂、鞍鼻、巨舌、高腭弓、短颈、肥厚型心肌病、肺动脉瓣狭窄、二尖瓣脱垂、室间隔缺损、房间隔缺损、心律失常、阻塞性睡眠呼吸暂停、气管软化、呼吸衰竭、鸡胸、幽门狭窄、肾功能衰竭、马蹄足、关节、皮肤松弛、皮肤色素沉着、反甲、卷发、智力低下、共济失调、声嘶、膀胱上皮癌、横纹肌肉瘤、前庭神经鞘瘤等症状。化验检查可表现为低血糖症		
【特征表现】	1. 巨大儿 2. 大于胎龄儿 3. 矮小 4. 大头畸形 5. 小下颌 6. 低耳位 7. 内眦赘皮 8. 斜视 9. 上睑下垂 10. 鞍鼻 11. 巨舌	12. 高腭弓 13. 短颈 14. 肥厚型心肌病 15. 肺动脉瓣狭窄 16. 二尖瓣脱垂 17. 室间隔缺损 18. 房间隔缺损 19. 阻塞性睡眠呼吸暂停 20. 气管软化 21. 呼吸衰竭	22. 鸡胸 23. 幽门狭窄 24. 肾功能不全 25. 马蹄足 26. 皮肤色素沉积 27. 反甲 28. 智力低下 29. 声嘶 30. 肿瘤倾向 31. 低血糖症	

【综合征中文名】	Cousin 综合征	【英文全名】	Cousin syndrome
【中文别名】	颅颌面、肩胛骨、骨盆发育不全合并矮小	【英文别名】	Craniofacial dysmorphism, hypoplasia of scapula and pelvis, and short stature
【中文别名2】		【英文别名2】	
【中文别名3】		【英文别名3】	
【OMIM】	260660	【英文缩写】	
		【英文缩写2】	
		【英文缩写3】	
【好发年龄】	婴儿期		
【遗传方式】	常染色体隐性遗传		
【病因】	TBX15（T-box 15）基因是 T-box 基因家族的重要成员，是一种较保守的基因，TBX1 转录因子可以在细胞核内与 DNA 双螺旋的全长 24 个碱基的富含 T 的保守序列——即 T-box——结合形成二聚体，调控靶基因，从而影响生物发育。TBX15 基因与肢体、脊柱、头部骨骼发育有关。TBX15 基因突变可引起骨骼畸形，导致 Cousin 综合征		
【基因定位】	TBX15 基因（1p12）		
【临床表现】	患者可表现有不匀称性矮小，颜面多毛，小颌畸形，小耳，小眼球，腭裂，肩胛发育不全，两性畸形，肾积水，骨盆发育不良，肢体短缩，短指，并指畸形，脑积水等症状		
【特征表现】	1. 矮小　　　　　　　　　　8. 两性畸形 2. 多毛症　　　　　　　　　9. 肾积水 3. 小下颌　　　　　　　　　10. 骨盆发育不良 4. 小耳　　　　　　　　　　11. 肢体短缩 5. 小眼　　　　　　　　　　12. 短指（趾） 6. 唇裂、腭裂　　　　　　　13. 并指 7. 肩胛发育不全　　　　　　14. 脑积水		

【综合征中文名】	Crouzon 综合征	【英文全名】	Crouzon syndrome
【中文别名】	遗传性家族性颅面骨发育不全 1 型	【英文别名】	Craniofacial dysostosis，type Ⅰ
【中文别名 2】		【英文别名 2】	
【中文别名 3】		【英文别名 3】	
【OMIM】	123500	【英文缩写】	CFD1
		【英文缩写 2】	
		【英文缩写 3】	
【好发年龄】	婴儿期		
【遗传方式】	常染色体显性遗传		
【病因】	FGFR2 (fibroblast growth factor receptor 2) 基因编码成纤维细胞生长因子受体 2。成纤维细胞生长因子受体是膜蛋白，能调控细胞分化、细胞生长、成熟；还对血管生成、创伤愈合和胚胎发育起重要作用，能帮助细胞适应环境变化，接收信号。当成纤维细胞生长因子和该蛋白结合，能引起信号级联放大效应，对胚胎发育起重要作用。FGFR2 基因突变则可导致 Apert 综合征、Jackson-Weiss 综合征、Pfeiffer 综合征和 Crouzon 综合征		
【基因定位】	FGFR2 基因 (10q26.13)		
【临床表现】	患者可有颅缝过早闭合、颅腔狭小（短头、舟状头或三角头）、眼眶浅和眼球突出、鹰钩鼻、上颌骨发育不良、下颌相对前突、眼距宽、上颚呈弓状隆起，牙列拥挤等颅面畸形的症状。颅面畸形可以导致耳聋、视神经萎缩、眼球突出、视力下降和智力下降		
【特征表现】	1. 突眼 2. 小头畸形 3. 宽眼距 4. 耳聋 5. 视力下降 6. 智力低下		

【综合征中文名】	Crouzon 综合征合并黑棘皮病	【英文全名】	Crouzon syndrome with acanthosis nigricans
【中文别名】		【英文别名】	
【中文别名 2】		【英文别名 2】	
【中文别名 3】		【英文别名 3】	
【OMIM】	612247	【英文缩写】	CAN
		【英文缩写 2】	
		【英文缩写 3】	
【好发年龄】	婴儿期		
【遗传方式】	常染色体显性遗传		
【病因】	FGFR3（fibroblast growth factor receptor 3）基因表达成纤维细胞生长因子受体 3。这种蛋白在调节细胞生长分化，血管形成，伤口愈合，和胚胎发育方面起作用。成纤维细胞生长因子（fibroblast growth factor，FGF）受体基因突变使骨细胞的信号转导蛋白功能异常，从而引起软骨发育不良。FGFR3 基因突变可导致软骨发育不全综合征、致死性软骨发育不良症 1 型、致死性软骨发育不良症 2 型、Crouzon 综合征合并黑棘皮征		
【基因定位】	FGFR3 基因（*4p16.3*）		
【临床表现】	患者可有颅面部畸形，表现为眼距宽，小头，突眼、鹰钩鼻；四肢明显缩短，胫骨弯曲畸形，发育延迟；有的伴有脑积水和癫痫样抽搐，多伴有智力低下，皮肤有黑棘皮病，多发生于颈部、乳头、腹部、口周		
【特征表现】	1. 四肢短小　　　　　　　　　6. 癫痫 2. 智力低下　　　　　　　　　7. 小头畸形 3. 矮小　　　　　　　　　　　8. 宽眼距 4. 黑棘皮病　　　　　　　　　9. 突眼 5. 脑积水　　　　　　　　　　10. 鹰钩鼻		

【综合征中文名】	Dent 病 1 型	【英文全名】	Dent disease 1
【中文别名】		【英文别名】	nephrolithiasis，hypercalciuric，X-linked
【中文别名 2】		【英文别名 2】	urolithiasis，hypercalciuric，X-linked
【中文别名 3】		【英文别名 3】	nephrolithiasis 2
【OMIM】	300009	【英文缩写】 【英文缩写 2】 【英文缩写 3】	NPHL2
【好发年龄】	儿童期		
【遗传方式】	X 连锁隐性遗传		
【病因】	CLCN5（chloride channel，voltage-sensitive 5）基因表达 CLC-5 氯离子通道，该通道位于肾脏近端小管，为氢离子和氯离子交换子，维持细胞内电解质和酸碱平衡稳定，维持肾脏近端小管正常功能。CLCN5 基因突变可导致 Dent 病 1 型和 X 连锁隐性遗传性低磷佝偻病		
【基因定位】	CLCN5 基因（*Xp11.23*）		
【临床表现】	患者可表现身材矮小，生长发育迟缓，高尿磷，肾磷阈下降，低血磷症，肾结石，蛋白尿，糖尿，氨基酸尿，肾功能不全，肾功能衰竭，骨质疏松，佝偻病，骨盆、四肢、头颅均可见相关畸形		
【特征表现】	1. 矮小 2. 低磷血症 3. 肾功能不全 4. 肾结石 5. 佝偻病	6. 骨质疏松 7. 蛋白尿 8. 糖尿 9. 氨基酸尿 10. 范科尼综合征	

【综合征中文名】	Dent 病 2 型	【英文全名】	Dent disease 2
【中文别名】		【英文别名】	
【中文别名 2】		【英文别名 2】	
【中文别名 3】		【英文别名 3】	
【OMIM】	300555	【英文缩写】	
		【英文缩写 2】	
		【英文缩写 3】	
【好发年龄】	儿童期		
【遗传方式】	X 连锁隐性遗传		
【病因】	OCRL（oculocerebrorenal syndrome of Lowe）基因编码一个调整细胞膜磷脂形成的酶，对细胞纤毛的形成和细胞膜的组成起作用。OCRL 基因突变可引起近端肾小管病变，导致 Dent 病 2 型		
【基因定位】	OCRL 基因（*Xq25*）		
【临床表现】	患者可表现身材矮小，肾钙化、肾结石，氨基酸尿，智力低下，脐疝		
【特征表现】	1. 矮小 2. 肾钙化 3. 肾结石 4. 氨基酸尿 5. 智力低下 6. 脐疝 7. 范科尼综合征		

【综合征中文名】	Denys-Drash 综合征	【英文全名】	Denys-Drash syndrome
【中文别名】		【英文别名】	
【中文别名2】		【英文别名2】	
【中文别名3】		【英文别名3】	
【OMIM】	194080	【英文缩写】	DDS
		【英文缩写2】	
		【英文缩写3】	
【好发年龄】	婴儿期		
【遗传方式】	常染色体显性遗传		
【病因】	WT1（Wilms tumor 1）基因可以调节其他靶基因的转录，并且参与了RNA 转录后过程。在胚胎发育时期，WT1 表达在肾脏、脾脏、性腺、腹腔的间皮细胞等组织中，WT1 基因突变可以引起以肾脏和泌尿生殖系统异常为主要异常的各种表现，导致 Frasier 综合征、Denys-Drash综合征、WAGR 综合征和先天性无虹膜症		
【基因定位】	WT1 基因（*11p13*）		
【临床表现】	常以早发肾病综合征首发，肾活检病理表现为弥漫性系膜硬化，儿童期即进展为肾衰、高血压，可同时合并肾母细胞瘤（Wilms 瘤）。此外，男性假两性畸形也很常见，可以表现为尿道下裂，隐睾等		
【特征表现】	1. 肾病综合征 2. 男性假两性畸形 3. 肾母细胞瘤 4. 两性畸形 5. 尿道下裂 6. 隐睾症 7. 高血压		

【综合征中文名】	Digeorge 综合征	【英文全名】	Digeorge syndrome
【中文别名】	CATCH22 综合征	【英文别名】	chromosome *22q11.2* deletion syndrome
【中文别名2】	*22q11.2* 缺失综合征	【英文别名2】	hypoplasia of thymus and parathyroids
【中文别名3】	第三、四对腮囊综合征	【英文别名3】	third and fourth pharyngeal pouch syndrome
【OMIM】	188400	【英文缩写】 【英文缩写2】 【英文缩写3】	DGS CATCH22
【好发年龄】	婴儿期		
【遗传方式】	常染色体显性遗传		
【病因】	22 号染色体长臂近端（*22q11*）缺失可导致 Digeorge 综合征。TBX1（T-box 1）基因是 T-box 基因家族的重要成员，是一种较保守的基因，TBX1 转录因子可以在细胞核内与 DNA 双螺旋的全长 24 个碱基的富含 T 的保守序列——即 T-box——结合形成二聚体，调控靶基因，从而影响生物发育。人类 TBX1 基因在胎心、胎肾以及成人的心脏、睾丸、骨骼肌中表达。心脏圆锥动脉干与胸腺、甲状旁腺有着共同的胚胎起源，在胚胎第 4 周时均来自第 3 和第 4 腮囊。TBX1 基因以剂量依赖效应的方式调节这两对腮囊的正常发育。所以，该基因缺失可能和心脏，血小板低，面部改变，耳聋和低血钙有关。COMT（catechol-O-methyl transferase）基因编码多巴胺代谢中重要的酶——儿茶酚-O-甲基转移酶。COMT 主要灭活儿茶酚胺类递质，如肾上腺素，去甲肾上腺素，异丙肾上腺素，多巴胺等。COMT 基因缺失可能和智力和行为的异常有关		
【基因定位】	22 号染色体长臂近端（*22q11*）缺失了约 300 万个碱基对缺失，该区域可能存在 30~40 个基因，TBX1 基因（*22q11.21*），COMT 基因（*22q11.21*）		
【临床表现】	CATCH 这五个字母代表：心脏缺陷（Cardiac defects），异常面容（Abnormal facies），胸腺发育不良（Thymic hypoplasia），腭裂（Cleft palate）和低血钙（Hypocalcaemia）。具体可表现为心血管异常、胸腺和甲状旁腺的缺如或功能下降；心脏表型主要为流出道的异常，如心脏锥干畸形（包括法洛四联症、肺动脉闭锁伴室缺、永存动脉干、主动脉弓离断、大动脉异位、右室双流出道），低钙血症和手足抽搐症等；患者还可有甲状旁腺发育不良（低钙血症）；免疫系统异常可以导致反复感染，并可能出现自身免疫病如 Graves 病或类风湿关节炎。患者可有特殊面容（唇腭裂、腭咽发育不良、小口、口角肌肉下垂、鼻根宽、鼻翼发育不良等），肾脏疾病，血小板降低，喂养困难，耳聋等；包括矮小和椎体异常在内的骨骼异常也可能出现。一些患儿还有学习能力降低，此后可能继发精神系统疾病，如精神分裂症、抑郁、焦虑、多动症、孤独症和其他精神异常		
【特征表现】	1. 低钙血症 2. 高磷血症 3. 甲状旁腺功能减退症 4. 胸腺发育不良 5. 鞍鼻 6. 耳聋	7. 智力低下 8. 矮小 9. 唇裂、腭裂 10. 小口 11. 心脏畸形 12. 甲状腺功能亢进症	13. 关节痛 14. 血小板减少 15. 抑郁症 16. 精神分裂症 17. 颜面畸形 18. 骨畸形

【综合征中文名】	Down 综合征	【英文全名】	Down syndrome
【中文别名】	唐氏综合征	【英文别名】	
【中文别名 2】	21 三体综合征	【英文别名 2】	
【中文别名 3】	先天愚型	【英文别名 3】	
【OMIM】		【英文缩写】 【英文缩写 2】 【英文缩写 3】	DS
【好发年龄】	婴儿期		
【遗传方式】	染色体病		
【病因】	本病为染色体结构畸变所致的疾病，形成的直接原因是卵子在减数分裂时 21 号染色体不分离，形成异常卵子，导致患者的核型为 47，XX（XY），+21		
【基因定位】	21 号染色体		
【临床表现】	患者可有生长发育异常，表现为发育迟缓、身材矮小、智力低下、构音障碍、行为障碍；四肢发育异常，表现为肌张力低下，四肢关节可过度弯曲，运动障碍和指纹改变（通贯手、atd 角增大、第 4、5 指挠箕增多、脚拇指球区胫侧弓形纹和第 5 指只有一条指褶纹）；内脏器官异常，表现为心脏、消化系统、眼睛和耳朵等处的发育异常；颜面发育异常，表现为特殊面容，如：头颅小而圆、眼距宽、眼裂小、外眼角上斜、有内眦赘皮、鼻梁低平、外耳小、硬腭窄、舌常伸出口外、流涎较多等；免疫系统异常，表现为免疫低下，容易感染		
【特征表现】	1. 矮小 2. 肌张力低 3. 小头畸形 4. 宽眼距 5. 鞍鼻	6. 短颈 7. 智力低下 8. 通贯掌 9. 关节过伸 10. 感染倾向	

【综合征中文名】	ECTDS 综合征	【英文全名】	ectodermal dysplasia/short stature syndrome
【中文别名】	外胚层发育不良/矮小综合征	【英文别名】	
【中文别名 2】		【英文别名 2】	
【中文别名 3】		【英文别名 3】	
【OMIM】	616029	【英文缩写】	ECTDS
		【英文缩写 2】	
		【英文缩写 3】	
【好发年龄】	婴儿期		
【遗传方式】	常染色体隐性遗传		
【病因】	GRHL2（grainyhead-like 2）基因编码一种转录因子。该转录因子能形成二聚体，可使皮肤角质细胞增殖，并延长细胞寿命。GRHL2 基因突变可引起外胚层发育不良和矮小，导致 ECTDS 综合征		
【基因定位】	GRHL2 基因（*8q22.3*）		
【临床表现】	患者可表现为矮小，指甲营养不良，口腔黏膜、舌头色素沉着，牙齿发育不全，手足角化过度，食管狭窄等；有些患者还可有出汗异常，伤口愈合过慢，神经性耳聋，支气管哮喘等		
【特征表现】	1. 矮小 2. 指甲发育不全 3. 黏膜色素沉着 4. 牙齿发育不良 5. 手足角化过度	6. 食管闭锁 7. 伤口愈合过慢 8. 耳聋 9. 支气管哮喘	

【综合征中文名】	Edwards 综合征	【英文全名】	Edwards syndrome
【中文别名】	18 三体综合征	【英文别名】	trisomy 18 syndrome
【中文别名 2】	爱德华兹综合征	【英文别名 2】	
【中文别名 3】		【英文别名 3】	
【OMIM】		【英文缩写】	ES
		【英文缩写 2】	
		【英文缩写 3】	
【好发年龄】	婴儿期		
【遗传方式】	染色体病		
【病因】	18 三体综合征为染色体结构畸变所致的疾病，形成的直接原因是卵子在减数分裂时 18 号染色体不分离，形成异常卵子，导致患者的核型为 47，XX（XY），+18		
【基因定位】	18 号染色体		
【临床表现】	患者可有生长发育障碍：新生儿常为过期生产、低出生体重儿；患儿生长发育过程中，可有精神和运动发育迟缓，身材矮小。患者还可有以下一系列表现：外表畸形：头围小，枕骨突出；眼距宽，内眦赘皮，角膜混浊，眼睑外翻，小眼畸形，鼻梁细长及隆起，鼻孔常向上翻，嘴小，腭弓高且窄，下颌小；耳位低，颈短，颈蹼，胸骨短，乳头小，发育不良，两乳头距离远，偶见脑膜膨出、唇裂、腭裂、后鼻孔闭锁及外耳道闭锁等畸形。内脏异常：95% 有心脏畸形，常见为室间隔缺损及动脉导管未闭，亦可见主动脉或肺动脉二瓣化、主动脉缩窄、法洛四联症、主动脉骑跨、右位心、右位主动脉弓等，少见房间隔缺损，还可出现食管气管瘘、右肺异常分叶或缺如，腹肌缺陷多见脐疝、腹股沟疝，亦较多见幽门狭窄、膈疝；尚可见胰或脾异位、肠回转不良、胆囊发育不良等；肾脏畸形包括多囊肾、异位肾与马蹄肾、肾盂积水、巨输尿管及双输尿管等；骨盆狭窄比较常见。四肢异常：手的姿势是爱德华兹综合征的特征性表现，手指屈曲，拇指、中指及示指紧收，示指压在中指上，小指压在环指上，手指不易伸直；指甲发育不良；示指、中指常有并指、多指；第 5 掌骨短；拇趾短且背屈。因肌张力增高，大腿外展受限；有先天性髋关节脱位；偶见短肢畸形。生殖内分泌系统异常：可有隐睾、阴蒂和大阴唇发育不良，常可见会阴异常和肛门闭锁，少见有卵巢发育不全、双角子宫及阴囊分裂。内分泌系统：可有甲状腺发育不良，胸腺及肾上腺发育不良		
【特征表现】	1. 矮小　　　　　　6. 第 5 掌骨短　　　11. 枕骨突出 2. 室间隔缺损　　　7. 手指紧收　　　　12. 小眼 3. 动脉导管未闭　　8. 智力低下　　　　13. 眼睑外翻 4. 心脏畸形　　　　9. 内眦赘皮　　　　14. 小头畸形 5. 多囊肾　　　　　10. 宽眼距		

【综合征中文名】	Eiken 综合征	【英文全名】	Eiken syndrome
【中文别名】	Eiken 骨发育不良	【英文别名】	Eiken skeletal dysplasia
【中文别名 2】		【英文别名 2】	bone modeling defect of hands and feet
【中文别名 3】		【英文别名 3】	
【OMIM】	600002	【英文缩写】 【英文缩写 2】 【英文缩写 3】	EISD
【好发年龄】	婴儿期		
【遗传方式】	常染色体隐性遗传		
【病因】	PTHR1（parathyroid hormone 1 receptor）基因编码甲状旁腺激素 1 受体。甲状旁腺激素 1 受体是甲状旁腺激素（PTH）和甲状旁腺激素相关蛋白（PTHrp）的受体。PTH 是钙磷代谢非常重要的激素，过量可引起高钙血症和骨吸收。PTHR1 突变可导致 Blomstrand 型骨软骨发育不良、Eiken 综合征。其中，Eiken 综合征由 PTHR1C 端截断突变引起		
【基因定位】	PTH1R 基因（*3p22~p21.1*）		
【临床表现】	患者有严重骨发育不良，特别是骨骺、骨盆、手和足。其中手足部表现为成骨变缓合并成骨异常。患者出生时正常，智力发育正常		
【特征表现】	1. 骨畸形 2. 矮小 3. 成骨不全		

【综合征中文名】	Feingold 综合征 2 型	【英文全名】	Feingold syndrome 2
【中文别名】	短指、矮小合并小头畸形	【英文别名】	brachydactyly with short stature and microcephaly
【中文别名 2】		【英文别名 2】	
【中文别名 3】		【英文别名 3】	
【OMIM】	614326	【英文缩写】	FGLDS2
		【英文缩写 2】	
		【英文缩写 3】	
【好发年龄】	婴儿期		
【遗传方式】	常染色体显性遗传		
【病因】	MIR17HG（MIR-17-92 cluster host gene）基因编码至少由六个微小 RNA 形成的 MIR17-92 簇，可参与细胞增殖分化和血管生成。 MIR17HG 基因突变可引起短指、矮小和小头畸形，导致 Feingold 综合征 2 型		
【基因定位】	MIR17HG 基因（*13q31.3*）		
【临床表现】	患者可表现为矮小、小头畸形，短指或拇指发育不良，并指，智力低下		
【特征表现】	1. 矮小 2. 小头畸形 3. 短指（趾） 4. 并指 5. 智力低下		

【综合征中文名】	FILS 综合征	【英文全名】	FILS syndrome
【中文别名】		【英文别名】	facial dysmorphism, immunodeficiency, livedo, and short stature
【中文别名 2】		【英文别名 2】	
【中文别名 3】		【英文别名 3】	
【OMIM】	615139	【英文缩写】	FILS
		【英文缩写 2】	
		【英文缩写 3】	
【好发年龄】	婴儿期		
【遗传方式】	常染色体隐性遗传		
【病因】	POLE1（neuroblastoma amplified sequence）基因编码 DNA 聚合酶的催化亚基，该催化亚基参与 DNA 复制和修复，POLE1 基因突变可引起矮小，免疫缺陷等情况，导致 FILS 综合征		
【基因定位】	POLE1 基因（12q24.33）		
【临床表现】	患者常有身材矮小、大头畸形、宽前额、反复呼吸道感染、骨痛、骨骼发育不良、皮肤青斑、免疫缺陷、低免疫球蛋白血症等症状		
【特征表现】	1. 矮小 2. 大头畸形 3. 宽前额 4. 呼吸道感染 5. 骨痛 6. 皮肤青斑 7. 免疫缺陷 8. 低免疫球蛋白血症 9. 肌张力低		

【综合征中文名】	Floating-Harbor 综合征	【英文全名】	Floating-Harbor syndrome
【中文别名】		【英文别名】	
【中文别名2】		【英文别名2】	
【中文别名3】		【英文别名3】	
【OMIM】	136140	【英文缩写】	FLHS
		【英文缩写2】	
		【英文缩写3】	
【好发年龄】	婴儿期		
【遗传方式】	常染色体显性遗传		
【病因】	SRCAP（SNF2-related CREBBP activator protein）基因编码 SNF2 蛋白，可激活 CREB 结合蛋白，调节细胞生长分裂和正常发育。基因突变可以导致矮小和骨骼畸形		
【基因定位】	SRCAP 基因（*16p11.2*）		
【临床表现】	患者表现为身材矮小、三角脸、耳聋、长睫毛、眼窝深陷、远视、斜视、宽鼻、短颈、发迹低、房间隔缺损、主动脉缩窄、脐疝、乳糜泻、尿道下裂、隐睾、附睾囊肿、肾积水、肾钙化、关节松弛、智力低下		
【特征表现】	1. 矮小 2. 三角脸 3. 耳聋 4. 长睫毛 5. 眼窝深陷 6. 远视 7. 斜视 8. 宽鼻 9. 短颈 10. 发迹低 11. 房间隔缺损	12. 主动脉瓣狭窄 13. 脐疝 14. 腹泻 15. 尿道下裂 16. 隐睾症 17. 附睾囊肿 18. 肾积水 19. 肾钙化 20. 关节松弛 21. 智力低下	

【综合征中文名】	Frasier 综合征	【英文全名】	Frasier syndrome
【中文别名】		【英文别名】	
【中文别名 2】		【英文别名 2】	
【中文别名 3】		【英文别名 3】	
【OMIM】	136680	【英文缩写】	FS
		【英文缩写 2】	
		【英文缩写 3】	
【好发年龄】	多 2~6 岁起病，10~20 岁进展至肾衰		
【遗传方式】	常染色体显性遗传		
【病因】	WT1（Wilms tumor 1）基因可以调节其他靶基因的转录，并且参与了 RNA 转录后过程。在胚胎发育时期，WT1 表达在肾脏、脾脏、性腺、腹腔的间皮细胞等组织中，所以该基因突变可以导致以肾脏和泌尿生殖系统异常为主的各种表现。WT1 基因突变可以导致 Frasier 综合征、Denys-Drash 综合征、WAGR 综合征和先天性无虹膜症。Frasier 综合征多由 WT1 剪切突变引起		
【基因定位】	WT1 基因（*11p13*）		
【临床表现】	患者表现为缓慢进展的肾病，其病理主要为局灶节段性肾小球硬化，多 2~6 岁起病，10~20 岁进展至肾衰，但患者几乎不发生 Wilms 肿瘤		
【特征表现】	1. 肾小球肾炎 2. 男性假两性畸形 3. 高血压 4. 性腺肿瘤 5. 两性畸形		

【综合征中文名】	Friedreich 共济失调 1 型	【英文全名】	Friedreich ataxia 1
【中文别名】		【英文别名】	
【中文别名 2】		【英文别名 2】	
【中文别名 3】		【英文别名 3】	
【OMIM】	229300	【英文缩写】	FRDA1
		【英文缩写 2】	
		【英文缩写 3】	
【好发年龄】	前青春期		
【遗传方式】	常染色体隐性遗传		
【病因】	FXN（frataxin）基因编码 frataxin 蛋白，该蛋白表达于心脏、脊髓、肝脏、胰腺、骨骼肌等组织的线粒体中，但具体功能不详，可能直接影响线粒体的能量代谢和氧化磷酸化作用，也可能调节线粒体铁的转运。正常人体中 FXN 基因 1 号内含子上的 GAA 重复序列次数一般小于 32 次，患者体内重复次数为 66~1700 次，这可能会形成异常三股 DNA 结构，干扰了 FXN 基因的转录，致使体内 frataxin 蛋白缺失引起 Friedreich 共济失调症 1 型		
【基因定位】	FXN 基因（9q21.11）		
【临床表现】	患者主要有神经系统表现，表现为言语不清和肢体活动不灵活。言语不清表现为构音障碍，反应迟钝；肢体活动不灵活以双下肢为主，步态不稳，易摔倒，其他还有发作性肢体抽搐，胸背部畸形，四肢腱反射消失，深感觉显著减退。此外，患者还可有糖尿病和肥厚性心肌病		
【特征表现】	1. 糖尿病 2. 脊柱侧弯 3. 癫痫 4. 构音障碍 5. 肥厚型心肌病		

【综合征中文名】	Friedreich 共济失调 2 型	【英文全名】	Friedreich ataxia 2
【中文别名】		【英文别名】	
【中文别名 2】		【英文别名 2】	
【中文别名 3】		【英文别名 3】	
【OMIM】	601992	【英文缩写】 【英文缩写 2】 【英文缩写 3】	FRDA2
【好发年龄】	青春期前		
【遗传方式】	常染色体隐性遗传		
【病因】	不详		
【基因定位】	定位于 9p23～p11		
【临床表现】	患者主要有神经系统表现，表现为共济失调、构音障碍、眼球震颤，腱反射受损，四肢腱反射消失，深感觉显著减退，此外，还可有糖尿病和肥厚性心肌病		
【特征表现】	1. 糖尿病 2. 脊柱侧弯 3. 癫痫 4. 构音障碍 5. 肥厚型心肌病		

【综合征中文名】	Friedreich 共济失调和先天性青光眼	【英文全名】	Friedreich ataxia and congenital glaucoma
【中文别名】		【英文别名】	
【中文别名2】		【英文别名2】	
【中文别名3】		【英文别名3】	
【OMIM】	229310	【英文缩写】【英文缩写2】【英文缩写3】	
【好发年龄】	青春期前		
【遗传方式】	常染色体隐性遗传		
【病因】	不详		
【基因定位】	不详		
【临床表现】	患者主要有神经系统表现，表现为共济失调、构音障碍、眼球震颤，腱反射受损，四肢腱反射消失，深感觉显著减退；眼部可表现为先天性青光眼；此外，还可有糖尿病和肥厚性心肌病		
【特征表现】	1. 糖尿病 2. 脊柱侧弯 3. 癫痫 4. 构音障碍 5. 肥厚型心肌病 6. 青光眼		

【综合征中文名】	Galen 静脉畸形	【英文全名】	venous malformation of the vein of Galen
【中文别名】		【英文别名】	
【中文别名2】		【英文别名2】	
【中文别名3】		【英文别名3】	
【OMIM】		【英文缩写】 【英文缩写2】 【英文缩写3】	VGAM
【好发年龄】	2 岁以下		
【遗传方式】	不详		
【病因】	该畸形为颅内血管发育畸形。本病可由先天性动静脉短路，使动脉血直接冲击盖伦静脉（vein of Galen）；或后天性因素使硬膜静脉窦（直窦）狭窄、闭塞、缺如，造成流出道梗阻，使其呈瘤样扩张，这可导致颅内静脉高压，引起脑脊液循环和吸收障碍而产生脑积水、颅内压增高等一系列症状		
【基因定位】	不详		
【临床表现】	患者可有头围增大，囟门张力高，颅内压增高，肺动脉高压，充血性心衰，智力发育障碍，头部听诊血管杂音，此外，患者还可有生长发育迟缓，身材矮小		
【特征表现】	1. 颅内压增高 2. 智力低下 3. 矮小		

【综合征中文名】	Gitelman 综合征	【英文全名】	Gitelman syndrome
【中文别名】		【英文别名】	hypomagnesemia-hypokalemia, primary renotubular, with hypocalciuria
【中文别名 2】		【英文别名 2】	Potassium and magnesium depletion
【中文别名 3】		【英文别名 3】	
【OMIM】	263800	【英文缩写】 【英文缩写 2】 【英文缩写 3】	GS
【好发年龄】	儿童或青少年		
【遗传方式】	常染色体隐性遗传		
【病因】	SLC12A3【solute carrier family 12（sodium/chloride transporter），member 3】基因编码肾脏远端小管和集合管噻类敏感的转运体（NCC）。NCC 蛋白是肾脏重吸收的盐（氯化钠）的重要蛋白，它可重吸收钠，增加体液容量，升高血压。SLC12A3 基因突变，可引起 NCC 蛋白表达异常，引起肾脏排钠、钾增多，导致 Gitelman 综合征		
【基因定位】	SLC12A3 基因（16q13）		
【临床表现】	临床表现常轻于 Bartter 综合征，可有痛性肌肉痉挛，肌肉无力，面部皮肤感觉异常，乏力和关节痛（关节钙沉着）；患者可有心律失常风险较高并有生长发育迟缓；化验检查可提示：低钾血症、低镁血症、代谢性碱中毒、肾素-血管紧张素-醛固酮水平升高		
【特征表现】	1. 低钾血症 2. 代谢性碱中毒 3. 乏力 4. 肌痛 5. 软瘫 6. 低镁血症 7. 低尿钙症		

【综合征中文名】	Greenberg 发育不良	【英文全名】	Greenberg dysplasia
【中文别名】	积液、异位钙化和虫蛀性骨骼发育不良	【英文别名】	Hydrops-ectopic calcification-moth-eaten skeletal dysplasia
【中文别名2】		【英文别名2】	Hem skeletal dysplasia
【中文别名3】		【英文别名3】	Moth-eaten skeletal dysplasia
【OMIM】	215140	【英文缩写】 【英文缩写2】 【英文缩写3】	GRBGD
【好发年龄】	婴儿期		
【遗传方式】	常染色体隐性遗传		
【病因】	LBR（lamin B receptor）基因编码核纤层蛋白 B（lamin B）受体。这个蛋白的一个部分，是羟甲基戊二酰辅酶 A 还原酶（HMG-CoA reductase）区域，对胆固醇的合成非常重要。胆固醇对正常胚胎发育有重要作用，也是细胞膜重要组成部分，并是类固醇激素的原料。LBR 基因突变使细胞不能正常合成胆固醇，不能维持正常细胞结构，可导致 Greenberg 发育不良		
【基因定位】	LBR 基因（*1q42.12*）		
【临床表现】	患者可有外形畸形，表现为大头、小颌、耳位低；骨骼不能正常发育、虫蛀样骨。此外骨骼有异位钙化。患者手足短小，椎体扁平，肋骨短小，且有多指畸形。患者还可有胎儿水肿、侏儒、脐膨出、肠畸形，常导致死胎、死产		
【特征表现】	1. 异位钙化 2. 虫蛀性骨骼发育不良 3. 胎儿水肿 4. 矮小 5. 脐疝	6. 肠畸形 7. 多指（趾）畸形 8. 大头畸形 9. 小下颌 10. 低耳位	

【综合征中文名】	Hajdu-Cheney 综合征	【英文全名】	Hajdu-Cheney syndrome
【中文别名】		【英文别名】	acroosteolysis with osteoporosis and changes in skull and mandible
【中文别名 2】		【英文别名 2】	Cheney syndrome
【中文别名 3】		【英文别名 3】	arthrodentoosteodysplasia
【OMIM】	102500	【英文缩写】	HJCYS
		【英文缩写 2】	
		【英文缩写 3】	
【好发年龄】	儿童期		
【遗传方式】	常染色体显性遗传		
【病因】	Notch 2 基因编码一个跨膜蛋白。该蛋白功能主要是和配体结合并激活 Notch。Notch 2 受体在 Notch 信号转导过程中发挥着极其重要的功能，可能参与了血管、肾和肝脏发育的等重要病理生理过程。已证实哺乳动物大多数组织都有此基因的表达，对心脏、肝脏、骨骼、眼睛和面部等组织器官的生长发育起着很重要的调节作用，Notch 2 基因突变后可导致 Alagille 综合征 2 型和 Hajdu-Cheney 综合征		
【基因定位】	NOTCH2 基因（*1p13~p11*）		
【临床表现】	Hajdu-Cheney 综合征的临床表现包括一般特征和特殊面容。一般特征包括身材矮小、假性杵状指、关节松弛、驼背、传导性耳聋和语言障碍；特殊面容包括前额凸出、鼻翼增宽、鼻孔外翻、下颌小、浓眉、头发粗硬、耳郭大且位置低、齿槽萎缩变浅和恒牙早脱等。这些表现具有特征性但并不能作为其诊断依据。该病决定性的诊断主要是两个放射学特征：一个是不同程度的指、趾末端肢端溶骨；另一个是增宽的颅缝，尤其是拥有多块缝间骨的人字缝。本病还可表现为弥漫性的骨质疏松。部分患者可合并心脏结构异常（包括持续动脉导管未闭和室间隔缺损）和多囊肾		
【特征表现】	1. 矮小 2. 杵状指 3. 耳聋 4. 前额突出 5. 宽鼻 6. 小下颌 7. 低耳位 8. 龋齿	9. 肢端骨溶解 10. 缝间骨 11. 骨质疏松 12. 骨折 13. 骨畸形 14. 颜面畸形 15. 短指（趾）	

【综合征中文名】	Hartsfield 综合征	【英文全名】	Hartsfield syndrome
【中文别名】		【英文别名】	Holoprosencephaly, ectrodactyly, and bilateral cleft lip/palate
【中文别名 2】		【英文别名 2】	
【中文别名 3】		【英文别名 3】	
【OMIM】	615926	【英文缩写】 【英文缩写 2】 【英文缩写 3】	WEDAS
【好发年龄】	婴儿期		
【遗传方式】	常染色体显性遗传		
【病因】	\multicolumn{3}{l}{FGFR1（fibroblast growth factor receptor-1）基因编码纤维母细胞生长因子受体，在骨骼肌，内耳和前脑前段表达。该蛋白是成纤维细胞生长因子（fibroblast growth factor，FGF）配体的 4 个受体之一。在硫酸肝素糖蛋白（Human heparin sulphate protoglycans，HSPG）存在的情况下，FGF 与 FGFR1 紧密结合形成 FGF-FGFR 复合体，可使酪氨酸激酶细胞内结构域自动磷酸化，激活下游信号通路。FGFR 1 基因突变可导致 Jackson-Weiss 综合征、Hartsfield 综合征、Pfeiffer 综合征和低促性腺激素性性腺功能减退 2 型伴或不伴嗅觉丧失症等疾病}
【基因定位】	\multicolumn{3}{l}{FGFR1 基因（*8p11*）}
【临床表现】	\multicolumn{3}{l}{患者表现身材矮小，小头畸形，低耳位，内眦赘皮，宽鼻子，唇裂，腭裂，小阴茎，尿道下裂，隐睾，额叶发育不全，并指畸形，智力低下，肌张力低下，精神运动发育迟滞，低促性腺激素性性腺功能减退，中枢性尿崩症，高钠血症}
【特征表现】	\multicolumn{3}{l}{1. 矮小　　　　　　　　　　　　10. 并指 2. 小头畸形　　　　　　　　　　11. 智力低下 3. 低耳位　　　　　　　　　　　12. 肌张力低 4. 内眦赘皮　　　　　　　　　　13. 精神运动性迟滞 5. 宽鼻　　　　　　　　　　　　14. 低促性腺激素性性腺功能减 6. 唇裂、腭裂　　　　　　　　　　　退症 7. 小阴茎　　　　　　　　　　　15. 中枢性尿崩症 8. 尿道下裂　　　　　　　　　　16. 高钠血症 9. 隐睾症}

【综合征中文名】	HUPRA 综合征	【英文全名】	Hyperuricemia, pulmonary hypertension, renal failure, and alkalosis
【中文别名】	高尿酸血症，肺动脉高压，肾功能衰竭，和碱中毒	【英文别名】	Hupra syndrome
【中文别名 2】		【英文别名 2】	
【中文别名 3】		【英文别名 3】	
【OMIM】	613845	【英文缩写】	HUPRA
		【英文缩写 2】	
		【英文缩写 3】	
【好发年龄】	婴儿期		
【遗传方式】	常染色体隐性遗传		
【病因】	SARS2（seryl-tRNA synthetase 2，mitochondrial）基因编码线粒体内丝氨酰 tRNA 合成酶的前体。该酶能催化线粒体内丝氨酰 tRNA 的合成。SARS2 基因突变后可表现为高尿酸血症、肺动脉高压、肾功能衰竭和电解质酸碱平衡紊乱，导致 HUPRA 综合征		
【基因定位】	SARS2 基因（19q13.2）		
【临床表现】	患者身材矮小，有原发性肺动脉高压，呼吸困难，食欲减退，肾功能衰竭，肌张力降低，低氯性代谢性碱中毒，糖尿病，贫血、白细胞减少症、血小板减少症，化验检查提示高尿酸血症、蛋白尿、低钠血症、低镁血症、高乳酸血症		
【特征表现】	1. 低钠血症 2. 乏力 3. 食欲不振 4. 恶心、呕吐 5. 头痛 6. 骨折 7. 癫痫 8. 矮小 9. 肺动脉高压 10. 呼吸困难 11. 肾功能不全	12. 肌张力低 13. 低氯性代谢性碱中毒 14. 糖尿病 15. 贫血 16. 白细胞减少 17. 血小板减少 18. 高尿酸血症 19. 蛋白尿 20. 低镁血症 21. 高乳酸血症	

【综合征中文名】	Jackson-Weiss 综合征	【英文全名】	Jackson-Weiss syndrome
【中文别名】		【英文别名】	craniosynostosis, midfacial hypoplasia, and foot abnormalities
【中文别名 2】		【英文别名 2】	
【中文别名 3】		【英文别名 3】	
【OMIM】	123150	【英文缩写】	JWS
		【英文缩写 2】	
		【英文缩写 3】	
【好发年龄】	婴儿期		
【遗传方式】	常染色体显性遗传		
【病因】	FGFR1（fibroblast growth factor receptor 1）基因编码成纤维细胞生长因子受体 1。FGFR2（fibroblast growth factor receptor 2）基因编码成纤维细胞生长因子受体 2。成纤维生长因子受体是膜蛋白，能调控细胞分化、细胞生长、成熟，血管生成，创伤愈合和胚胎发育，能帮助细胞适应环境变化，接收信号。当成纤维生长因子和该蛋白结合，对骨生长，特别胚胎发育起重要作用。FGFR 1 基因突变可导致 Jackson-Weiss 综合征、Hartsfield 综合征、Pfeiffer 综合征和低促性腺激素性性腺功能减退 2 型伴或不伴嗅觉丧失症		
【基因定位】	FGFR1 基因（*8p11. 23~p11. 22*），FGFR2 基因（*10q26. 13*）		
【临床表现】	患者常表现颅缝过早闭合，颅腔狭小（短头、舟状头或三角头），眼距宽，拇趾弯曲并远离其他趾，短（指）趾，并指畸形		
【特征表现】	1. 突眼 2. 小头畸形 3. 宽眼距 4. 短指（趾） 5. 并指		

【综合征中文名】	Jansen 干骺端发育不良	【英文全名】	Metaphyseal chondrodysplasia, Jansen type
【中文别名】		【英文别名】	Metaphyseal chondrodysplasia, murk Jansen type
【中文别名 2】		【英文别名 2】	
【中文别名 3】		【英文别名 3】	
【OMIM】	156400	【英文缩写】	JMC
		【英文缩写 2】	
		【英文缩写 3】	
【好发年龄】	儿童期		
【遗传方式】	常染色体显性遗传		
【病因】	PTH1R（parathyroid hormone 1 receptor）基因编码甲状旁腺激素 1 受体。该受体是 PTH 和 PTHrp 的受体。PTH 是钙磷代谢过程中非常重要的激素，过量可引起高钙血症和骨吸收。PTH1R 基因激活性突变，可导致 Jansen 干骺端发育不良。		
【基因定位】	PTH1R 基因（*3p21*）		
【临床表现】	患者有极端身材矮小、先天性指（趾）侧弯、短弓形肢体、颚突出、眼距宽、干骺端佝偻病、小下颌、骨质疏松、牙齿异常、耳聋、肾脏钙化等表现。化验检查有高钙血症和低磷血症，PTH 水平正常或者偏低		
【特征表现】	1. 矮小 2. 指侧弯 3. 短弓形肢体 4. 颚突出 5. 高钙血症 6. 低磷血症 7. 小下颌 8. 宽眼距	9. 佝偻病 10. 骨畸形 11. 颜面畸形 12. 耳聋 13. 肾结石 14. 牙齿异常 15. 骨质疏松	

【综合征中文名】	KBG 综合征	【英文全名】	KBG syndrome
【中文别名】		【英文别名】	Macrodontia, mental retardation, characteristic facies, shortstature, and skeletal anomalies
【中文别名 2】		【英文别名 2】	
【中文别名 3】		【英文别名 3】	
【OMIM】	148050	【英文缩写】 【英文缩写 2】 【英文缩写 3】	KBGS
【好发年龄】	婴儿期		
【遗传方式】	常染色体显性遗传		
【病因】	ANKRD11 (ankyrin repeat domain 11) 基因编码相关蛋白，对类固醇激素与核受体结合起作用。ANKRD11 基因突变引起的过度表达可以抑制盐皮质激素、雄激素、孕激素和糖皮质激素等类固醇激素与核受体结合，从而导致 KBG 综合征		
【基因定位】	ANKRD11 基因 (16q24.3)		
【临床表现】	患者有身材矮小、小头畸形、三角脸、大耳、眼距增宽、鼻孔前倾、牙齿发育不全、隐睾、脊柱侧弯、短指、并指、浓眉、智力低下等临床表现		
【特征表现】	1. 矮小 2. 小头畸形 3. 三角脸 4. 大耳 5. 宽眼距 6. 鼻孔前倾 7. 牙齿发育不良	8. 隐睾症 9. 脊柱侧弯 10. 短指 (趾) 11. 并指 12. 浓眉 13. 智力低下	

【综合征中文名】	Kearns-Sayre 综合征	【英文全名】	Kearns-Sayre syndrome
【中文别名】	克塞综合征	【英文别名】	ophthalmoplegia, pigmentary degeneration of retina, and cardiomyopathy
【中文别名2】		【英文别名2】	oculocraniosomatic syndrome
【中文别名3】		【英文别名3】	ophthalmoplegia-plus syndrome
【OMIM】	530000	【英文缩写】 【英文缩写2】 【英文缩写3】	KSS
【好发年龄】	儿童期		
【遗传方式】	母系遗传		
【病因】	线粒体 DNA（mtDNA）位于一个单一的环状 DNA 分子上，为母系遗传。线粒体能为细胞产生能量。线粒体 DNA 发生缺失或者点突变，不能编码线粒体在氧化过程中所必需的酶或载体，糖原和脂肪酸等原料不能进入线粒体或不能被充分利用，不能产生足够 ATP 而导致能量代谢障碍		
【基因定位】	线粒体 DNA（mtRNA）		
【临床表现】	本病为线粒体脑肌病的一类。三主征（眼外肌麻痹、视网膜色素变性及心脏传导功能异常）都具备为完全性 KSS，眼外肌麻痹合并另两个症状之一者为不完全型 KSS。其中，眼外肌麻痹表现为慢性眼球运动减少、眼睑下垂、进行性视力下降，也可有夜盲症、白内障和色素性视网膜炎；心脏传导功能异常表现为心脏的传导阻滞；此外，患者还可有脑脊液蛋白升高和智力低下等中枢神经系统受累表现；本病还可能累及多系统，可合并糖尿病、垂体功能减退、身材矮小、甲状腺功能减退和甲状旁腺功能减退、肾上腺功能减退、低促性腺性性腺功能减退、白内障、近端肾小管酸中毒		
【特征表现】	1. 眼肌麻痹 2. 色素性视网膜炎 3. 心脏传导阻滞 4. 糖尿病 5. 垂体功能减退 6. 甲状旁腺功能减退症		7. 肾上腺皮质功能减退症 8. 性腺功能减退 9. 矮小 10. 耳聋 11. 白内障 12. 肾小管酸中毒

【综合征中文名】	Kenny-Caffey 综合征 1 型	【英文全名】	Kenny-Caffey syndrome，type 1
【中文别名】		【英文别名】	Kenny-Caffey syndrome，autosomal recessive
【中文别名 2】		【英文别名 2】	
【中文别名 3】		【英文别名 3】	
【OMIM】	244460	【英文缩写】	KCS1
		【英文缩写 2】	
		【英文缩写 3】	
【好发年龄】	婴儿期		
【遗传方式】	常染色体隐性遗传		
【病因】	TBCE（tubulin folding cofactor E）基因编码 α 和 β 微管蛋白异二聚体形成所需的分子伴侣。细胞微管主要存在于细胞质中，是细胞纺锤体、真核细胞纤毛、中心体等细胞器的组成成分，由分子量各约为 55 kd 的 α 微管蛋白和 β 微管蛋白组成。TBCE 基因突变可引起微管形成障碍，导致 Kenny-Caffey 综合征 1 型		
【基因定位】	TBCE 基因（1q42.3）		
【临床表现】	患者出生时常常低出生体重，儿童期严重身材矮小、生长发育迟缓，智力正常，长骨细小，骨髓腔狭窄，长骨皮质增厚；甲状旁腺功能减退症，低钙血症并可伴有低钙惊厥，高磷血症；眼肌麻痹，前囟关闭延迟，眼肌麻痹，小眼球，角膜混浊，近视和（或）远视，视神经萎缩，黄斑混浊，视乳头水肿，角膜和视网膜钙沉积，视网膜血管迂曲。和 Kenny-Caffey 综合征 2 型相比，患者的骨皮质较薄，且有肋骨狭窄		
【特征表现】	1. 矮小 2. 低出生体重儿 3. 小于胎龄儿 4. 长骨短小 5. 低钙血症 6. 高磷血症 7. 眼肌麻痹	8. 骨髓腔狭窄 9. 前囟关闭延迟 10. 视力下降 11. 异位钙化 12. 骨畸形 13. 小眼	

【综合征中文名】	Kenny-Caffey 综合征 2 型	【英文全名】	Kenny-Caffey syndrome，type 2
【中文别名】		【英文别名】	Dwarfism，cortical thickening of tubular bones，and transient hypocalcemia
【中文别名 2】		【英文别名 2】	Kenny syndrome
【中文别名 3】		【英文别名 3】	
【OMIM】	127000	【英文缩写】	KCS2
		【英文缩写 2】	
		【英文缩写 3】	
【好发年龄】	儿童期		
【遗传方式】	常染色体显性遗传		
【病因】	不详		
【基因定位】	FAM111A 基因（*11q12*）		
【临床表现】	患者低出生体重，出生后严重身材矮小；可有骨骼异常表现，管状骨皮质增厚和骨髓腔狭窄；颜面畸形表现，前囟关闭延迟，大头畸形，前额突出，眼肌麻痹，小眼球，角膜混浊，近视/远视，先天性白内障，视神经萎缩，黄斑混浊，视乳头水肿，角膜和视网膜钙沉积，视网膜血管迂曲和低钙血症、甲状旁腺功能减退症。和 Kenny-Caffey 综合征 1 型相比，2 型患者骨皮质较厚，且无肋骨等部位的狭窄		
【特征表现】	1. 矮小 2. 骨髓腔狭窄 3. 前囟关闭延迟 4. 低钙血症 5. 小眼 6. 大头畸形 7. 低出生体重儿 8. 小于胎龄儿	9. 角膜混浊 10. 视乳头水肿 11. 异位钙化 12. 骨畸形 13. 眼肌麻痹 14. 视力下降 15. 高磷血症	

【综合征中文名】	Klinefelter 综合征	【英文全名】	Klinefelter syndrome
【中文别名】	XXY 染色体综合征	【英文别名】	XXY syndrome
【中文别名2】	精输管萎缩征	【英文别名2】	Seminiferous tubule dysgenesis
【中文别名3】	男子女性综合征	【英文别名3】	Gynecomastia-aspermatogenesis syndrome
【OMIM】		【英文缩写】	KS
		【英文缩写2】	
		【英文缩写3】	
【好发年龄】	因其表现，可在各年龄段确诊		
【遗传方式】	染色体病		
【病因】	染色体数量或结构变异，导致男性至少有两个 X 染色体和一个 Y 染色体，变异体也可能有多余的 X 和 Y 染色体。本病染色体核型最常见的核型是 47，XXY。推测该病发病机制为：卵子或精子发生减数分裂时不分离，或者早期胚胎细胞或受精卵在有丝分裂时染色体不分离，从而导致胎儿多出一条 X 染色体		
【基因定位】	染色体病		
【临床表现】	临床表现为男性高促性腺激素性性腺功能减退，男性乳腺发育，小睾丸，不育；外形可有毛发减少，身材高大；且可有学习能力、语言能力的损害和精神异常；本病可伴发肥胖、糖尿病、肺部疾患及静脉曲张		
【特征表现】	1. 高促性腺性性腺功能减退 2. 男性乳腺发育 3. 小睾丸 4. 体毛减少 5. 身材高大 6. 不育	7. 智力低下 8. 糖尿病 9. 肥胖 10. 骨质疏松 11. 精神异常	

【综合征中文名】	Kozlowski 型脊椎干骺端发育不良	【英文全名】	spondylometaphyseal dysplasia, Kozlowski type
【中文别名】		【英文别名】	
【中文别名 2】		【英文别名 2】	
【中文别名 3】		【英文别名 3】	
【OMIM】	184252	【英文缩写】	SMDK
		【英文缩写 2】	
		【英文缩写 3】	
【好发年龄】	婴儿期		
【遗传方式】	常染色体显性遗传		
【病因】	TRPV4（transient receptor potential cation channel, subfamily V, member 4）基因表达瞬时感受器电位亚型 4。TRPV4 通道是瞬时感受器电位离子通道家族香草素受体亚家族成员，属非选择性阳离子通道，对钙离子具有适中通透性，可被生物体内外环境中机械力、热、低渗、剪切力、佛波醇酯衍生物等多种理化刺激所激活，对机体许多生理功能的正常完成具有重要意义。该基因突变可导致 Kozlowski 型脊椎干骺端发育不良和 Charcot-Marie-Tooth 病 2C 型		
【基因定位】	TRPV4 基因（*12q24.1*）		
【临床表现】	本病表现为躯干短小以及长骨与椎体干骺端异常。患者短颈、鸡胸、进展性脊柱后凸、蝶骨发育不良、髂骨偶尔表现为外展状、佝偻病样四肢弯曲畸形、干骺端发育异常。X 线特征为椎体扁平呈楔形，干骺端发育异常，骨龄滞后		
【特征表现】	1. 矮小 2. 短颈 3. 鸡胸 4. 骨畸形 5. 干骺端异常 6. 脊柱后凸 7. 扁平椎骨		

【综合征中文名】	Langer 肢中段骨发育不良	【英文全名】	Langer mesomelic dysplasia
【中文别名】	Langer 肢中段骨侏儒	【英文别名】	dyschondrosteosis，homozygous
【中文别名 2】		【英文别名 2】	mesomelic dwarfism of the hypo-plastic ulna，fibula，and mandible type
【中文别名 3】		【英文别名 3】	
【OMIM】	249700	【英文缩写】	LMD
		【英文缩写 2】	
		【英文缩写 3】	
【好发年龄】	儿童期		
【遗传方式】	常染色体隐性遗传		
【病因】	SHOX（short stature homeobox）基因定位于 X/Y 染色体的拟常染色体区域，剪接编码 SHOXa 和 SHOXb 蛋白，调节软骨发育信号传导途径相关信号分子的表达，调控其他软骨发育相关基因表达。这两种蛋白在多种器官组织中均有表达，SHOXa 广泛表达于人体骨骼肌、胎盘、胰腺、心脏和骨髓成纤维细胞等多种组织。SHOXb 表达于胚胎肾、骨骼肌、并高表达于骨髓成纤维细胞。SHOX 基因突变或缺陷致相关蛋白表达量不足，可引起软骨细胞增殖、分化紊乱，失去生长板增殖层和终末期细胞凋亡间的平衡，导致 Langer 肢中段骨发育不良和 Leri-Weill 软骨骨生成障碍综合征		
【基因定位】	SHOX 基因（Xp22.33，Yp11.3）		
【临床表现】	患者表现为身材矮小，可有异常缩短的长骨，尺骨、桡骨发育不全或缺如，胫骨和桡骨也很短小。患者还可能有马德隆畸形（Madelung's deformity），表现为腕部局部畸形，桡骨短并向掌侧呈弓形弯曲，远端关节面向掌侧和尺侧倾斜，尺骨远端较长并向桡骨背侧和远端突出。腰椎前突，可引起局部疼痛和腕部活动受限。有些患者可有下颌发育不全		
【特征表现】	1. 矮小 2. 马德隆畸形 3. 长骨短小 4. 小下颌 5. 脊柱侧弯 6. 骨畸形		

【综合征中文名】	Laron 综合征	【英文全名】	Laron syndrome
【中文别名】	生长激素不敏感综合征	【英文别名】	owth hormone insensitivity syndrome
【中文别名2】	垂体性侏儒症Ⅱ型	【英文别名2】	pituitary dwarfism Ⅱ
【中文别名3】		【英文全名】	growth hormone receptor deficiency
【OMIM】	262500	【英文缩写】 【英文缩写2】 【英文缩写3】	
【好发年龄】	新生儿期		
【遗传方式】	常染色体隐性遗传		
【病因】	GHR（growth hormone receptor）基因表达生长激素受体，生长激素能使肝脏分泌胰岛素样生长因素1（IGF-1），促进骨骼生长。GHR 胞外区经酶切后形成的片段释放入血循环中，为生长激素结合蛋白（GH-BP），GHBP 可与血循环中生长激素结合，延长生长激素的半衰期。该基因胞外区突变，可影响 GHBP 的生成；跨膜区和胞质内的突变，可影响 GHR 二聚化和胞内信号传导，这些都可引起生长激素作用的减弱，从而导致 Laron 综合征		
【基因定位】	GHR 基因（$5p13 \sim p12$）		
【临床表现】	患者表现为生后严重的身材矮小、生长迟缓、骨龄落后，有些患者还可有体型肥胖，蓝色巩膜，低血糖症，查血生长激素升高，但胰岛素样生长因子常降低		
【特征表现】	1. 矮小 2. 智力低下 3. 低血糖症 4. 肥胖 5. 蓝巩膜		

【综合征中文名】	Leri-Weill 软骨骨生成障碍综合征	【英文全名】	Leri-Weill dyschondrosteosis
【中文别名】		【英文别名】	dyschondrosteosis
【中文别名2】		【英文别名2】	
【中文别名3】		【英文别名3】	
【OMIM】	127300	【英文缩写】	LWD
		【英文缩写2】	DCO
		【英文缩写3】	
【好发年龄】	儿童期		
【遗传方式】	拟常染色体显性遗传		
【病因】	SHOX（short stature homeobox）基因定位于 X/Y 染色体的拟常染色体区域，剪接编码 SHOXa 和 SHOXb 蛋白。这两种蛋白在多种器官组织中均有表达，SHOXa 广泛表达于人体骨骼肌、胎盘、胰腺、心脏和骨髓成纤维细胞等多种组织。SHOXb 表达于胚胎肾、骨骼肌，并高表达于骨髓成纤维细胞。作为一种转录因子，SHOX 基因编码核内蛋白，调节软骨发育信号传导途径相关信号分子的表达，调控其他软骨发育相关基因表达。其基因突变或缺陷导致相关蛋白表达量不足，可引起软骨细胞增殖、分化紊乱，失去生长板增殖层和终末期细胞凋亡间的平衡，最终导致软骨骨生成障碍。SHOX 基因突变能导致 Langer 肢体中段骨发育不良和 Leri-Weill 软骨骨生成障碍综合征		
【基因定位】	SHOX 基因（Xp22.33，Yp11.3）		
【临床表现】	患者可有马德隆畸形（Madelung's deformity），可引起局部疼痛和腕部活动受限，表现为桡骨粗短弯曲，腕骨角减小，尺骨发育不全，尺骨和桡骨距离过大，尺桡骨远端相对侧骨骺及干骺端发育差，远端关节面向掌、尺侧倾斜，桡骨远端关节面尺侧倾斜导致腕骨尺侧移位，远侧尺桡关节脱位等症状。除马德隆畸形外，本病还有长骨的缩短，身材特别矮小，胫骨及腓骨短小，小腿短小，高腭弓等表现		
【特征表现】	1. 矮小 2. 马德隆畸形 3. 骨畸形 4. 高腭弓 5. 脊柱侧弯		

【综合征中文名】	Leydig 细胞发育不全 1 型	【英文全名】	Leydig cell hypoplasia, type I
【中文别名】		【英文别名】	Leydig cell hypoplasia with male pseudohermaphroditism
【中文别名 2】		【英文别名 2】	Leydig cell hypoplasia, complete
【中文别名 3】		【英文别名 3】	Leydig cell agenesis
【OMIM】	238320	【英文缩写】 【英文缩写 2】 【英文缩写 3】	LCH1
【好发年龄】	青春期前后		
【遗传方式】	常染色体隐性遗传		
【病因】	LHCGR（luteinizing hormone/choriogonadotropin receptor）基因编码 LH/hCG 受体。促黄体激素（luteinizing hormone, LH）能作用于睾丸的间质细胞促进其分泌雄性激素。LHCGR 基因突变，可引起 LH/hCG 受体功能失去，使性发育异常，导致 Leydig 细胞发育不全 1 型		
【基因定位】	LHCGR 基因（2p16.3）		
【临床表现】	男性患者外生殖器表现为两性畸形，小阴茎、尿道下裂、阴囊对裂、低睾酮、高 LH，对 LH/hCG 完全无应答，青春期时，可有男性第二性征发育缺失。女性患者表现为高促性腺激素性性腺功能低下，原发性闭经；缺乏青春期第二性征的发育。轻症为 1 型，重症为 2 型		
【特征表现】	1. 两性畸形 2. 青春发育延迟 3. 原发闭经 4. 男性假两性畸形 5. 小阴茎 6. 尿道下裂 7. 性幼稚		

【综合征中文名】	Liddle 综合征	【英文全名】	Liddle syndrome
【中文别名】	假性醛固酮增多症	【英文别名】	pseudoaldosteronism
【中文别名 2】		【英文别名 2】	
【中文别名 3】		【英文别名 3】	
【OMIM】	177200	【英文缩写】 【英文缩写 2】 【英文缩写 3】	
【好发年龄】	10~59 岁		
【遗传方式】	常染色体显性遗传		
【病因】	SCNN1B（sodium channel, non-voltage-gated 1, beta subunit）基因和 SCNN1G（sodium channel, non-voltage-gated 1, gamma subunit）基因表达肾小管对阿米洛利敏感的钠通道（ENaC）β 或 γ 亚单位。Liddle 综合征是由 ENaC 亚单位激活突变所致。ENaC 激活后，对钠的重吸收增加，血容量扩张导致高血压；同时钠的重吸收增加，不断增强 Na^+-K^+ 交换，K^+ 从尿中丢失，导致低钾血症；大量细胞内 K^+ 移出细胞外，H^+、Na^+ 进入细胞，引起细胞外的代谢性碱中毒。高血容量抑制肾小球旁器合成和释放肾素，使肾素、血管紧张素生成减少。SCNN1B 基因和 SCNN1G 基因突变可导致 Liddle 综合征		
【基因定位】	SCNN1G 基因（16p12），SCNN1B 基因（16p12.2~p12.1）		
【临床表现】	患者常在儿童期即出现严重高血压，出现低钾血症也十分常见。低钾血症表现为乏力，疼痛，心悸等。血钾的下降也可以造成代谢性碱中毒。检查提示低肾素及低醛固酮血症。严重者可有肾功能衰竭		
【特征表现】	1. 高血压 2. 低钾血症 3. 低肾素血症 4. 低醛固酮血症 5. 肾功能不全		

【综合征中文名】	Maffucei 型多发性内生软骨瘤	【英文全名】	Multiple enchondromatosis, Maffucci type
【中文别名】	Maffucci 综合征	【英文别名】	Maffucci syndrome
【中文别名 2】		【英文别名 2】	
【中文别名 3】		【英文别名 3】	
【OMIM】	614569	【英文缩写】 【英文缩写 2】 【英文缩写 3】	
【好发年龄】	儿童期		
【遗传方式】	散发		
【病因】	不详		
【基因定位】	不详		
【临床表现】	本病临床表现主要是一种以多发性内生软骨瘤合并血管瘤为特征的病变，病变所累及部位广泛，可合并多种良恶性肿瘤：甲状腺结节、甲状旁腺腺瘤、垂体瘤、肾上腺肿瘤、血管内皮瘤、卵巢肿瘤、软骨肉瘤、乳腺癌、星形细胞瘤等。Maffucci 综合征常与 Ollier 病相混淆。Ollier 病是指多发性内生软骨瘤病，而不伴有软组织多发血管瘤。Maffucci 综合征在病情发展过程中，骨与血管病变并非同时出现，常在早期仅有骨骼病变，此时易被误诊为 Ollier 病		
【特征表现】	1. 骨畸形 2. 软骨瘤 3. 血管瘤 4. 肢体不对称 5. 偏身肥大 6. 砂砾状钙化 7. 肿瘤倾向		

【综合征中文名】	Martinez-Frias 综合征	【英文全名】	Martinez-Frias syndrome
【中文别名】		【英文别名】	pancreatic hypoplasia, intestinal atresia, and gallbladder aplasia or hypoplasia, with or without tracheoesophageal fistula
【中文别名 2】		【英文别名 2】	
【中文别名 3】		【英文别名 3】	
【ONIM】	601346	【英文缩写】 【英文缩写 2】 【英文缩写 3】	
【好发年龄】	婴儿期		
【遗传方式】	常染色体隐性遗传		
【病因】	不详		
【基因定位】	不详		
【临床表现】	本病表现为十二指肠空肠闭锁、胰腺小或正常、宫内窘迫、气管食管瘘、胆囊发育不良、恶心		
【特征表现】	1. 低出生体重儿 2. 小于胎龄儿 3. 宫内发育窘迫 4. 胆囊发育不良 5. 十二指肠空肠闭锁 6. 胰腺功能不全		

【综合征中文名】	McCune-Albright 综合征	【英文全名】	Mecune-Albright syndrome
【中文别名】		【英文别名】	Albright syndrome
【中文别名 2】		【英文别名 2】	polyostotic fibrous dysplasia
【中文别名 3】		【英文别名 3】	
【OMIM】	174800	【英文缩写】 【英文缩写 2】 【英文缩写 3】	MAS POFD
【好发年龄】	青春期前		
【遗传方式】	非遗传病，由体细胞突变导致		
【病因】	GNAS（GNAS complex locus）基因编码人的 Gsα 蛋白。Gsα 是 G 蛋白偶联受体非常重要的组成部分。G 蛋白是 G 蛋白偶联受体信号的下游转导分子，由 α、β 和 γ 3 个亚基组成。G 蛋白偶联受体在全身均有分布。该基因突变可使 Gsα 亚基激活，而使 G 蛋白偶联受体激活。GNAS 基因与 McCune-Albright 综合征、ACTH 非依赖性肾上腺大结节样增生 1 型、假性甲旁减 I a 型、假假性甲旁减、单纯性早初潮和单纯性乳房早发育有关		
【基因定位】	GNAS 基因（20q13.3）		
【临床表现】	患者常有多发性骨纤维发育不良、病理性骨折；颜面异常，颜面不对称，可导致耳聋，视力下降；striking隆起性皮肤褐色素沉着（牛奶咖啡斑）和性早熟。此外患者还可有甲状腺功能亢进、库欣综合征、肢端肥大症等其他临床表现		
【特征表现】	1. 骨纤维异样增殖症 2. 皮肤色素沉积 3. 性早熟 4. 甲状腺功能亢进症	5. 身材高大 6. 肢端肥大症 7. 库欣综合征 8. 骨畸形	

【综合征中文名】	软骨毛发发育不全	【英文全名】	cartilage-hair hypoplasia
【中文别名】	McKusick 干骺端发育不良	【英文别名】	Metaphysealchondrodysplasia, McKusick type
【中文别名2】		【英文别名2】	
【中文别名3】		【英文别名3】	
【OMIM】	250250	【英文缩写】	CHH
		【英文缩写2】	
		【英文缩写3】	
【好发年龄】	婴儿期		
【遗传方式】	常染色体隐性遗传		
【病因】	RMRP（RNA component of mitochondrial RNA processing endoribonuclease）基因不能产生蛋白，但是它能产生一段非编码RNA。这段RNA能和许多蛋白结合，产生线粒体RNA加工的核糖核酸内切酶（Ribonuclease MRP，RNase MRP）。RNase MRP介入细胞许多重要生物过程。它能帮助复制线粒体DNA，还能协助控制细胞周期。RMRP基因突变可导致软骨毛发发育不全		
【基因定位】	RMRP 基因（*9p21～p12*）		
【临床表现】	患者主要表现为矮小、骨骼畸形、毛发稀疏以及免疫系统异常。患者出生后即有短肢和身材矮小，长骨常有干骺端发育不良；毛发稀疏并有皮肤、毛发色素脱失；指甲畸形，且有牙齿畸形；免疫系统异常轻重不一，可能有复发感染，严重可危及生命；有肿瘤倾向，易出现淋巴瘤、白细胞和皮肤基底细胞癌；常有胃肠道病变，主要为吸收不良，可能合并乳糜泻；还可能合并先天性巨结肠、肛门狭窄和食管闭锁		
【特征表现】	1. 矮小 2. 感染倾向 3. 肿瘤倾向 4. 骨畸形 5. 短肢畸形 6. 毛发稀疏 7. 先天性巨结肠	8. 肛门狭窄 9. 食管闭锁 10. 乳糜泻 11. 皮肤色素脱失 12. 牙齿畸形 13. 指甲畸形	

【综合征中文名】	Meier-Gorlin 综合征 1 型	【英文全名】	Meier-Gorlin syndrome 1
【中文别名】		【英文别名】	ear, patella, short stature syndrome
【中文别名 2】		【英文别名 2】	growth hormone, insensitivity to, partial
【中文别名 3】		【英文别名 3】	Microtia, absent patellae, micrognathia syndrome
【OMIM】	224690	【英文缩写】	MGORS1
		【英文缩写 2】	EPS
		【英文缩写 3】	
【好发年龄】	婴儿期		
【遗传方式】	常染色体隐性遗传		
【病因】	ORC1（origin recognition complex, subunit 1）基因编码的蛋白参与细胞中心体和中心粒的构成，影响 DNA 复制。ORC1 基因突变可以引起矮小和骨畸形，导致 Meier-Gorlin 综合征 1 型		
【基因定位】	ORC1 基因（1p32.3）		
【临床表现】	患者出生时可有小于胎龄儿的症状，此后可有身材矮小、小头、小下颌、上颌骨发育不全、前额突出、小耳、耳聋、低耳位、斜视、长睫毛、短睑裂、腭裂、高腭弓、牙齿发育不良、肺气肿、鸡胸、乳房发育不良、胃食管反流、小阴茎、阴唇发育不良、隐睾、关节松弛、髋外翻、膝外翻或者膝内翻、并指、小指、马蹄足、智力低下等症状		
【特征表现】	1. 小于胎龄儿　　11. 长睫毛　　　21. 隐睾症 2. 低出生体重儿　12. 短睑裂　　　22. 关节松弛 3. 矮小　　　　　13. 唇裂、腭裂　23. 髋外翻 4. 小头畸形　　　14. 高腭弓　　　24. 膝外翻 5. 小下颌　　　　15. 牙齿发育不良25. 膝内翻 6. 前额突出　　　16. 肺气肿　　　26. 并指 7. 小耳　　　　　17. 鸡胸　　　　27. 小指 8. 耳聋　　　　　18. 乳房发育不良28. 马蹄足 9. 低耳位　　　　19. 胃食管反流　29. 智力低下 10. 斜视　　　　　20. 小阴茎		

【综合征中文名】	Mitchell-Riley 综合征	【英文全名】	Mitchell-Riley syndrome
【中文别名】		【英文别名】	diabetes, neonatal, with pancreatic hypoplasia, intestinal atresia, and gallbladder aplasia or hypoplasia
【中文别名2】		【英文别名2】	
【中文别名3】		【英文别名3】	
【ONIM】	615710	【英文缩写】 【英文缩写2】 【英文缩写3】	MTCHRS
【好发年龄】	婴儿期		
【遗传方式】	常染色体隐性遗传		
【病因】	RFX6 (regulatory factor X, 6) 基因编码一种核蛋白。该蛋白是调节因子 X 家族中的一员，也是一种转录因子。小鼠中研究说明这种基因对胰岛细胞分化产生胰岛素十分重要。RFX6 基因突变可以导致 Mitchell-Riley 综合征		
【基因定位】	RFX6 基因 (6q22.1)		
【临床表现】	患者可表现新生儿糖尿病合并十二指肠空肠闭锁、胰腺小或正常、宫内窘迫、肠内闭锁、胆囊发育不良、恶心		
【特征表现】	1. 糖尿病 2. 宫内发育窘迫 3. 低出生体重儿 4. 小于胎龄儿 5. 胆囊发育不良 6. 十二指肠空肠闭锁 7. 胰腺功能不全		

【综合征中文名】	Myhre 综合征	【英文全名】	Myhre syndrome
【中文别名】	喉气管狭窄、关节病、额头前突和矮小综合征	【英文别名】	growth-mental deficiency syndrome of myhre
【中文别名2】		【英文别名2】	laryngotracheal stenosis, arthropathy, prognathism, and short stature
【中文别名3】		【英文别名3】	LAPS syndrome
【OMIM】	139210	【英文缩写】 【英文缩写2】 【英文缩写3】	
【好发年龄】	婴儿期		
【遗传方式】	常染色体显性遗传		
【病因】	SMAD4（SMAD family member 4）基因编码 TGF-β 通路中的信号传导蛋白。TGF-β 和细胞表面受体结合，激活 SMAD 蛋白，并与 SMAD4 蛋白形成复合体，并转入细胞核中，控制特定基因活性，调节细胞生长和分裂。SMAD4 基因突变可引起 Myhre 综合征		
【基因定位】	SMAD4 基因（18q21.2）		
【临床表现】	患者出生时为低出生体重，出生后表现为身材矮小，体型肥胖，小头畸形，上颌骨发育不全，面中部发育不全，额头前突，短人中，小耳，耳聋，睑裂增宽，小眼球，远视，斜视，眼睛深陷，粗眉，窄鼻，小口，唇裂，腭裂，短脖，先天性心脏缺损，室间隔缺损，主动脉瓣狭窄，动脉导管未闭，主动脉缩窄，心包积液，心包纤维化，高血压，喉气管狭窄，呼吸衰竭，隐睾，月经紊乱，关节挛缩，颅骨增厚，椎骨扁平，髂骨发育不全，短指，皮肤增厚，毛发稀疏，智力低下，共济失调，自闭症		
【特征表现】	1. 宫内发育窘迫 2. 低出生体重儿 3. 小于胎龄儿 4. 矮小 5. 肥胖 6. 小头畸形 7. 上颌骨发育不全 8. 面中部发育不良 9. 前额突出 10. 短人中 11. 小耳 12. 耳聋 13. 睑裂增宽 14. 小眼	15. 远视 16. 斜视 17. 眼窝深陷 18. 浓眉 19. 窄鼻 20. 小口 21. 唇裂、腭裂 22. 短颈 23. 室间隔缺损 24. 主动脉瓣狭窄 25. 动脉导管未闭 26. 主动脉瓣狭窄 27. 心包积液 28. 高血压	29. 喉气管狭窄 30. 隐睾症 31. 月经紊乱 32. 关节挛缩 33. 颅骨增厚 34. 扁平椎骨 35. 髂骨发育不全 36. 短指（趾） 37. 皮肤增厚 38. 毛发稀疏 39. 智力低下 40. 共济失调 41. 自闭症	

【综合征中文名】	Nestor-Guillermo 早老综合征	【英文全名】	Nestor-Guillermo progeria syndrome
【中文别名】		【英文别名】	progeria syndrome, childhood-onset, with osteolysis
【中文别名2】		【英文别名2】	
【中文别名3】		【英文别名3】	
【OMIM】	614008	【英文缩写】 【英文缩写2】 【英文缩写3】	NGPS PSCOO
【好发年龄】	婴儿期		
【遗传方式】	常染色体隐性遗传		
【病因】	BANF1（barrier to auto integration factor 1）基因编码相关蛋白。该蛋白定位于细胞质和细胞核，与有丝分裂中的染色体有关。BANF1 基因突变可引起多器官组织功能障碍，导致 Nestor-Guillermo 早老综合征		
【基因定位】	BANF1 基因（11q13.1）		
【临床表现】	患者可表现身材矮小，小下颌，面中部发育不全，突眼，毛发稀疏，小口，牙列拥挤，窦性心动过速，右束支传导阻滞，肺动脉高压，劳力性呼吸困难，锁骨溶解，关节挛缩，关节僵硬，骨质疏松，斑片状色素沉着，全身脂肪萎缩，低血糖症，但常没有动脉粥样硬化和心肌缺血		
【特征表现】	1. 矮小 2. 小下颌 3. 面中部发育不良 4. 突眼 5. 毛发稀疏 6. 小口 7. 牙列拥挤 8. 窦性心动过速 9. 右束支传导阻滞	10. 肺动脉高压 11. 劳力性呼吸困难 12. 锁骨溶解 13. 关节挛缩 14. 关节僵直 15. 骨质疏松 16. 皮肤色素沉积 17. 脂肪萎缩 18. 低血糖症	

【综合征中文名】	Noonan 综合征 1 型	【英文全名】	Noonan syndrome 1
【中文别名】		【英文别名】	male Turner syndrome
【中文别名 2】		【英文别名 2】	female pseudo-Turner syndrome
【中文别名 3】		【英文别名 3】	Turner phenotype with normal karyotype
【OMIM】	163950	【英文缩写】 【英文缩写 2】 【英文缩写 3】	NS1
【好发年龄】	婴儿期		
【遗传方式】	常染色体显性遗传		
【病因】	PTPN11（protein tyrosine phosphatase，nonreceptor-type11）基因表达相关蛋白，这种蛋白是 RAS／MAPK（mitogen-activated protein kinase，丝裂原活化蛋白激酶）信号通路的组成部分，RAS／MAPK 信号通路参与细胞生长和发育的调控，调节细胞生长和分化，迁移和凋亡。PTPN11 基因突变可导致 Noonan 综合征 1 型		
【基因定位】	PTPN11 基因（12q24.1）		
【临床表现】	本病多见男性，临床表现与 Turner 综合征有很多相似之处。外形可表现为：面容呆板、身材矮小、三角脸、小下颌，低耳位，眼距宽，内眦赘皮、蓝虹膜、高腭弓、长人中、牙齿畸形、颈短、颈蹼，盾状胸、肘外翻、短指（趾）后发迹低；智力轻至中度低下，性腺功能不全，神经性耳聋，隐睾症，出血倾向，伴先天性心脏病，肥厚性梗阻型心肌病，房间隔缺损，室间隔缺损，肺动脉瓣狭窄，动脉导管未闭，主动脉缩窄		
【特征表现】	1. 矮小 2. 三角脸 3. 小下颌 4. 低耳位 5. 耳聋 6. 内眦赘皮 7. 动脉导管未闭 8. 高腭弓	9. 长人中 10. 隐睾症 11. 出血倾向 12. 牙齿畸形 13. 盾状胸 14. 短颈 15. 肥厚型心肌病 16. 房间隔缺损	17. 室间隔缺损 18. 先天性心脏病 19. 颈蹼 20. 智力低下 21. 宽眼距 22. 淋巴管畸形 23. 性腺功能减退

【综合征中文名】	Noonan 综合征 2 型	【英文全名】	Noonan syndrome 2
【中文别名】		【英文别名】	Noonan syndrome，autosomal recessive
【中文别名 2】		【英文别名 2】	
【中文别名 3】		【英文别名 3】	
【OMIM】	605275	【英文缩写】	NS2
		【英文缩写 2】	
		【英文缩写 3】	
【好发年龄】	婴儿期		
【遗传方式】	常染色体隐性遗传		
【病因】	不详		
【基因定位】	不详		
【临床表现】	本病多见于男性，临床表现与 Turner 综合征有很多相似之处。患者外形可表现为：面容呆板，身材矮小，三角脸、小下颌，低耳位，眼距宽，内眦赘皮，蓝虹膜，高腭弓，长人中，牙齿畸形，颈短，颈蹼，盾胸，肘外翻，短指（趾），后发迹低；智力轻至中度低下，性腺功能不全，神经性耳聋，隐睾症，出血倾向，伴先天性心脏病，肥厚性梗阻型心肌病，房间隔缺损，室间隔缺损，肺动脉瓣狭窄，动脉导管未闭，主动脉缩窄		
【特征表现】	1. 矮小　　　　　　9. 长人中　　　　　17. 室间隔缺损 2. 三角脸　　　　　10. 隐睾症　　　　　18. 先天性心脏病 3. 小下颌　　　　　11. 出血倾向　　　　19. 颈蹼 4. 低耳位　　　　　12. 牙齿畸形　　　　20. 智力低下 5. 耳聋　　　　　　13. 盾状胸　　　　　21. 宽眼距 6. 内眦赘皮　　　　14. 短颈　　　　　　22. 淋巴管畸形 7. 动脉导管未闭　　15. 肥厚型心肌病　　23. 性腺功能减退 8. 高腭弓　　　　　16. 房间隔缺损		

【综合征中文名】	Noonan 综合征 3 型	【英文全名】	Noonan syndrome 3
【中文别名】		【英文别名】	
【中文别名 2】		【英文别名 2】	
【中文别名 3】		【英文别名 3】	
【OMIM】	609942	【英文缩写】	NS3
		【英文缩写 2】	
		【英文缩写 3】	
【好发年龄】	婴儿期		
【遗传方式】	常染色体显性遗传		
【病因】	KRAS（Kirsten rat sarcoma viral oncogene homolog）基因表达 KRAS 蛋白。这种蛋白是 RAS ／ MAPK（mitogen-activated protein kinase，丝裂原活化蛋白激酶）信号通路的组成部分，RAS ／ MAPK 信号通路参与细胞生长和发育的调控，调节细胞生长、分化、迁移和凋亡。它对胚胎发育也很重要。KRAS 基因为原癌基因，突变可导致 Noonan 综合征 3 型		
【基因定位】	KRAS 基因（12p12.1）		
【临床表现】	本病多见于男性，临床表现与 Turner 综合征有很多相似之处。患者外形可表现为：面容呆板，身材矮小，三角脸、小下颌，低耳位，眼距宽，内眦赘皮，蓝虹膜，高腭弓，长人中，牙齿畸形，颈短，颈蹼，盾胸，肘外翻，短指（趾），后发迹低；智力轻至中度低下，性腺功能不全，神经性耳聋，隐睾症，出血倾向，伴先天性心脏病，肥厚性梗阻型心肌病，房间隔缺损，室间隔缺损，肺动脉瓣狭窄，动脉导管未闭，主动脉缩窄		
【特征表现】	1. 矮小 2. 三角脸 3. 小下颌 4. 低耳位 5. 耳聋 6. 内眦赘皮 7. 动脉导管未闭 8. 高腭弓	9. 长人中 10. 隐睾症 11. 出血倾向 12. 牙齿畸形 13. 盾状胸 14. 短颈 15. 肥厚型心肌病 16. 房间隔缺损	17. 室间隔缺损 18. 先天性心脏病 19. 颈蹼 20. 智力低下 21. 宽眼距 22. 淋巴管畸形 23. 性腺功能减退

【综合征中文名】	Noonan 综合征 4 型	【英文全名】	Noonan syndrome 4
【中文别名】		【英文别名】	
【中文别名 2】		【英文别名 2】	
【中文别名 3】		【英文别名 3】	
【OMIM】	610733	【英文缩写】	NS4
		【英文缩写 2】	
		【英文缩写 3】	
【好发年龄】	婴儿期		
【遗传方式】	常染色体显性遗传		
【病因】	SOS1（son of sevenless homolog 1）基因表达相关蛋白。这种蛋白是 RAS／MAPK（mitogen-activated protein kinase，丝裂原活化蛋白激酶）信号通路的组成部分，RAS／MAPK 信号通路参与细胞生长和发育的调控，调节细胞生长、分化、迁移和凋亡。它对胚胎发育也很重要。SOS1 基因为原癌基因，突变可导致 Noonan 综合征 4 型		
【基因定位】	SOS1 基因（2p21）		
【临床表现】	本病多见于男性，临床表现与 Turner 综合征有很多相似之处。外形可表现为：面容呆板、身材矮小、三角脸、小下颌、低耳位、眼距宽、内眦赘皮、蓝虹膜、厚嘴唇、高腭弓、长人中、牙齿畸形、颈短、颈蹼、盾胸、乳距宽、肘外翻、脊柱侧弯、短指／趾、后发迹低；智力轻至中度低下、性腺功能不全、神经性耳聋、隐睾症、出血倾向		
【特征表现】	1. 矮小　2. 三角脸　3. 小下颌　4. 低耳位　5. 耳聋　6. 内眦赘皮　7. 高腭弓　8. 长人中　9. 隐睾症　10. 出血倾向	11. 牙齿畸形　12. 盾状胸　13. 短颈　14. 乳距宽　15. 颈蹼　16. 智力低下　17. 宽眼距　18. 淋巴管畸形　19. 性腺功能减退	

【综合征中文名】	Noonan 综合征 5 型	【英文全名】	Noonan syndrome 5
【中文别名】		【英文别名】	
【中文别名 2】		【英文别名 2】	
【中文别名 3】		【英文别名 3】	
【OMIM】	611553	【英文缩写】	NS5
		【英文缩写 2】	
		【英文缩写 3】	
【好发年龄】	婴儿期		
【遗传方式】	常染色体显性遗传		
【病因】	RAF1（Raf-1 proto-oncogene，serine/threonine kinase）基因表达相关蛋白，这种蛋白是 RAS / MAPK（mitogen-activated protein kinase，丝裂原活化蛋白激酶）信号通路的组成部分，RAS/MAPK 信号通路参与细胞生长和发育的调控，调节细胞生长、分化、迁移和凋亡。它对胚胎发育也很重要。RAF1 基因突变可导致 Noonan 综合征 5 型		
【基因定位】	RAF1 基因（*3p25*）		
【临床表现】	本病多见于男性，临床表现与 Turner 综合征有很多相似之处。患者外形可表现为：面容呆板，身材矮小，三角脸，小下颌，低耳位，眼距宽，内眦赘皮，蓝虹膜，高腭弓，长人中，牙齿畸形，颈短，颈蹼，盾胸，肘外翻，短指（趾），后发迹低；智力轻至中度低下，性腺功能不全，神经性耳聋，隐睾症，出血倾向，伴先天性心脏病，肥厚性梗阻型心肌病		
【特征表现】	1. 矮小 2. 三角脸 3. 小下颌 4. 低耳位 5. 耳聋 6. 内眦赘皮 7. 高腭弓 8. 长人中 9. 隐睾症 10. 出血倾向	11. 牙齿畸形 12. 盾状胸 13. 短颈 14. 肥厚型心肌病 15. 先天性心脏病 16. 颈蹼 17. 智力低下 18. 宽眼距 19. 淋巴管畸形 20. 性腺功能减退		

【综合征中文名】	Noonan 综合征 6 型	【英文全名】	Noonan syndrome 6
【中文别名】		【英文别名】	
【中文别名 2】		【英文别名 2】	
【中文别名 3】		【英文别名 3】	
【OMIM】	613224	【英文缩写】	NS6
		【英文缩写 2】	
		【英文缩写 3】	
【好发年龄】	婴儿期		
【遗传方式】	常染色体显性遗传		
【病因】	NRAS〔neuroblastoma RAS viral（v-ras）oncogene homolog〕基因表达相关蛋白。这种蛋白是 RAS／MAPK（mitogen-activated protein kinase，丝裂原活化蛋白激酶）信号通路的组成部分，RAS/MAPK 信号通路参与细胞生长和发育的调控，调节细胞生长、分化、迁移和凋亡。它对胚胎发育也很重要。NRAS 基因突变可导致 Noonan 综合征 6 型		
【基因定位】	NRAS 基因（*1p13.2*）		
【临床表现】	本病多见于男性，临床表现与 Turner 综合征有很多相似之处。患者外形可表现为：面容呆板，身材矮小，三角脸，小下颌，低耳位，眼距宽，内眦赘皮，蓝虹膜，高腭弓，长人中，牙齿畸形，颈短，颈蹼，盾胸，短指（趾），肘外翻，后发迹低；智力轻至中度低下，性腺功能不全，神经性耳聋，隐睾症，出血倾向		
【特征表现】	1. 矮小 2. 三角脸 3. 小下颌 4. 低耳位 5. 耳聋 6. 内眦赘皮 7. 高腭弓 8. 长人中 9. 隐睾症	10. 出血倾向 11. 牙齿畸形 12. 盾状胸 13. 短颈 14. 颈蹼 15. 智力低下 16. 宽眼距 17. 淋巴管畸形 18. 性腺功能减退	

【综合征中文名】	Noonan 综合征 7 型	【英文全名】	Noonan syndrome 7
【中文别名】		【英文别名】	
【中文别名 2】		【英文别名 2】	
【中文别名 3】		【英文别名 3】	
【OMIM】	613706	【英文缩写】 【英文缩写 2】 【英文缩写 3】	NS7
【好发年龄】	婴儿期		
【遗传方式】	常染色体显性遗传		
【病因】	BRAF（B-Raf proto-oncogene，serine/threonine kinase）基因表达相关蛋白，这种蛋白是 RAS/MAPK（mitogen-activated protein kinase，丝裂原活化蛋白激酶）的组成部分，RAS/MAPK 信号通路参与细胞生长和发育的调控，调节细胞生长、分化、迁移和凋亡。它对胚胎发育也很重要。BRAF 基因突变可导致 Noonan 综合征 7 型		
【基因定位】	BRAF 基因（*7q23*）		
【临床表现】	本病多见于男性，临床表现与 Turner 综合征有很多相似之处。患者外形可表现为：面容呆板，身材矮小，三角脸，小下颌，低耳位，眼距宽，内眦赘皮，蓝虹膜，高腭弓，长人中，牙齿畸形，颈短，颈蹼，盾胸，肘外翻，短指（趾），后发迹低，皮肤色素沉着；智力轻至中度低下，性腺功能不全，伴先天性心脏病，房间隔缺损，肺动脉瓣狭窄		
【特征表现】	1. 矮小 2. 三角脸 3. 小下颌 4. 低耳位 5. 耳聋 6. 内眦赘皮 7. 高腭弓	8. 长人中 9. 牙齿畸形 10. 盾状胸 11. 短颈 12. 肥厚型心肌病 13. 房间隔缺损 14. 肺动脉瓣狭窄	15. 先天性心脏病 16. 颈蹼 17. 智力低下 18. 宽眼距 19. 淋巴管畸形 20. 性腺功能减退 21. 皮肤色素沉积

【综合征中文名】	Noonan 综合征 8 型	【英文全名】	Noonan syndrome 8
【中文别名】		【英文别名】	
【中文别名 2】		【英文别名 2】	
【中文别名 3】		【英文别名 3】	
【OMIM】	615355	【英文缩写】 【英文缩写 2】 【英文缩写 3】	NS8
【好发年龄】	婴儿期		
【遗传方式】	常染色体显性遗传		
【病因】	RIT1 （Ras-like without CAAX 1） 基因表达相关蛋白。这种蛋白是 RAS/MAPK （mitogen-activated protein kinase，丝裂原活化蛋白激酶）信号通路的组成部分，RAS／MAPK 信号通路参与细胞生长和发育的调控，调节细胞生长、分化、迁移和凋亡。它对胚胎发育也很重要。RIT1 基因突变可导致 Noonan 综合征 8 型		
【基因定位】	RIT1 基因 （*1q22*）		
【临床表现】	本病临床表现与 Turner 综合征有很多相似之处。患者孕母产前可有羊水过多，患者外形可表现为：面容呆板，身材矮小、三角脸、小下颌、低耳位，眼距宽，内眦赘皮，蓝虹膜，高腭弓，长人中，牙齿畸形，颈短、颈蹼，盾胸，肘外翻，短指（趾），后发迹低，皮肤色素沉着；智力轻至中度低下，性腺功能不全，伴先天性心脏病，房间隔缺损，肺动脉瓣狭窄		
【特征表现】	1. 矮小 2. 羊水过多 3. 三角脸 4. 小下颌 5. 低耳位 6. 耳聋 7. 内眦赘皮 8. 高腭弓	9. 长人中 10. 牙齿畸形 11. 盾状胸 12. 短颈 13. 肥厚型心肌病 14. 房间隔缺损 15. 肺动脉瓣狭窄 16. 先天性心脏病	17. 颈蹼 18. 智力低下 19. 宽眼距 20. 淋巴管畸形 21. 性腺功能减退 22. 皮肤色素沉积

【综合征中文名】	Ollier 型多发内生软骨瘤病	【英文全名】	enchondromatosis，multiple，Ollier type
【中文别名】	Ollier 病	【英文别名】	Ollier disease
【中文别名 2】		【英文别名 2】	osteochondromatosis
【中文别名 3】		【英文别名 3】	dyschondroplasia
【OMIM】	166000	【英文缩写】 【英文缩写 2】 【英文缩写 3】	
【好发年龄】	青少年期		
【遗传方式】	常染色体显性遗传		
【病因】	不详		
【基因定位】	不详		
【临床表现】	患者主要表现为多发不对称的骨内的软骨病灶，在长、短管状骨中均可发病。病骨常伴有弯曲、短缩畸形。病变可有肢体不对称，偏身肥大。患者大多在青少年骨骼生长期发病，易造成骨骼生长发育异常，干骺端增宽，长骨弓状畸形或短缩畸形；患者发生软骨肉瘤的概率较高		
【特征表现】	1. 骨畸形 2. 矮小 3. 偏身肥大 4. 肢体不对称 5. 弓状骨畸形 6. 软骨瘤 7. 肿瘤倾向		

【综合征中文名】	Pendred 综合征	【英文全名】	Pendred syndrome
【中文别名】	甲状腺激素合成障碍综合征 2B	【英文别名】	thyroid dyshormonogenesis 2B
【中文别名 2】		【英文别名 2】	deafness with goiter
【中文别名 3】		【英文别名 3】	goiter-deafness syndrome
【OMIM】	274600	【英文缩写】 【英文缩写 2】 【英文缩写 3】	TDH2B PDS
【好发年龄】	儿童期		
【遗传方式】	常染色体隐性遗传		
【病因】	SLC26A4（Solute carrier family 26，MEMBER 4）基因编码 Pendrin 蛋白，该蛋白能介导甲状腺滤泡上皮细胞顶端细胞膜的碘外流，使碘参加有机化。该基因突变导致甲状腺滤泡上皮内的碘不能有效转运至滤泡腔而导致甲状腺激素合成障碍。Pendrin 蛋白在耳内还表达于内淋巴导水管及内淋巴囊、球囊和椭圆囊、耳蜗内的外侧沟等处。SLC26A4 基因突变可以引起甲状腺功能减退和耳聋，导致 Pendred 综合征		
【基因定位】	SLC26A4 基因（*7q31*）		
【临床表现】	患者均不同程度的甲状腺功能减退和甲状腺肿，但甲状腺功能减退程度差异较大。甲状腺肿大为本组疾病显著特征，甲状腺肿大的程度与甲状腺功能减退相关。该型还可以表现为先天性耳聋，多为感音神经性耳聋，同时有前庭功能的障碍		
【特征表现】	1. 甲状腺功能减退症 2. 甲状腺肿 3. 耳聋 4. 矮小 5. 智力低下 6. 前庭功能障碍 7. 共济失调		

【综合征中文名】	Peters-plus 综合征	【英文全名】	Peters-plus syndrome
【中文别名】		【英文别名】	Krause-Kivlin syndrome
【中文别名2】		【英文别名2】	Peters anomaly with short-limb dwarfism
【中文别名3】		【英文别名3】	
【OMIM】	261540	【英文缩写】 【英文缩写2】 【英文缩写3】	
【好发年龄】	婴儿期		
【遗传方式】	常染色体隐性遗传		
【病因】	B3GALTL（beta 1, 3-galactosyl transferase-like）基因编码 β-1, 3-葡萄糖基转移酶。这个酶能介导蛋白质糖基化过程。B3GALTL 基因突变可造成骨骼畸形和矮小，导致 Peters-plus 综合征		
【基因定位】	B3GALTL 基因（*13q12.3*）		
【临床表现】	患者出生前孕母可有羊水过多，患者出生时有胎儿宫内发育窘迫，此后有身材矮小、短肢畸形、小头、圆脸、前额突出、长人中、小下颌、小耳、眼距增宽、上睑下垂、青光眼、白内障、近视、虹膜缺损、唇裂、腭裂、颈蹼、房间隔缺损、室间隔缺损、肺动脉瓣狭窄、漏斗胸、尿道下裂、隐睾、关节松弛、短指、并指、多毛、智力低下、脑积水等症状		
【特征表现】	1. 羊水过多 2. 宫内发育窘迫 3. 小于胎龄儿 4. 低出生体重儿 5. 矮小 6. 短肢畸形 7. 小头畸形 8. 圆脸 9. 前额突出 10. 长人中 11. 小下颌	12. 小耳 13. 宽眼距 14. 上睑下垂 15. 青光眼 16. 白内障 17. 近视 18. 虹膜缺损 19. 唇裂、腭裂 20. 颈蹼 21. 房间隔缺损 22. 室间隔缺损	23. 肺动脉瓣狭窄 24. 漏斗胸 25. 尿道下裂 26. 隐睾症 27. 关节松弛 28. 短指（趾） 29. 并指 30. 多毛症 31. 智力低下 32. 脑积水

【综合征中文名】	Peutz-Jeghers 综合征	【英文全名】	Peutz-Jeghers syndrome
【中文别名】	黑斑息肉病	【英文别名】	
【中文别名 2】		【英文别名 2】	
【中文别名 3】		【英文别名 3】	
【OMIM】	175200	【英文缩写】 【英文缩写 2】 【英文缩写 3】	PJS
【好发年龄】	青少年期		
【遗传方式】	常染色体显性遗传		
【病因】	STK11（serine/threonine kinase 11）基因编码丝氨酸/苏氨酸激酶 11。这个酶是一种抑癌蛋白，能调控细胞分裂外，还能促进特定细胞凋亡。所以，丝氨酸/苏氨酸激酶 11 抑制肿瘤生长，特别是胃肠道、胰腺、子宫、卵巢和乳房等处肿瘤生长。STK11 基因突变可引起肿瘤倾向，导致 Peutz-Jeghers 综合征		
【基因定位】	STK11 基因（19p13.3）		
【临床表现】	临床表现以皮肤黏膜色素斑、胃肠道错构瘤和家族遗传性为三大特征。黑斑常见于口唇、颊黏膜、手指、手掌、足趾，还可见于会阴部皮肤黏膜。息肉可以遍布整个胃肠道，以空肠上段为好发部位；患者还可有杵状指，卵巢囊肿，男性乳房发育与睾丸支持细胞肿瘤、性早熟		
【特征表现】	1. 皮肤色素沉积 2. 胃肠道肿瘤 3. 性早熟 4. 睾丸支持细胞肿瘤 5. 男性乳房发育 6. 杵状指		

【综合征中文名】	Pfeiffer 综合征	【英文全名】	Pfeiffer syndrome
【中文别名】	菲佛综合征	【英文别名】	acrocephalosyndactyly, type V
【中文别名 2】		【英文别名 2】	noack syndrome
【中文别名 3】		【英文别名 3】	craniofacial-skeletal-dermatologic dysplasia
【OMIM】	101600	【英文缩写】	ACS5
		【英文缩写 2】	
		【英文缩写 3】	
【好发年龄】	婴儿期		
【遗传方式】	常染色体显性遗传		
【病因】	FGFR1 (fibroblast growth factor receptor 1) 基因编码成纤维细胞生长因子受体 1，FGFR2 (fibroblast growth factor receptor 2) 基因编码成纤维细胞生长因子受体 2。成纤维生长因子受体是膜蛋白，能调控细胞分化、细胞生长、成熟、血管生成、创伤愈合和胚胎发育，能帮助细胞适应环境变化，接受信号。当成纤维生长因子和该蛋白结合，对骨生长，特别胚胎发育，起重要作用。FGFR 1 基因突变可导致 Jackson-Weiss 综合征、Hartsfield 综合征、Pfeiffer 综合征和低促性腺激素性性腺功能减退 2 型伴或不伴嗅觉丧失症		
【基因定位】	FGFR1 基因 (8p11. 23~p11. 22)；FGFR2 基因 (10q26. 13)		
【临床表现】	患者可有颅面畸形，如：颅缝过早闭合、上颌骨发育不良和下颌相对前突等，鹰钩鼻、后鼻孔闭锁、高腭弓；眼眶浅和眼球突出、眼距宽，上部颜面宽；因颅形异常，可引起听力下降，视力障碍，眼眶短而小、眼球突出。四肢可有异常，表现为短指（趾），并指（趾）畸形。该综合征分为三个亚型：1 型也被称为经典的 Pfeiffer 综合征，大多数 1 型 Pfeiffer 综合征的人有正常的智力和寿命；2 型和 3 型是更严重的形式的 Pfeiffer 综合征，通常涉及神经系统的问题		
【特征表现】	1. 突眼 2. 小头畸形 3. 鹰钩鼻 4. 高腭弓 5. 耳聋		6. 宽眼距 7. 短指（趾） 8. 并指 9. 智力低下

【综合征中文名】	POEMS 综合征	【英文全名】	POEMS syndrome
【中文别名】	骨硬化性骨髓瘤	【英文别名】	Crow-Fukase syndrome
【中文别名 2】	Crow-Fukase 综合征	【英文别名 2】	
【中文别名 3】		【英文别名 3】	
【OMIM】		【英文缩写】 【英文缩写 2】 【英文缩写 3】	
【好发年龄】	40~60 岁		
【遗传方式】	不详		
【病因】	不详，可能与血管内皮细胞生长因子（VEGF）分泌过多有关		
【基因定位】	不详		
【临床表现】	临床上男性多于女性，主要表现为多发性神经病变（polyneuropathy，P）、脏器肿大（organomegaly，O）、内分泌疾病（endocrinopathy，E）、M-蛋白（M-proteins，M）、皮肤改变（skin changes，S）。诊断主要标准需有多发性周围神经病变和 M 蛋白；次要标准需有硬化性骨改变，Castleman 病，脏器肿大（肝、脾淋巴结肿大），水肿（水肿、胸腔积液或腹水），内分泌改变（肾上腺、甲状腺、性腺、甲状旁腺、胰腺），皮肤改变（色素沉着、多毛、多血质、血管瘤、白指甲）等		
【特征表现】	1. 多发性单神经炎 2. 肝大 3. 皮肤色素沉积 4. 多毛症 5. 胸水 6. 腹水	7. 甲状腺功能减退症 8. 甲状旁腺功能减退症 9. 肾上腺皮质功能减退症 10. 糖尿病 11. 性腺功能减退 12. 多发性骨髓瘤	

【综合征中文名】	POMC 缺乏症	【英文全名】	proopiomelanocortin deficiency
【中文别名】	肥胖，肾上腺功能减退和红发	【英文别名】	obesity, early-onset, adrenal insufficiency, and red hair
【中文别名2】		【英文别名2】	
【中文别名3】		【英文别名3】	
【OMIM】	609734	【英文缩写】 【英文缩写2】 【英文缩写3】	
【好发年龄】	婴儿期		
【遗传方式】	常染色体隐性遗传		
【病因】	POMC（proopiomelanocortin）基因编码阿黑素原（POMC）。它是促肾上腺皮质激素（ACTH）的前体物质。促肾上腺皮质激素可刺激肾上腺皮质激素产生。POMC 也是 β-促黑素细胞激素的前体，β-促黑素细胞激素可通过其受体保持人体代谢和能量平衡。基因突变可引起肾上腺皮质功能减退和肥胖，导致 POMC 缺乏症		
【基因定位】	POMC 基因（2p23.3）		
【临床表现】	患者表现为身材矮小、肥胖、红色头发和继发性肾上腺皮质功能减退症，还可表现为低钠血症，低血糖症		
【特征表现】	1. 矮小 2. 肥胖 3. 红色头发 4. 肾上腺皮质功能减退症 5. 低钠血症 6. 低血糖症		

【综合征中文名】	Pradewilli 综合征	【英文全名】	Pradewilli syndrome
【中文别名】	肌张力低下－智能障碍－性腺发育滞后－肥胖综合征	【英文别名】	
【中文别名2】	普拉德-威利综合征	【英文别名2】	
【中文别名3】		【英文别名3】	
【OMIM】	176270	【英文缩写】	PWS
		【英文缩写2】	
		【英文缩写3】	
【好发年龄】	婴儿期		
【遗传方式】	父源性印记基因缺失，母源同源二倍体		
【病因】	PWS 由于定位于父源性染色体 *15q11.2～q13* 区域印记基因功能缺陷所致。*15q11.2～q13* 区域包括远端非印记区，Angelman 综合征印记区，PWS 印记区，及近着丝点处断裂点 BP1、BP2 间的非印记区域四个亚区。		
【基因定位】	15q11.2～q13		
【临床表现】	从婴儿期开始可逐渐出现特征性面容：长颅、窄脸、杏仁眼、小嘴、薄上唇、口角向下，可伴内斜视、近视，与同龄儿相比手小和（或）足小，上肢尺侧腕部缺乏弧度；新生儿和婴儿出现中枢性肌张力低下，吸吮力差，但随年龄增加会逐渐改善；婴儿期可出现喂养困难，常需要特殊喂养工具；体重增长不满意，但 12 个月～6 岁期间，可出现摄食过度和（或）强迫摄食，体重迅速增加；各年龄段出现相应的性腺功能减退，生殖器官发育不全，成年后可有骨质疏松；6 岁前患儿整体发育延迟，至 15 岁时身材仍矮小；6 岁以后有轻度到中度的神经发育延迟或学习障碍，言语不清，患儿可有特征性行为，表现为易怒、猛烈的情感爆发和强迫行为、好争辩、对抗、程序化行为及固执、语言重复、偷窃和撒谎等；患儿还可有睡眠紊乱或睡眠呼吸暂停		
【特征表现】	1. 矮小　　　　　　　　　9. 小嘴 2. 性腺功能减退　　　　　10. 斜视 3. 肥胖　　　　　　　　　11. 近视 4. 摄食过度　　　　　　　12. 小手 5. 强迫行为　　　　　　　13. 小足 6. 长颅　　　　　　　　　14. 肌张力低 7. 窄脸　　　　　　　　　15. 智力低下 8. 杏仁眼　　　　　　　　16. 睡眠呼吸暂停		

【综合征中文名】	Proteus 综合征	【英文全名】	Proteus syndrome
【中文别名】		【英文别名】	gigantism, partial, of hands and feet, nevi
【中文别名2】		【英文别名2】	hemihypertrophy, and macro-cephaly
【中文别名3】		【英文别名3】	elattoproteus syndrome
【OMIM】	176920	【英文缩写】 【英文缩写2】 【英文缩写3】	
【好发年龄】	婴儿期		
【遗传方式】	体细胞基因突变		
【病因】	AKT1（v-akt murine thymoma viral oncogene homolog 1）基因能产生 AKT1 激酶。这个蛋白在体内广泛表达，影响多种信号转导通路，能调节细胞生长、分化、存活、凋亡，对神经细胞发育和功能也有重要作用。AKT1 激酶还能够影响神经元细胞的细胞-细胞连接，并建立记忆，它还是一种癌基因。该基因突变可引起体内多系统发育异常，导致 Proteus 综合征		
【基因定位】	AKT1 基因（*14q32.32*）		
【临床表现】	患者临床表现有：偏身肥大，可发生于臂、腿、手、足和指（趾），较大侧肢体有局限性皮下脂肪的过度增生；脂肪瘤单发或多发，可发生于皮下组织、器官间，偶可延及肌肉；大头畸形，颅骨肥厚，长头、长脸、睑裂轻微向下倾斜和（或）小上睑，塌鼻梁，宽鼻孔或前倾及休息时嘴张开；脊柱侧弯等。还可有单纯型（毛细血管、淋巴管或静脉）或联合型（毛细血管和静脉或毛细血管、静脉和淋巴管）血管畸形、中枢神经系统表现（智力障碍）、眼部表现（斜视、眼球上囊肿和眼球外层皮样囊肿）、肺囊肿及泌尿系统异常等。脑回状组织痣为本病特征表现，最常发生于足，也可发生于掌、胸腹部、指背和鼻部。脑回状结缔组织痣为质地坚实，组织学特征为高度胶原化的结缔组织		
【特征表现】	1. 脑回状组织痣 2. 骨肥厚 3. 表皮痣 4. 偏身肥大 5. 肥胖 6. 脂肪瘤	7. 智力低下 8. 斜视 9. 鞍鼻 10. 长脸 11. 骨畸形 12. 颜面畸形	

【综合征中文名】	Renpenning 综合征 1 型	【英文全名】	Renpenning syndrome 1
【中文别名】		【英文别名】	mental retardation, X-linked; renpenning type
【中文别名 2】		【英文别名 2】	golabi-ito-hall syndrome
【中文别名 3】		【英文别名 3】	mental retardation, X-linked, with spastic diplegia
【OMIM】	309500	【英文缩写】 【英文缩写 2】 【英文缩写 3】	RENS1
【好发年龄】	婴儿期		
【遗传方式】	X 连锁隐性遗传		
【病因】	PQBP1（polyglutamine binding protein 1）基因编码聚谷氨酰结合蛋白 1。在神经细胞中，聚谷氨胺结合蛋白 1 可以允许 RNA 在细胞内运输和储存，有助于控制在神经元中的遗传信息的表达。PQBP1 基因突变可引起矮小，智力低下等畸形，导致 Renpenning 综合征 1 型		
【基因定位】	PQBP1 基因（*Xp11.23*）		
【临床表现】	患者表现出矮小，瘦小，小头畸形，前额畸形，长脸，三角脸，小下颌，短人中，大耳，耳聋，内眦赘皮，白内障，小眼球，长睫毛，远视，斜视，宽鼻梁，腭裂，法洛四联症，房间隔缺损，室间隔缺损，内脏左右转位，尿道下裂，隐睾，脊柱侧弯，智力低下，自闭症等症状		
【特征表现】	1. 矮小 2. 消瘦 3. 小头畸形 4. 长脸 5. 三角脸 6. 小下颌 7. 短人中 8. 太耳 9. 耳聋	10. 内眦赘皮 11. 白内障 12. 小眼 13. 长睫毛 14. 远视 15. 斜视 16. 宽鼻 17. 唇裂、腭裂 18. 法洛四联症	19. 房间隔缺损 20. 室间隔缺损 21. 内脏左右转位 22. 尿道下裂 23. 隐睾症 24. 脊柱侧弯 25. 智力低下 26. 自闭症

【综合征中文名】	Riedel 病	【英文全名】	Riedel thyroiditis
【中文别名】	硬化性甲状腺炎	【英文别名】	fibrous thyroiditis
【中文别名2】	木性甲状腺炎	【英文别名2】	invasive thyroiditis
【中文别名3】	纤维性甲状腺炎	【英文别名3】	
【OMIM】		【英文缩写】 【英文缩写2】 【英文缩写3】	
【好发年龄】	不详		
【遗传方式】	不详		
【病因】	可能是一种自身免疫性甲状腺疾病，也有可能和病毒、细菌感染或者药物有关		
【基因定位】	不详		
【临床表现】	甲状腺无痛性的硬性肿大，导致颈部不适、紧绷感，吞咽困难，声音嘶哑，颈部淋巴结多无肿大；可伴有其他部位的纤维化。病理表现为甲状腺组织内致密纤维组织增生，侵入或超出甲状腺固有膜，使甲状腺与周围组织粘连紧密，导致甲状腺坚硬如木样，活动度很小甚至不活动		
【特征表现】	1. 甲状腺肿 2. 吞咽困难 3. 声嘶 4. 气管软化		

【综合征中文名】	Rothmund 综合征	【英文全名】	Rothmund-Thomson syndrome
【中文别名】	先天性皮肤异色病	【英文别名】	
【中文别名 2】		【英文别名 2】	
【中文别名 3】		【英文别名 3】	
【OMIM】	268400	【英文缩写】	RTS
		【英文缩写 2】	
		【英文缩写 3】	
【好发年龄】	出生后 3~6 个月		
【遗传方式】	常染色体隐性遗传		
【病因】	RECQL4（RecQ protein-like 4）基因编码名为 RecQ 解旋酶的蛋白。解旋酶能暂时解除 DNA 的双螺旋链，并修复受损的 DNA，维持 DNA 的完整性。这种蛋白质对骨、肠和皮肤细胞的生长尤为重要。RECQL4 基因突变可引起皮肤、骨骼等器官病变，导致 Rothmund 综合征		
【基因定位】	RECQL4 基因（8q24.3）		
【临床表现】	患者可表现为皮肤异色病，起初表现为具有光敏性的面部红斑和大疱，此为急性红斑期，可持续数月至数年；随后进入慢性迁延期，出现萎缩、色素沉着、色素减退和毛细血管扩张。患者还可有牙齿发育不全，身材矮小，智力低下，性腺发育不全，以及恶心、呕吐等消化道症状；脊柱侧弯、前额、手掌骨畸形和桡侧骨畸形等骨骼畸形；下颌前突、额隆突、鞍鼻、眉毛和睫毛稀少、小眼球、白内障、斜视、青光眼等外表异常。本病也有肿瘤倾向，可引起骨肉瘤、皮肤癌的发生率增加		
【特征表现】	1. 皮肤色素沉积 2. 矮小 3. 白内障 4. 肿瘤倾向 5. 脊柱侧弯 6. 下颌前突 7. 前额突出	8. 鞍鼻 9. 毛发稀少 10. 牙齿发育不良 11. 光过敏 12. 性腺功能减退 13. 智力低下	

【综合征中文名】	Rud 综合征	【英文全名】	Rud syndrome
【中文别名】	鱼鳞病男性性腺功能减退	【英文别名】	ichthyosis and male hypogonadism
【中文别名 2】	鲁德综合征	【英文别名 2】	
【中文别名 3】		【英文别名 3】	
【OMIM】	308200	【英文缩写】 【英文缩写 2】 【英文缩写 3】	RUDS
【好发年龄】	儿童期		
【遗传方式】	X 连锁隐性遗传		
【病因】	不详		
【基因定位】	不详		
【临床表现】	主要表现为鱼鳞病、嗅觉减退、智力低下、多发性神经炎、癫痫、精神发育迟滞；大多数患者还有高促性腺激素性性腺功能减退；表现为视网膜色素变性、多发性神经病、神经感觉性耳聋、身材矮小、颅骨、巨幼细胞性贫血和脱发		
【特征表现】	1. 鱼鳞病 2. 癫痫 3. 智力低下 4. 性腺功能减退 5. 色素性视网膜炎	6. 嗅觉减退 7. 矮小 8. 糖尿病 9. 贫血 10. 脱发	

【综合征中文名】	SAMS 综合征	【英文全名】	SAMS syndrome
【中文别名】		【英文别名】	short stature, auditory canal atresia, mandibular hypoplasia, and skeletalabnormalities
【中文别名 2】		【英文别名 2】	
【中文别名 3】		【英文别名 3】	
【OMIM】	602471	【英文缩写】 【英文缩写 2】 【英文缩写 3】	SAMS
【好发年龄】	婴儿期		
【遗传方式】	常染色体隐性遗传		
【病因】	GSC（goosecoid homeobox）基因编码相关转录因子，在颅面、中耳和肋骨发育中起重要作用。GSC 基因突变可引起矮小、耳聋等畸形，导致 SAMS 综合征		
【基因定位】	GSC 基因（*14q32. 13*）		
【临床表现】	患者常身材矮小，颧骨发育不全，小下颌，耳道闭锁，中耳听小骨发育异常，耳聋，眼窝深陷，小口，高腭弓，肩胛骨发育不全，隐睾，髋关节脱位，肱骨头脱位，马蹄内翻足，但常智力正常		
【特征表现】	1. 矮小 2. 小下颌 3. 耳聋 4. 眼窝深陷 5. 小口 6. 高腭弓	7. 肩胛发育不全 8. 隐睾症 9. 髋关节脱位 10. 肱骨头脱位 11. 马蹄足	

【综合征中文名】	Schmid 干骺端发育不良	【英文全名】	metaphyseal chondrodysplasia, Schmid type
【中文别名】		【英文别名】	spondylometaphyseal dysplasia, Japanese type
【中文别名 2】		【英文别名 2】	
【中文别名 3】		【英文别名 3】	
【OMIM】	156500	【英文缩写】	MCDS
		【英文缩写 2】	
		【英文缩写 3】	
【好发年龄】	儿童期		
【遗传方式】	常染色体显性遗传		
【病因】	COL10A1 (collagen, type X, alpha 1) 基因编码 X 型胶原 α 链,3 条相同的 α 链组成 X 型胶原蛋白,胶原蛋白在软骨内成骨中起重要作用,基因突变可引起骨软骨畸形,导致 Schmid 干骺端发育不良		
【基因定位】	COL10A1 基因 (6q21~q22)		
【临床表现】	本型为干骺端发育不良中最常见的类型。患者主要表现为胫内翻与身材矮小。出生时常无异常,儿童期出现弓形腿、胫内翻、手掌短宽、短指、伸指受限。X 线显现干骺端增宽、不规则,以踝和膝关节最明显。其基本病理改变是干骺端软骨肥大层细胞不能进行正常增殖、退变、进而骨化的过程,而骺板的其余各层软骨细胞仍在进行正常的增殖演变,因而造成干骺端软骨细胞的叠加堆积,压迫干骺端向外膨出		
【特征表现】	1. 矮小 2. 胫内翻 3. 短指(趾) 4. 骨畸形		

【综合征中文名】	SHORT 综合征	【英文全名】	SHORT syndrome
【中文别名】		【英文别名】	short stature, hyperextensibility, hernia, ocular depression, rieger anomaly, and teething delay
【中文别名2】		【英文别名2】	lipodystrophy, partial, with rieger anomaly and short stature
【中文别名3】		【英文别名3】	
【OMIM】	269880	【英文缩写】	SHORT
		【英文缩写2】	
		【英文缩写3】	
【好发年龄】	婴儿期		
【遗传方式】	常染色体显性遗传		
【病因】	PIK3R1（phosphoinositide-3-kinase, regulatory subunit 1）基因编码磷脂酰肌醇 3 激酶的调节亚基，对细胞生长、分裂和迁移起重要作用。PIK3R1 基因突变可引起 SHORT 综合征		
【基因定位】	PIK3R1 基因（5q13.1）		
【临床表现】	SHORT 综合征，即 "矮小（short stature），关节松弛/疝（hyperextensibility of joints/hernia），眼窝深陷（ocular depression），Rieger 异常（Rieger anomaly），牙齿发育减慢（teething delay）"。患者胎儿时可有宫内发育窘迫，出生后为低出生体重儿，小于胎龄儿，此后身材矮小，生长发育迟缓；颜面畸形，表现为三角脸，小下颌，前额突出；耳聋，耳大，青光眼，眼窝深陷，白内障，近视，Riger 异常（角膜后胚胎环，Schwalbe 线，虹膜缺损，虹膜萎缩），鼻发育不全，宽鼻梁，牙齿发育不全，腹股沟疝，脂肪萎缩，关节松弛，糖耐量减低		
【特征表现】	1. 宫内发育窘迫 2. 低出生体重儿 3. 小于胎龄儿 4. 矮小 5. 三角脸 6. 小下颌 7. 前额突出 8. 耳聋	9. 大耳 10. 青光眼 11. 眼窝深陷 12. 白内障 13. 近视 14. 角膜后胚胎环 15. Schwalbe 线 16. 虹膜缺损	17. 鼻发育不全 18. 宽鼻 19. 牙齿发育不良 20. 腹股沟疝 21. 脂肪萎缩 22. 关节松弛 23. 糖耐量减低 24. 糖尿病

【综合征中文名】	Shwachman-Diamond 综合征	【英文全名】	Shwachman-Diamond syndrome
【中文别名】	儿童胰腺功能不全并中性粒细胞减少症综合征	【英文别名】	pancreatic insufficiency and bone marrow dysfunction Shwachman-Bodian syndrome
【中文别名2】		【英文别名2】	lipomatosis of pancreas, congenital
【中文别名3】		【英文别名3】	
【OMIM】	260400	【英文缩写】 【英文缩写2】 【英文缩写3】	SDS
【好发年龄】	婴儿期		
【遗传方式】	常染色体隐性遗传		
【病因】	SBDS（Shwachman-Bodian-Diamond syndrome）基因具体编码的蛋白尚不清楚，但可能对 RNA 生成起作用。SBDS 基因突变可导致 Shwachman-Diamond 综合征		
【基因定位】	SBDS 基因（7q11.21）		
【临床表现】	本病主要累及血液系统、胰腺外分泌和骨骼。血液系统方面，患者由于骨髓的发育异常，可表现三系减低即红细胞系、粒细胞系、巨核细胞系均减少。其中，中性粒细胞的减少可导致抵抗力下降，容易感染。胰腺外分泌功能不足可引起食欲减退、恶心呕吐、腹泻、呈脂肪泻或乳糜泻等。骨骼异常在本病也很常见。患者骨生长病变多可累及髋和膝部，常合并骨质疏松，表现为髋关节发育不良而明显跛行；有些婴儿可能有肋骨短小，会造成呼吸困难，甚至致命。长期营养吸收不佳和骨骼病变可导致矮小		
【特征表现】	1. 矮小 2. 骨质疏松 3. 脂肪泻 4. 恶心、呕吐 5. 腹泻 6. 贫血 7. 血小板减少	8. 粒细胞减少 9. 骨髓增生异常综合征 10. 白细胞减少 11. 感染倾向 12. 骨畸形 13. 肿瘤倾向 14. 三系减低	

【综合征中文名】	SOFT 综合征	【英文全名】	SOFT syndrome
【中文别名】		【英文别名】	short stature, onychodysplasia, facial dysmorphism, and hypotrichosis
【中文别名2】		【英文别名2】	
【中文别名3】		【英文别名3】	
【OMIM】	614813	【英文缩写】 【英文缩写2】 【英文缩写3】	SOFT
【好发年龄】	婴儿期		
【遗传方式】	常染色体隐性遗传		
【病因】	POC1A（POC1 centriolar protein A）基因编码相关蛋白，对细胞分裂的中心粒组装和稳定性起重要作用。POC1A 基因突变可以引起矮小和骨畸形，导致 SOFT 综合征		
【基因定位】	POC1A 基因（*3p21.2*）		
【临床表现】	患者出生时可有低出生体重，小于胎龄儿；此后有身材矮小，生长发育迟缓，大头畸形，长脸，三角脸，前额突出，小耳，眼距增宽，眼窝深陷，突鼻，牙齿发育不全，乳房发育不全，性幼稚，少精，阴蒂发育不全，骨盆发育不全，指甲发育不全，智力低下，肌张力减低，糖尿病等症状		
【特征表现】	1. 低出生体重儿 2. 小于胎龄儿 3. 矮小 4. 大头畸形 5. 长脸 6. 三角脸 7. 前额突出 8. 小耳 9. 宽眼距 10. 眼窝深陷	11. 突鼻 12. 牙齿发育不良 13. 乳房发育不良 14. 性幼稚 15. 骨盆发育不良 16. 指甲发育不全 17. 智力低下 18. 肌张力低 19. 糖尿病	

【综合征中文名】	Sotos 综合征 1 型	【英文全名】	Sotos syndrome 1
【中文别名】	Sotos 综合征	【英文别名】	Sotos syndrome
【中文别名 2】	巨脑症	【英文别名 2】	cerebral gigantism syndrome
【中文别名 3】	脑性巨体综合征	【英文别名 3】	chromosome 5q35 deletion syndrome
【OMIM】	117550	【英文缩写】 【英文缩写 2】 【英文缩写 3】	Sotos 1
【好发年龄】	婴儿期至儿童期		
【遗传方式】	常染色体显性遗传		
【病因】	NSD1（nuclear receptor binding SET domain protein 1）基因编码组蛋白甲基转移酶，能完成组蛋白 H3 第 36 位赖氨酸（H3K36）的双甲基化修饰。NSD1 基因在脑、肾脏、骨骼肌、脾脏、胸腺、肺部表达，能调节相关基因的表达，它在胚胎早期发育中也起调节作用。基因微缺失和突变可导致生长发育和各系统异常表现		
【基因定位】	NSD1 基因（5q35）		
【临床表现】	患者可表现为巨大儿，在出生一年内过度生长，骨龄提前，但智力落后，运动发育不足，且可有特殊面容：巨颅，有轻度至中度脑室扩张，前额突出，眼裂向外下倾斜，眼距宽，高腭弓；皮肤纹理异常，大鱼际纹和指纹以斗形纹常见，发迹线高，头发稀疏，喂养困难，下颌凸起，牙齿过早萌出；并伴有先天性脊柱侧弯、斜视、传导性耳聋；患者还可合并先天性心脏病，房间隔缺损、室间隔缺损、动脉导管未闭等症状		
【特征表现】	1. 巨大儿 2. 身材高大 3. 智力低下 4. 巨颅 5. 前额突出 6. 宽眼距 7. 高腭弓 8. 耳聋 9. 皮肤纹理异常	10. 牙齿过早萌出 11. 先天性心脏病 12. 房间隔缺损 13. 室间隔缺损 14. 动脉导管未闭 15. 脊柱侧弯 16. 斜视 17. 生长过快	

【综合征中文名】	Sotos 综合征 2 型	【英文全名】	Sotos syndrome 2
【中文别名】		【英文别名】	Marshall-Smith syndrome
【中文别名 2】		【英文别名 2】	
【中文别名 3】		【英文别名 3】	
【OMIM】	614753	【英文缩写】	Sotos 2
		【英文缩写 2】	
		【英文缩写 3】	
【好发年龄】	婴儿期		
【遗传方式】	常染色体显性遗传		
【病因】	NFIX（nuclear factor Ⅰ/Ⅹ）基因编码一种能和细胞 DNA 启动子区结合的转录因子。NFIX 基因突变可引起生长发育和各系统异常表现，导致 Sotos 综合征 2 型		
【基因定位】	NFIX 基因（*19p13.3*）		
【临床表现】	患者可表现为巨大儿，在出生一年内过度生长，骨龄提前，但智力落后，运动发育不足，且可有特殊面容：巨颅，有轻度至中度脑室扩张，前额突出，眼裂向外下倾斜，眼距宽，高腭弓；皮肤纹理异常，大鱼际纹和指纹以斗形纹常见，发迹线高，头发稀疏，喂养困难，下颌凸起，牙齿过早萌出；并伴有先天性脊柱侧弯		
【特征表现】	1. 巨大儿　2. 身材高大　3. 智力低下　4. 巨颅　5. 前额突出　6. 宽眼距		7. 高腭弓　8. 皮肤纹理异常　9. 牙齿过早萌出　10. 脊柱侧弯　11. 斜视　12. 生长过快

【综合征中文名】	Steel 综合征	【英文全名】	Steel syndrome
【中文别名】		【英文别名】	dislocated hips and radial heads, carpal coalition, scoliosis, and short stature
【中文别名2】		【英文别名2】	
【中文别名3】		【英文别名3】	
【OMIM】	615155	【英文缩写】	STLS
		【英文缩写2】	
		【英文缩写3】	
【好发年龄】	婴儿期		
【遗传方式】	常染色体隐性遗传		
【病因】	COL27A1（collagen, type XXVII, alpha 1）基因编码一种胶原纤维，在软骨和骨骼骨化中起重要作用。COL27A1 基因突变可引起骨软骨畸形，导致 Steel 综合征		
【基因定位】	COL27A1 基因（*9q32*）		
【临床表现】	患者常身材矮小，前额突出，长脸，宽鼻，脊柱侧弯，还可表现为先天性髋关节脱位，马蹄高弓足		
【特征表现】	1. 矮小 2. 前额突出 3. 长脸 4. 宽鼻 5. 脊柱侧弯 6. 髋关节脱位 7. 马蹄足		

【综合征中文名】	Weaver 综合征	【英文全名】	Weaver syndrome
【中文别名】		【英文别名】	Weaver-Smith syndrome
【中文别名 2】		【英文别名 2】	Weaver-like syndrome
【中文别名 3】		【英文别名 3】	
【OMIM】	277590	【英文缩写】	WVS
		【英文缩写 2】	WSS
		【英文缩写 3】	
【好发年龄】	婴儿期		
【遗传方式】	常染色体显性遗传		
【病因】	EZH2 (enhancer of zeste 2 polycomb repressive complex 2 subunit) 基因编码组蛋白甲基转移酶, 起甲基化修饰作用, 在胚胎早期发育中起调节作用。EZH2 基因突变可导致 Weaver 综合征		
【基因定位】	EZH2 基因 (*7q36.1*)		
【临床表现】	婴儿出生时常为巨大儿, 出生后常有加速生长和骨成熟, 故体型巨大; 还可有特殊的颅面外观 (巨颅症, 前额宽, 枕部扁平, 大耳, 小颌畸形, 宽下巴水平沟, 长人中); 不同程度智力发育水平 (从正常智力到严重智力障碍), 精神运动性延迟, 肌无力 (轻度肌张力增强或减退, 运动发育轻度或中度迟缓); 牙齿、指甲、骨骼发育异常, 脊柱侧凸、驼背, 先天性脚趾或手指屈曲, 马蹄内翻足; 脐疝; 肿瘤 (包括神经母细胞瘤和恶性血液病) 发生可能性增大		
【特征表现】	1. 巨颅 2. 肌无力 3. 扁枕 4. 大耳 5. 小下颌 6. 哭声低 7. 肿瘤倾向	8. 身材高大 9. 肌张力增高 10. 精神运动性迟滞 11. 马蹄足 12. 脊柱侧弯 13. 大头畸形 14. 长人中	15. 鞍鼻 16. 乳头内陷 17. 脐疝 18. 隐睾症 19. 皮肤松弛 20. 巨大儿 21. 声嘶

【综合征中文名】	Webb-Dattani 综合征	【英文全名】	Webb-Dattani syndrome
【中文别名】	下丘脑垂体功能减退合并眼、肾异常	【英文别名】	hypothalamo-pituitary-fronto-temporal hypoplasia with visual and renal anomalies
【中文别名 2】		【英文别名 2】	
【中文别名 3】		【英文别名 3】	
【OMIM】	615926	【英文缩写】	WEDAS
		【英文缩写 2】	
		【英文缩写 3】	
【好发年龄】	婴儿期		
【遗传方式】	常染色体隐性遗传		
【病因】	ARNT2（aryl hydrocarbon receptor nuclear transporter 2）基因编码的相关蛋白质在端脑、丘脑、垂体、视神经、肾小管等处表达，参与相关器官发育。ARNT2 基因突变可引起全垂体功能减退和眼、肾发育异常，导致 Webb-Dattani 综合征		
【基因定位】	ARNT2 基因（*15q25.1*）		
【临床表现】	患者表现身材矮小，小头畸形，前额突出，眼窝深陷，失明，胃食管反流，隐睾，肾积水，神经源性膀胱，腺垂体功能减退，中枢性尿崩症		
【特征表现】	1. 矮小 2. 小头畸形 3. 前额突出 4. 眼窝深陷 5. 视力下降 6. 胃食管反流 7. 隐睾症 8. 肾积水	9. 神经源性膀胱 10. 垂体前叶功能减退 11. 甲状腺功能减退症 12. 生长激素缺乏症 13. 肾上腺皮质功能减退症 14. 高钠血症 15. 中枢性尿崩症	

【综合征中文名】	Werner 综合征	【英文全名】	Werner syndrome
【中文别名】	成人早衰症或全老症	【英文别名】	adult progeria
【中文别名2】	成人早衰老化综合征	【英文别名2】	adult premature aging syndrome
【中文别名3】		【英文别名3】	pangeria
【OMIM】	277700	【英文缩写】	WRN
		【英文缩写2】	
		【英文缩写3】	
【好发年龄】	青春期发病		
【遗传方式】	常染色体隐性遗传		
【病因】	LMNA（lamin A/C）基因位于*1q22*，编码 lamin A 和 lamin C 蛋白，体内多数细胞均有表达。这种蛋白是核纤层蛋白，维系细胞稳定性。WRN（Werner syndrome，RecQ helicase-like）基因产生 Werner 蛋白，能修复受损 DNA。Werner 蛋白编码解螺旋酶。解螺旋酶可将 DNA 解链，并去除异常的 DNA。其突变可以引起 DNA 修复障碍，导致 Werner 综合征		
【基因定位】	LMNA 基因（*1q22*），WRN 基因（*8p12*）		
【临床表现】	患者出生至幼儿期常发育正常，但至学龄期或青春期，出现均匀对称身材矮小。患者可有外形改变：鹰钩鼻，在 10~20 岁时毛发变白，伴脱发，眉毛、阴毛脱落；颜面四肢皮肤萎缩，呈老年人样面容；四肢皮肤、皮下组织和肌肉向心性弥漫性萎缩，手、足掌局限性角质增生；尚有其他皮损如毛细血管扩张、皮肤色素脱失性萎缩和全身性软组织和血管周围钙化，皮肤溃疡等。白内障是本病的主要特征，多发生在 20~30 岁，故称青年白内障。患者可有骨关节病变，由于四肢皮肤萎缩、拉紧，皮下组织纤维化及局部血管供血障碍，可致受累关节运动受限、肢端萎缩及强直变形，还可有骨质疏松。患者可有糖尿病，性功能减退，男性表现为性器官发育不全、性欲低下，女性表现为月经过早来潮，月经过少，过早闭经，大小阴唇、阴道、内生殖器及乳房发育不良或不全。患者可有心血管病变常为全身性，主要特征为严重的心血管病变。患者神经系统病变也较常见，最重要的表现是累及肢体远端的肌病型肌萎缩，远端深部腱反射消失，部分病例可出现感觉异常。本病并发非癌肿性肿瘤的发生率较高，其中最常见的为脑膜瘤和神经鞘肉瘤		
【特征表现】	1. 矮小 2. 老人外貌 3. 白内障 4. 关节挛缩 5. 卵巢早衰 6. 皮肤硬化 7. 鹰钩鼻	8. 异位钙化 9. 骨质疏松 10. 性幼稚 11. 糖尿病 12. 智力低下 13. 心脏病 14. 肿瘤倾向	

【综合征中文名】	Wiedemann-Steiner 综合征	【英文全名】	Wiedemann-Steiner syndrome
【中文别名】		【英文别名】	hairy elbows, short stature, facial dysmorphism, and developmental delay
【中文别名2】		【英文别名2】	
【中文别名3】		【英文别名3】	
【OMIM】	605130	【英文缩写】	WDSTS
		【英文缩写2】	
		【英文缩写3】	
【好发年龄】	婴儿期		
【遗传方式】	常染色体隐性遗传		
【病因】	KMT2A【lysine（K）-specific methyltransferase 2A】基因编码组蛋白甲基化酶，在胚胎发育和造血调控中起重要作用。KMT2A 基因突变会引起矮小和骨畸形，导致 Wiedemann-Steiner 综合征		
【基因定位】	KMT2A 基因（*11q23. 3*)		
【临床表现】	患者出生时可有小于胎龄儿，低出生体重儿等表现。此后可有身材矮小，低耳位，长人中，眼距增宽，斜视，长睫毛，宽鼻，高腭弓，便秘，短指（趾），浓眉，多毛，肌张力低下，智力低下，自闭症等症状		
【特征表现】	1. 小于胎龄儿 2. 低出生体重儿 3. 矮小 4. 低耳位 5. 长人中 6. 宽眼距 7. 斜视 8. 长睫毛 9. 宽鼻	10. 高腭弓 11. 便秘 12. 短指（趾） 13. 浓眉 14. 多毛症 15. 肌张力低 16. 智力低下 17. 自闭症	

【综合征中文名】	Williams-Beuren 综合征	【英文全名】	Williams-Beuren syndrome
【中文别名】		【英文别名】	chromosome *7q11.23* deletion syndrome
【中文别名2】		【英文别名2】	Williams syndrome
【中文别名3】		【英文别名3】	
【OMIM】	194050	【英文缩写】 【英文缩写2】 【英文缩写3】	WBS WS
【好发年龄】	婴儿期		
【遗传方式】	常染色体显性遗传		
【病因】	ELN（Elastin）基因编码弹性蛋白。弹性蛋白能组成弹性纤维，维持组织和细胞正常结构。ELN 基因突变可引起多器官功能障碍，导致 Williams-Beuren 综合征		
【基因定位】	ELN 基因（*7q11.23*）		
【临床表现】	本病患者存在特殊外形，表现为张嘴凸唇、鼻梁扁平、鼻孔向上、长人中、小下颌、星状虹膜和斜视、牙齿缺失、牙釉质缺陷、牙齿稀疏、咬合不正、结缔组织异常等。在心血管系统方面，患者可有动脉狭窄，其中，主动脉狭窄是最常见的临床表现。多数患者有智力和认知障碍，语言能力和听觉机械记忆能力很强，视觉空间的构建能力很弱，有轻到重度的智力发育迟缓，但部分人智力可达平均水平。患者也可有内分泌异常，表现为高血钙，高尿钙，甲状腺功能减退，宫内发育迟缓，低出生体重，婴儿期生长迟缓，成年后身材矮小，糖尿病发生率增加。此外患者还可有声音嘶哑，腹股沟疝、脐疝，肠道或膀胱憩室，直肠脱垂，关节受限或松弛，皮肤松弛等表现		
【特征表现】	1. 厚唇 2. 耳突出 3. 智力低下 4. 腹股沟疝 5. 小下颌 6. 鼻孔前倾 7. 牙列稀疏 8. 斜视 9. 脐疝 10. 高钙血症		11. 甲状腺功能减退症 12. 小于胎龄儿 13. 大耳垂 14. 面颊突出 15. 鞍鼻 16. 主动脉瓣狭窄 17. 长人中 18. 矮小 19. 低出生体重儿 20. 糖尿病

【综合征中文名】	糖尿病合并骨骺发育不良	【英文全名】	epiphyseal dysplasia, multiple, with early-onset diabetes mellitus
【中文别名】	Wolcott-Rallison 综合征	【英文别名】	Wolcott-Rallison syndrome
【中文别名 2】		【英文别名 2】	med-IDDM syndrome
【中文别名 3】		【英文别名 3】	IDDM-med syndrome
【OMIM】	226980	【英文缩写】 【英文缩写 2】 【英文缩写 3】	
【好发年龄】	婴儿期		
【遗传方式】	常染色体隐性遗传		
【病因】	EIF2AK3 (eukaryotic translation initiation factor 2-alpha kinase 3) 基因编码真核生物翻译起始因子-2α-激酶 3。EIF2AK3/PERK 的功能是作为一种信号转导蛋白参与因内质网应激而被激活的未折叠蛋白应答 (unfolded protein response, UPR)。EIF2AK3 在人体多处组织和器官都有表达, EIF2AK3 基因突变可引起糖尿病和骨骼发育异常, 导致 Wolcott-Rallison 综合征		
【基因定位】	EIF2AK3 基因 (2p12)		
【临床表现】	患者出生时常有低出生体重, 出生后可有身材矮小, 且有外形畸形, 表现为小头畸形, 眼裂增宽, 塌鼻梁, 高腭弓, 桶状胸, 多发骨骺发育不良, 骨质疏松, 脊柱前突, 骨盆畸形; 患者还可有肝大, 胰腺外分泌多发育不全, 糖尿病, 肾功能不全等症状, 可合并甲状腺功能减退		
【特征表现】	1. 糖尿病 2. 胰腺功能不全 3. 宫内发育窘迫 4. 低出生体重儿 5. 小于胎龄儿 6. 骨骺发育不良 7. 甲状腺功能减退症 8. 肝大 9. 小头畸形	10. 宽眼距 11. 鞍鼻 12. 高腭弓 13. 桶状胸 14. 骨质疏松 15. 脊柱前突 16. 骨盆畸形 17. 脊柱侧弯 18. 矮小	

【综合征中文名】	Wolfram 综合征 1 型	【英文全名】	Wolfram syndrome 1
【中文别名】		【英文别名】	diabetes insipidus and mellitus with optic atrophy and deafness
【中文别名 2】		【英文别名 2】	
【中文别名 3】		【英文别名 3】	
【OMIM】	222300	【英文缩写】	WFS1
		【英文缩写 2】	DIDMOAD
		【英文缩写 3】	
【好发年龄】	儿童期		
【遗传方式】	常染色体隐性遗传		
【病因】	WFS1（Wolfram syndrome 1）基因表达 Wolframin 蛋白，调控细胞内钙量。钙平衡对维系细胞功能和细胞相互连接起重要作用。Wolframin 在胰腺、脑、心脏、骨、肌肉、肺、肝和肾脏等处表达。Wolframin 对胰岛素原转化为胰岛素起作用。WFS1 基因突变后，内质网不能产生足够 Wolframin 蛋白，会启动细胞凋亡，可导致 Wolfram 综合征 1 型		
【基因定位】	WFS1 基因（*4p16.1*）		
【临床表现】	本病主要有中枢性尿崩症和糖尿病两大表现。患者的糖尿病多为胰岛素绝对缺乏类型，常为首发症状，发病多于 6 岁以下；患者还可合并视神经萎缩、耳聋、甲状腺功能减退、心肌病、肾积水、智力低下、共济失调等症状		
【特征表现】	1. 多尿 2. 烦渴 3. 多饮 4. 糖尿病 5. 视神经发育不全 6. 耳聋		7. 性腺功能减退 8. 甲状腺功能减退症 9. 智力低下 10. 肾积水 11. 共济失调 12. 矮小

【综合征中文名】	Wolfram 综合征 2 型	【英文全名】	Wolfram syndrome 2
【中文别名】		【英文别名】	
【中文别名 2】		【英文别名 2】	
【中文别名 3】		【英文别名 3】	
【OMIM】	604928	【英文缩写】 【英文缩写 2】 【英文缩写 3】	WFS2
【好发年龄】	儿童期		
【遗传方式】	常染色体隐性遗传		
【病因】	CISD2（CDGSH iron sulfur domain 2）基因表达组成线粒体结构的蛋白，CISD2 基因突变可以引起线粒体功能异常，从而导致 Wolfram 综合征 2 型		
【基因定位】	CISD2 基因（4q24）		
【临床表现】	本病表现为胰岛素依赖性糖尿病、视神经萎缩、中枢性尿崩症、尿路异常、听力异常，还表现为胃肠道溃疡和外伤后出血		
【特征表现】	1. 耳聋 2. 视神经发育不全 3. 糖尿病 4. 多尿 5. 尿崩症 6. 胃溃疡 7. 出血倾向		

【综合征中文名】	X 连锁点状软骨发育不良 1 型	【英文全名】	chondrodysplasia punctata 1, X-linked recessive
【中文别名】		【英文别名】	chondrodysplasia punctata, brachytelephalangic
【中文别名 2】		【英文别名 2】	
【中文别名 3】		【英文别名 3】	
【ONIM】	302950	【英文缩写】	CDPX1
		【英文缩写 2】	CPXR
		【英文缩写 3】	
【好发年龄】	婴儿期		
【遗传方式】	X 连锁隐性遗传		
【病因】	ARSE（aryl sulfatase E）基因表达芳基硫酸酯酶 E。该酶表达于高尔基体，其具体功能尚不明了，但其可能参与了维生素 K 代谢而影响骨和软骨发育。ARSE 基因突变可引起骨和软骨发育不良，导致 X 连锁点状软骨发育不良 1 型		
【基因定位】	ARSE 基因（*Xp22.3*）		
【临床表现】	患者多为男性，常见身材矮小、皮肤骨骼畸形，表现为皮肤鱼鳞样，手指、足跟部变短，足踝、跟骨和手指等部位骨或软骨末端可见点状发育不良；颜面也可畸形，表现为小头畸形、塌鼻梁等。此外，患者还可因气道软骨塌陷而危及生命，颈部脊柱发育异常可以导致脊柱侧弯，也可引起耳聋、视力障碍、性腺功能减退、嗅觉丧失等症状；患者通常智力正常		
【特征表现】	1. 肢体短小 2. 气管软化 3. 耳聋 4. 视力下降 5. 先天性心脏病	6. 鞍鼻 7. 矮小 8. 性腺功能减退 9. 嗅觉减退	

【综合征中文名】	X连锁点状软骨发育不良2型	【英文全名】	chondrodysplasia punctata 2, X-linked dominant
【中文别名】		【英文别名】	conradi-hunermann syndrome
【中文别名2】		【英文别名2】	Happle syndrome
【中文别名3】		【英文别名3】	Conradi-Hunermann-Happle syndrome
【ONIM】	302960	【英文缩写】 【英文缩写2】 【英文缩写3】	CDPX2
【好发年龄】	婴儿期		
【遗传方式】	X连锁显性遗传		
【病因】	EBP【emopamil binding protein（sterol isomerase）】基因表达3β-羟基-Δ8，Δ7-异构酶。这是胆固醇合成最后步骤的酶之一，胆固醇是细胞膜结构的重要组成部分，EBP基因的异常可引起细胞膜结构障碍，导致X连锁点状软骨发育不良2型		
【基因定位】	EBP基因（$Xp11.23$）		
【临床表现】	患者多见于女性，可有身材矮小，颜面、皮肤和骨骼畸形，可表现为皮肤鱼鳞病样红皮病表现；颅骨发育畸形：前额突出、颧骨突出、鞍鼻；颈短，脊柱侧弯，坐骨和耻骨异位钙化，四肢短小，颜面畸形可导致白内障、视力和听力下降，可伴智力低下，往往危及生命		
【特征表现】	1. 肢体短小 2. 视力下降 3. 矮小 4. 鱼鳞病 5. 前额突出 6. 鞍鼻	7. 脊柱侧弯 8. 异位钙化 9. 耳聋 10. 白内障 11. 皮肤色素沉积 12. 智力低下	

【综合征中文名】	X 连锁免疫失调多内分泌腺病肠病综合征	【英文全名】	immunodeficiency polyendocrinopathy and enteropathy, X-linked syndrome
【中文别名】		【英文别名】	X-linked autoimmunity-allergic dysregulation syndrome
【中文别名 2】		【英文别名 2】	
【中文别名 3】		【英文别名 3】	
【OMIM】	304790	【英文缩写】	IPEX
		【英文缩写 2】	XLAAD
		【英文缩写 3】	
【好发年龄】	婴儿期		
【遗传方式】	X 连锁隐性遗传		
【病因】	FOXP3（forkhead box p3）基因编码产生 forkhead box P3（FOXP）蛋白。FOXP3 蛋白是一种转录因子，能和 DNA 特殊区域结合，并帮助调节免疫系统的功能。FOXP3 蛋白存在于胸腺中，对 T 细胞的正常功能起重要作用。FOXP3 基因突变可引起自身免疫性疾病，导致 X 连锁免疫失调多内分泌腺病肠病综合征		
【基因定位】	FOXP3 基因（*Xp11.23*）		
【临床表现】	本病是多内分泌腺体受累的综合征，可以影响肠道、皮肤和内分泌腺体。多数患者是男性，在婴儿期，本病可以致命。肠病导致的恶心、呕吐常是首发症状，多在患者出生数月发病，导致体重减轻和生长减慢。患者也可表现为皮炎，最常见为湿疹。患者还可早发 1 型糖尿病、甲状腺功能减退症、淋巴腺病、溶血性贫血、白细胞减少症和血小板减少症。1 型糖尿病为其中最常见的内分泌腺异常，常在出生后数月就可起病；自身免疫性甲状腺病也可出现，可以导致甲状腺功能亢进或甲状腺功能减退		
【特征表现】	1. 糖尿病 2. 甲状腺功能亢进症 3. 甲状腺功能减退症 4. 肠病	5. 贫血 6. 感染倾向 7. 白细胞减少 8. 血小板减少	

【综合征中文名】	X连锁显性遗传性低磷佝偻病	【英文全名】	hypophosphatemic rickets, X-linked dominant
【中文别名】		【英文别名】	hypophosphatemia, X-linked
【中文别名2】		【英文别名2】	odontohypophosphatasia
【中文别名3】		【英文别名3】	
【OMIM】	307800	【英文缩写】 【英文缩写2】 【英文缩写3】	XLHR XLH
【好发年龄】	儿童期		
【遗传方式】	X连锁显性遗传		
【病因】	PHEX（phosphate regulating endopeptidase homolog, X-linked）基因编码一种在骨骼和牙齿矿化中起重要作用的蛋白酶。成纤维细胞生长因子23能抑制肾脏再吸收磷酸盐，能影响体内磷平衡。PHEX酶能调节成纤维细胞生长因子23水平。PHEX基因的失活导致能引起骨骼及牙齿矿化不良，导致X连锁显性遗传性低磷佝偻病		
【基因定位】	PHEX基因（*Xp22.11*）		
【临床表现】	患者可表现身材矮小，生长发育迟缓；外形有前额突出；还有听力丧失，牙齿发育不良，高尿磷，肾磷阈下降，低血磷症；成人可见附着点炎（肌腱、韧带、关节囊）或者异位钙化；患者还可有佝偻病，骨盆，四肢，头颅均可见相关畸形		
【特征表现】	1. 矮小 2. 前额突出 3. 耳聋 4. 牙齿发育不良	5. 低磷血症 6. 附着点炎 7. 异位钙化 8. 佝偻病	

【综合征中文名】	X 连锁性全垂体功能减退	【英文全名】	Panhypopituitarism X-linked
【中文别名】	多种垂体前叶激素缺乏症	【英文别名】	
【中文别名2】		【英文别名2】	
【中文别名3】		【英文别名3】	
【OMIM】	312000	【英文缩写】	PHPX
		【英文缩写2】	
		【英文缩写3】	
【好发年龄】	婴儿期		
【遗传方式】	X 连锁遗传		
【病因】	SOX3（sry-box 3）基因编码能调节胚胎发育的 sox 家族转录蛋白。在下丘脑和垂体轴和颅咽管形成中，均需要该蛋白。该蛋白在男性形成中也起重要作用，能使前 Sertoli 细胞向 Sertoli 细胞分化。SOX3 基因突变可引起全垂体功能减退，导致 X 连锁性全垂体功能减退		
【基因定位】	SOX3 基因（Xq27.1）		
【临床表现】	患者表现为多种腺垂体激素缺乏，尿崩症，智力低下，漏斗发育不全，神经垂体异位，腺垂体异位，中线结构异常，动脉圆锥缺失		
【特征表现】	1. 智力低下 2. 矮小 3. 多尿 4. 动脉圆锥缺失 5. 多种垂体激素缺乏症 6. 尿崩症		

【综合征中文名】	X 连锁性无精症 1 型	【英文全名】	spermatogenic failure, X-linked, 1
【中文别名】		【英文别名】	sertoli cell only syndrome
【中文别名 2】		【英文别名 2】	germinal cell aplasia
【中文别名 3】		【英文别名 3】	
【OMIM】	305700	【英文缩写】	SPGFX1
		【英文缩写 2】	
		【英文缩写 3】	
【好发年龄】	成年期		
【遗传方式】	不详		
【病因】	不详		
【基因定位】	USP26 基因（Xq26.2）		
【临床表现】	青少年时期无体征，青春期有男性乳房发育和肥胖，精液中无精子或极少数不成熟精子		
【特征表现】	1. 无精症 2. 小睾丸 3. 男性乳房发育 4. 肥胖		

【综合征中文名】	X 连锁遗传特发性矮小	【英文全名】	short stature, idiopathic, X-linked
【中文别名】		【英文别名】	
【中文别名 2】		【英文别名 2】	
【中文别名 3】		【英文别名 3】	
【OMIM】	300582	【英文缩写】	ISS
		【英文缩写 2】	
		【英文缩写 3】	
【好发年龄】	儿童期		
【遗传方式】	常染色体显性遗传		
【病因】	SHOX（short stature homeobox）基因定位于 X/Y 染色体的拟常染色体区域，剪接编码 SHOXa 和 SHOXb 蛋白，调节软骨发育信号传导途径相关信号分子的表达，调控其他软骨发育相关基因表达。这两种蛋白在多种器官组织中均有表达，SHOXa 广泛表达于人体骨骼肌、胎盘、胰腺、心脏和骨髓成纤维细胞等多种组织。SHOXb 表达于胚胎肾、骨骼肌，并高表达于骨髓成纤维细胞。SHOX 基因突变或缺陷致相关蛋白表达量不足，可引起软骨细胞增殖、分化紊乱，失去生长板增殖层和终末期细胞凋亡间的平衡，导致 Langer 肢中段骨发育不良、Leri-Weill 软骨骨生成障碍综合征和 X 连锁遗传特发性矮小		
【基因定位】	SHOX 基因（Xp22. 33，Yp11. 3）		
【临床表现】	患者可有身材矮小，还可有马德隆畸形（Madelung's deformity），可引起局部疼痛和腕部活动受限，表现为桡骨粗短弯曲，腕骨角减小，尺骨发育不全，尺骨和桡骨距离过大，尺桡骨远端相对侧骨骺及干骺端发育差，远端关节面向掌、尺侧倾斜，桡骨远端关节面尺侧倾斜导致腕骨尺侧移位，远侧尺桡关节脱位等症状		
【特征表现】	1. 矮小 2. 马德隆畸形		

【综合征中文名】	X 连锁肾性尿崩症	【英文全名】	diabetes insipidus, nephrogenic, X-linked
【中文别名】	肾性尿崩症 1 型	【英文别名】	diabetes insipidus, nephrogenic, type I
【中文别名 2】		【英文别名 2】	
【中文别名 3】		【英文别名 3】	
【OMIM】	304800	【英文缩写】	NDI
		【英文缩写 2】	
		【英文缩写 3】	
【好发年龄】	儿童期		
【遗传方式】	X 连锁隐性遗传		
【病因】	AVPR2（arginine vasopressin receptor 2）基因表达抗利尿激素的 V2 受体。该受体表达在肾远曲小管和集合管，抗利尿激素与该受体结合，可使肾小管排出水减少。AVPR2 基因突变可以引起肾脏对 AVP 不反应或反应减弱，肾小管水排出增多，血渗透压增高，导致 X 连锁肾性尿崩症		
【基因定位】	AVPR2 基因（*Xq28*）		
【临床表现】	多尿、烦渴、多饮，呕吐、厌食、便秘，生长迟缓，肾盂积水、急性尿潴留，若严重者可出现渴感缺失，导致发热、精神症状，甚至死亡。化验提示高钠血症		
【特征表现】	1. 多尿 2. 烦渴 3. 多饮 4. 矮小	5. 高钠血症 6. 尿崩症 7. 肾积水 8. 食欲不振	

【综合征中文名】	X 连锁隐性遗传性低磷佝偻病	【英文全名】	hypophosphatemic rickets, X-linked dominant
【中文别名】		【英文别名】	hypophosphatemia, X-linked
【中文别名 2】		【英文别名 2】	odontohypophosphatas Ⅰ A
【中文别名 3】		【英文别名 3】	
【OMIM】	300554	【英文缩写】	XLHR
		【英文缩写 2】	XLH
		【英文缩写 3】	
【好发年龄】	儿童期		
【遗传方式】	X 连锁隐性遗传		
【病因】	CLCN5（chloride channel, voltage-sensitive 5）基因表达 ClC-5 氯离子通道。该通道位于肾脏近端小管，为氢离子和氯离子交换子，维持细胞内电解质和酸碱平衡稳定，维持肾脏近端小管正常功能。CLCN5 基因突变可引起低磷血症，导致 X 连锁隐性遗传性低磷佝偻病		
【基因定位】	CLCN5 基因（Xp11.23）		
【临床表现】	患者可表现身材矮小，高尿磷，肾磷阈下降，低血磷症，肾结石，肾功能不全，骨质疏松，佝偻病，骨盆，四肢，头颅均可见相关畸形		
【特征表现】	1. 矮小 2. 低磷血症 3. 肾功能不全 4. 肾结石 5. 佝偻病 6. 骨质疏松		

【综合征中文名】	X 连锁智力低下-畸形面容综合征 1 型	【英文全名】	mental retardation-hypotonic facies syndrome，X-linked，1
【中文别名】		【英文别名】	Smith-Fineman-Myers syndrome 1
【中文别名 2】		【英文别名 2】	XLMR-hypotonic facies syndrome
【中文别名 3】		【英文别名 3】	Carpenter-Waziri syndrome
【OMIM】	309580	【英文缩写】 【英文缩写 2】 【英文缩写 3】	MRXHF1 SFM1
【好发年龄】	婴儿期		
【遗传方式】	X 连锁隐性遗传		
【病因】	ATRX（alpha thalassemia/mental retardation syndrome X-linked）基因编码相关蛋白，其功能不详，可能与染色质重塑有关。ATRX 蛋白似可调节 HBA1 和 HBA2 基因表达，这两个基因负责血红蛋白的表达。ATRX 基因突变可引起骨骼畸形、矮小和内脏发育异常，导致 X 连锁智力低下-畸形面容综合征 1 型		
【基因定位】	ATRX 基因（Xq21.1）		
【临床表现】	患者表现出矮小、轻度肥胖、小头畸形、面中部发育不良、小人中、小下颌、低耳位、小耳、神经性耳聋、内眦皱襞、斜视、上睑下垂、视神经萎缩、鞍鼻、小口、高腭弓、短颈、胃食管反流、呕吐便秘、性幼稚、隐睾、小睾丸、尿道下裂、肾发育不全、脊柱侧弯、膝外翻、短指、马蹄内翻足、扁平足、智力低下、肌张力低下、癫痫、精神病样表现、地中海贫血		
【特征表现】	1. 矮小 2. 肥胖 3. 小头畸形 4. 面中部发育不良 5. 小人中 6. 小下颌 7. 低耳位 8. 小耳 9. 耳聋 10. 内眦赘皮 11. 斜视	12. 上睑下垂 13. 视神经发育不全 14. 鞍鼻 15. 视力下降 16. 小口 17. 高腭弓 18. 短颈 19. 胃食管反流 20. 恶心、呕吐 21. 便秘 22. 性幼稚	23. 隐睾症 24. 尿道下裂 25. 肾功能不全 26. 脊柱侧弯 27. 膝外翻 28. 短指（趾） 29. 扁平足 30. 智力低下 31. 肌张力低 32. 癫痫 33. 地中海贫血

【综合征中文名】	Y 连锁性无精症 1 型	【英文全名】	spermatogenic failure, Y-linked，1
【中文别名】	Y 连锁性唯支持细胞综合征	【英文别名】	sertoli cell only syndrome, Y-linked
【中文别名 2】	唯支持细胞综合征 2 型	【英文别名 2】	sertoli cell only syndrome, Type Ⅱ
【中文别名 3】		【英文别名 3】	
【OMIM】	400042	【英文缩写】 【英文缩写 2】 【英文缩写 3】	SPGFY1 SCOS
【好发年龄】	成年期		
【遗传方式】	不详		
【病因】	Y 染色体长臂 AZF（azoospermia factor）无精子因子区域中间缺失，特别是 AZFa 区域缺失，AZFa 区域包含 USP9Y（ubiquitin-specific protease 9，Y chromosome）、DDX3Y（dead/h box 3，Y-linked）、UTY（ubiquitously transcribed tetratricopeptide repeat gene on Y chromosome）基因，当这些区域中的一个或多个部位出现缺失时将导致精子发生障碍，造成少弱精症甚至无精子症，最终导致患者不育		
【基因定位】	Y 染色体长臂		
【临床表现】	青少年时期无任何体征，青春期发育仍呈男性特征，第二性征发育正常，阴茎可正常勃起，精液中无精子或极少数不成熟精子。促性腺激素升高而睾酮正常，双侧睾丸小，睾丸活检见曲细精管生殖上皮细胞数减少或缺如，含丰富的支持细胞，Leydig 细胞形态正常，数目相对增多		
【特征表现】	1. 无精症 2. 小睾丸		

【综合征中文名】	Y 连锁性无精症 2 型	【英文全名】	spermatogenic failure, Y-linked, 2
【中文别名】		【英文别名】	spermatogenic failure, nonobstructive, Y-linked
【中文别名 2】		【英文别名 2】	azoospermia, nonobstructive, Y-linked
【中文别名 3】		【英文别名 3】	
【OMIM】	415000	【英文缩写】 【英文缩写 2】 【英文缩写 3】	SPGFY2
【好发年龄】	成年期		
【遗传方式】	不详		
【病因】	USP9Y (ubiquitin specific peptidase 9, Y-linked) 基因在 Y 染色体上, 编码泛素特异性蛋白酶 9。其具体作用不详, 但可能参与精子发育。USP9Y 基因突变可能引起患者无精症, 导致 Y 连锁性无精症 2 型		
【基因定位】	USP9Y 基因 (Yq11.21)		
【临床表现】	青少年时期无任何体征, 青春期发育仍呈男性特征, 第二性征发育正常, 阴茎可正常勃起, 精液中无精子或极少数不成熟精子		
【特征表现】	1. 无精症 2. 小睾丸		

【综合征中文名】	矮小，视神经萎缩合并 Pelger-Huet 异常	【英文全名】	short stature, optic nerve atrophy, and Pelger-Huet anomaly
【中文别名】		【英文别名】	
【中文别名2】		【英文别名2】	
【中文别名3】		【英文别名3】	
【OMIM】	614800	【英文缩写】	SOPH
		【英文缩写2】	
		【英文缩写3】	
【好发年龄】	婴儿期		
【遗传方式】	常染色体隐性遗传		
【病因】	NBAS（neuroblastoma amplified sequence）基因编码相关蛋白，在细胞内高尔基体和内质网之间的物质运输中起重要作用。NBAS 基因突变可引起矮小、视神经萎缩等畸形，导致矮小，视神经萎缩合并 Pelger-Huet 异常		
【基因定位】	NBAS 基因（*2p24.3*）		
【临床表现】	患者常有身材矮小，前额突出，长脸，长人中，浓眉，突眼，内眦赘皮，视神经萎缩，视力下降，色盲，近视，斜视，远视，薄嘴唇，音调尖厉，短颈，短指（趾），并指，皮肤松弛，肌张力减退等症状，但往往智力正常		
【特征表现】	1. 矮小 2. 前额突出 3. 长脸 4. 长人中 5. 浓眉 6. 突眼 7. 内眦赘皮 8. 视神经发育不全 9. 视力下降 10. 色盲		11. 近视 12. 斜视 13. 远视 14. 音调高 15. 短颈 16. 短指（趾） 17. 并指 18. 皮肤松弛 19. 肌张力低

【综合征中文名】	矮妖精综合征	【英文全名】	Donohue syndrome
【中文别名】	小精灵综合征	【英文别名】	leprechaunism
【中文别名2】	多诺霍综合征	【英文别名2】	insulin receptor，defect in
【中文别名3】		【英文别名3】	
【OMIM】	246200	【英文缩写】 【英文缩写2】 【英文缩写3】	
【好发年龄】	婴儿期		
【遗传方式】	常染色体隐性遗传		
【病因】	INSR（insulin receptor）是胰岛素受体基因，编码胰岛素受体。INSR 基因突变可引起各种颜面和代谢异常，导致矮妖精综合征		
【基因定位】	INSR 基因（19p13.2）		
【临床表现】	患者可有极度胰岛素抵抗，表现为高胰岛素血症和糖尿病；患者还可有生长发育异常和外形畸形，可有宫内发育迟缓和夭折，出生后身材矮小；面貌怪异为精灵样畸形，表现为低耳位、眼球突出、鞍鼻、阔嘴、厚唇等，并有脂肪萎缩。女婴可有多毛症、阴蒂肥大和多囊卵巢；此外还可有乳头突出，腹胀，胆汁淤积，肝纤维化；并有感染倾向，患者多早年夭折		
【特征表现】	1. 感染倾向 2. 阴蒂肥大 3. 多毛症 4. 大耳垂 5. 低出生体重儿 6. 小于胎龄儿 7. 黑棘皮病 8. 小下颌 9. 脂肪萎缩 10. 糖尿病		11. 高胰岛素血症 12. 突眼 13. 低耳位 14. 鞍鼻 15. 厚唇 16. 乳头增生 17. 腹胀 18. 胆汁淤积 19. 矮小 20. 脑积水

【综合征中文名】	半乳糖激酶缺陷症	【英文全名】	galactokinase deficiency
【中文别名】	半乳糖血症 2 型	【英文别名】	galactosemia II
【中文别名 2】		【英文别名 2】	
【中文别名 3】		【英文别名 3】	
【OMIM】	230200	【英文缩写】	
		【英文缩写 2】	
		【英文缩写 3】	
【好发年龄】	新生儿期		
【遗传方式】	常染色体隐性遗传		
【病因】	GALK1（galactokinase 1）基因编码半乳糖激酶，半乳糖激酶缺陷可导致其前体堆积，由于乳糖代谢障碍，患儿利用乳糖不利，会产生低血糖。GALK1 基因可导致半乳糖激酶缺陷症		
【基因定位】	GALK1 基因（17q24）		
【临床表现】	患者常见白内障，智力发育正常或迟缓，血中半乳糖浓度增高，尿中出现半乳糖或半乳糖醇，但无氨基酸和蛋白		
【特征表现】	1. 矮小 2. 肝大 3. 低血糖症 4. 白内障 5. 智力低下		

【综合征中文名】	半乳糖血症	【英文全名】	galactosemia
【中文别名】	半乳糖-1-磷酸尿苷酰转移酶缺陷症	【英文别名】	galactose-1-phosphate uridylyl-transferase deficiency
【中文别名2】		【英文别名2】	galt deficiency
【中文别名3】		【英文别名3】	galactosemia，classic
【OMIM】	230400	【英文缩写】 【英文缩写2】 【英文缩写3】	
【好发年龄】	婴儿期		
【遗传方式】	常染色体隐性遗传		
【病因】	GALT（galactose-1-phosphate uridylyltransferase）基因编码半乳糖-1-磷酸尿苷酰转移酶，这是半乳糖代谢中重要的酶。GALT基因突变可导致半乳糖-1-磷酸尿苷酰转移酶的前体半乳糖-1-磷酸堆积，引起一系列临床症状，导致半乳糖血症		
【基因定位】	GALT基因（9p13）		
【临床表现】	多数患儿在出生后数天，因哺乳或人工喂养牛乳中含有半乳糖，出现拒乳、呕吐、恶心、腹泻、体重不增加、肝大、黄疸、腹胀、低血糖、蛋白尿等，随之发生脱水、体重下降、嗜睡等症状，继而呈现黄疸和肝脏肿大，1~2个月后出现白内障。如不及时戒奶，几个月后出现智力障碍，症状进行性加重，最终因肝功能衰竭或感染而死亡		
【特征表现】	1. 恶心、呕吐 2. 腹泻 3. 矮小 4. 肝大		5. 低血糖症 6. 白内障 7. 智力低下

【综合征中文名】	暴发性 1 型糖尿病	【英文全名】	fulminant type 1 diabetes
【中文别名】		【英文别名】	
【中文别名 2】		【英文别名 2】	
【中文别名 3】		【英文别名 3】	
【OMIM】		【英文缩写】 【英文缩写 2】 【英文缩写 3】	
【好发年龄】	1~80 岁均可见，以成年人为主发病人群，未发现明显的发病年龄高峰		
【遗传方式】	不详		
【病因】	不详		
【基因定位】	不详		
【临床表现】	暴发性 1 型糖尿病临床表现常有：1. 前驱感染病史；2. 发病急骤：一般糖尿病症状（"三多一少"）出现不超过 1 周就迅速发展至酮症酸中毒状态；3. 代谢紊乱严重：起病时随机血糖一般在 30 mmol/L 以上，平均血糖水平为 44.4 mmol/L，和 1A 型糖尿病相比，酸中毒和电解质紊乱更严重；4. 糖化血红蛋白（HbA1c）接近正常；5. 胰岛 β 细胞功能极差：患者就诊时胰岛功能几乎完全丧失，血和尿中的 C 肽值极低，平均尿 C 肽值 4.3μg/d，血空腹 C 肽水平 0.1μmol/L；6. 通常无自身免疫的证据：胰岛自身抗体阴性，但少数患者亦可阳性；7. 胰腺外分泌腺受损：多数患者血中胰淀粉酶，胰脂肪酶及弹性蛋白酶 1 水平不同程度增高，而胰腺超声无异常		
【特征表现】	1. 糖尿病 2. 酮症酸中毒		

【综合征中文名】	变形性骨发育不良	【英文全名】	metatropic dysplasia
【中文别名】		【英文别名】	metatropic dwarfism
【中文别名2】		【英文别名2】	
【中文别名3】		【英文别名3】	
【OMIM】	156530	【英文缩写】	MD
		【英文缩写2】	
		【英文缩写3】	
【好发年龄】	婴儿期		
【遗传方式】	常染色体显性遗传		
【病因】	TRPV4（transient receptor potential cation channel, subfamily V, member 4）基因表达瞬时感受器电位亚型4。TRP 离子通道家族中包括从酵母细胞（蠕虫）到人类（哺乳动物）的 50 多种非选择性阳离子通道。TRPV4 通道是瞬时感受器电位离子通道家族香草素受体亚家族成员，属非选择性阳离子通道，对钙离子具有适中通透性，可被生物体内外环境中机械力、热、低渗、剪切力、佛波醇酯衍生物等多种理化刺激所激活，对机体许多生理功能的正常完成具有重要意义。该基因突变可导致变形性骨发育不良、Kozlowski 型脊椎干骺端发育不良和 Charcot-Marie-Tooth 病 2C 型		
【基因定位】	TRPV4 基因（*12q24.1*）		
【临床表现】	本病患者严重骨骼畸形、可伴矮小。患者胸廓狭窄，手足短小，长骨干骺端膨起呈哑铃状。患者在婴儿期，有脊柱后凸和侧突，且随时间加重，之后由于严重脊柱侧后突，出现矮小。有些患者有由软骨构成的尾状尾骨突起。随着时间进展，尾骨突起会减轻。其他骨骼问题包括椎骨扁平，髂骨外展，髋臼水平位，髋臼上切迹，颈椎过度运动，漏斗胸，关节挛缩，运动受限等		
【特征表现】	1. 矮小 2. 骨畸形 3. 哑铃状长骨 4. 扁平椎骨 5. 关节挛缩	6. 尾骨突起 7. 脊柱侧弯 8. 胸廓狭窄 9. 漏斗胸 10. 短指（趾）	

【综合征中文名】	表观盐皮质激素增多症	【英文全名】	apparent mineralocorticoid excess
【中文别名】	11β 羟类固醇脱氢酶缺陷症	【英文别名】	cortisol 11-beta-ketoreductase deficiency
【中文别名 2】		【英文别名 2】	
【中文别名 3】		【英文别名 3】	
【OMIM】	218030	【英文缩写】	AME
		【英文缩写 2】	11βHSD
		【英文缩写 3】	
【好发年龄】	幼儿期		
【遗传方式】	常染色体隐性遗传		
【病因】	HSD11B2【hydroxysteroid（11-beta）dehydrogenase 2】基因编码 11β 羟类固醇脱氢酶。11β 羟类固醇脱氢酶的生理作用是在肾脏中使皮质醇转化为无功能的皮质素；在体外，皮质醇能和盐皮质激素受体结合，产生高血压和低钾血症；在体内，由于 11β 羟类固醇脱氢酶的保护，皮质醇转化为皮质素，盐皮质激素就不能起作用。HSD11B2 基因突变可引起高血压、低钾血症，导致表观盐皮质激素增多症		
【基因定位】	HSD11B2 基因（*16q22*）		
【临床表现】	患者表现为低出生体重儿，身材矮小，生长发育迟缓，高血压、低钾血症。低血钾可引起神经肌肉功能障碍、肾脏损害和心脏损害，还可有多饮多尿、血浆肾素和血清醛固酮降低，B 超常有肾脏钙质沉积，若不及时治疗可有肾功能不全		
【特征表现】	1. 高血压 2. 低出生体重儿 3. 矮小 4. 肾结石	5. 肾功能不全 6. 低钾血症 7. 多饮 8. 多尿	

【综合征中文名】	Schimmelpenning-Feuerstein-Mims 综合征	【英文全名】	Schimmelpenning-Feuerstein-Mims syndrome
【中文别名】	表皮痣综合征	【英文别名】	epidermal nevus syndrome
【中文别名 2】	SFM 综合征	【英文别名 2】	SFM syndrome
【中文别名 3】		【英文别名 3】	
【OMIM】	163200	【英文缩写】	SFM
		【英文缩写 2】	
		【英文缩写 3】	
【好发年龄】	婴儿期		
【遗传方式】	体细胞突变		
【病因】	HRAS（Harvey rat sarcoma viral oncogene homolog）基因编码 H-Ras 蛋白，是 RAS/MAPK 途径的一部分。该蛋白是一种 GTP 酶，能使 GTP 变成 GDP，从细胞外向细胞内传递信号，参与细胞分裂的调节。KRAS（Kirsten rat sarcoma viral oncogene homolog）基因编码 K-Ras 蛋白，也是 RAS/MAPK 途径的一部分，该蛋白也为一种 GTP 酶，能调控细胞增殖分化。HRAS 和 KRAS 基因均为癌基因，上述基因突变可造成骨骼畸形和肿瘤倾向		
【基因定位】	HRAS 基因（11p15.5），KRAS 基因（12p12.1）		
【临床表现】	患者表现为身材矮小，生长发育迟缓，颅骨不对称，虹膜缺损，复视，牙齿发育不全，主动脉缩窄，马蹄肾，骨质疏松，脊柱侧弯，指（趾）畸形，脱发；皮肤见沿布氏线分布的皮脂腺痣，其病理为基底色素增加，表皮角化过度，乳头瘤样增生；智力低下，可伴低磷血症和佝偻病；性早熟。本病有肿瘤倾向，可出现基底细胞癌、乳头状汗管囊腺瘤、巨细胞肉芽肿		
【特征表现】	1. 矮小 2. 虹膜缺损 3. 复视 4. 牙齿发育不良 5. 主动脉瓣狭窄 6. 马蹄肾 7. 骨质疏松 8. 脊柱侧弯	9. 指趾畸形 10. 脱发 11. 表皮痣 12. 智力低下 13. 低磷血症 14. 性早熟 15. 肿瘤倾向	

【综合征中文名】	Robinow 综合征	【英文全名】	Robinow syndrome，autosomal dominant
【中文别名】	Robinow 侏儒	【英文别名】	Robinow dwarfism
【中文别名 2】	婴儿面综合征	【英文别名 2】	fetal face syndrome
【中文别名 3】		【英文别名 3】	acraldysostosis with facial and genital abnormalities
【OMIM】	180700	【英文缩写】	DRS
		【英文缩写 2】	
		【英文缩写 3】	
【好发年龄】	婴儿期		
【遗传方式】	常染色体显性遗传		
【病因】	WNT5A（wingless-type MMTV integration site family，member 5A）基因编码相关信号蛋白，作用于 WNT 通路，WNT 通路作用于骨，主要表现为对骨组织细胞如成骨细胞、软骨细胞及破骨细胞等功能的调节，该通路还在胚胎发育早期也起重要作用。WNT5A 基因突变可引起骨骼畸形和肿瘤发生增加，导致 Robinow 综合征		
【基因定位】	WNT5A 基因（*3p14.3*）		
【临床表现】	临床表现主要有颜面畸形、骨骼畸形、生殖系统和内脏异常、身材矮小等。颅颌面部特征性表现为：大头畸形；前额突出；塌鼻梁；腭盖高拱；嘴宽阔或呈三角形，人中长呈倒 V 形，引起切牙和牙龈的暴露；唇、腭裂，牙龈增生；小牙，舌系带短小，分裂舌；面中部发育不良，小颌畸形；偶见伴有额部中线毛细血管瘤和眶距增宽症；眼睑发育不良而引起眼球突出；低耳位。骨骼系统可有肢体中部发育不足，前臂骨（尺、桡骨）短，桡骨头脱位，旋前和旋后障碍，或胫腓骨畸形；手腕畸形；手指远端指骨短缩、分裂或指骨和腕骨融合；小手畸形伴宽拇指和第 4 或第 5 指先天性侧弯；拇指发育不足，分裂手畸形；并指（趾）畸形；指关节皮肤皱褶，小鱼际横纹和斗形指纹消失；肋骨畸形；脊柱侧弯，肢体发育障碍引起身材矮小；胸椎骨发育不良（半椎体畸形）。生殖系统方面表现为隐睾症，阴蒂和大阴唇发育不全。内脏异常表现为肾脏畸形		
【特征表现】	1. 矮小 2. 短指（趾） 3. 大头畸形 4. 前额突出 5. 鞍鼻 6. 唇裂、腭裂	7. 小牙 8. 小下颌 9. 突眼 10. 低耳位 11. 并指 12. 脊柱侧弯	13. 隐睾症 14. 尿道下裂 15. 肾功能不全 16. 颜面畸形 17. 骨畸形

【综合征中文名】	常染色体显性遗传性特发性矮小	【英文全名】	short stature，idiopathic，auto-somal
【中文别名】		【英文别名】	growth hormone deficiency，iso-lated，partial
【中文别名2】		【英文别名2】	growth hormone，insensitivity to，partial
【中文别名3】		【英文别名3】	
【OMIM】	604271	【英文缩写】 【英文缩写2】 【英文缩写3】	
【好发年龄】	儿童期		
【遗传方式】	常染色体显性遗传		
【病因】	GHR（growth hormone receptor）基因表达生长激素受体。GHSR（growth hormone secretagogue receptor）基因编码一个 G 蛋白偶联受体，是 Ghrelin 受体，能刺激生长激素释放。GHR 和 GHSR 基因突变可以引起矮小，导致常染色体显性遗传性特发性矮小		
【基因定位】	GHR 基因（5p13~p12），GHSR 基因（3q26.31）		
【临床表现】	患者可有身材矮小		
【特征表现】	矮小		

【综合征中文名】	常染色体显性遗传性低钙血症 1 型	【英文全名】	hypocalcemia, autosomal dominant 1
【中文别名】	常染色体显性遗传性低钙血症 1 型合并 Bartter 综合征	【英文别名】	hypocalcemia, autosomal dominant 1, with bartter syndrome
【中文别名 2】		【英文别名 2】	hypercalciuric hypocalcemia
【中文别名 3】		【英文别名 3】	hypocalcemia, familial
【OMIM】	601198	【英文缩写】 【英文缩写 2】 【英文缩写 3】	HYPOC1
【好发年龄】	婴儿期		
【遗传方式】	常染色体显性遗传		
【病因】	CASR（calcium-sensing receptor）基因编码钙敏感受体蛋白，该蛋白监控和调节血钙水平。当血钙低至一定水平时，激活受体发出信号，使细胞分泌 PTH，升高血钙。CASR 也在肾脏细胞中表达，可重吸收肾小管滤液中的钙。CASR 基因突变可引起电解质紊乱，导致新生儿重症甲旁亢、家族性低尿钙性高钙血症 1 型和常染色体显性遗传性低钙血症 1 型		
【基因定位】	CaSR 基因（*3q13*）		
【临床表现】	患者常表现为身材矮小，喉痉挛，高尿钙，肾脏钙化，肾结石，肾功能不全，骨性关节炎，早产，手足搐搦，低钙血症，癫痫，基底节钙化，甲状旁腺素水平降低，低镁血症，低钾血症，继发性醛固酮增多症		
【特征表现】	1. 矮小 2. 喉痉挛 3. 高尿钙症 4. 肾结石 5. 肾功能不全 6. 骨关节炎 7. 早产	8. 手足搐搦 9. 低钙血症 10. 癫痫 11. 基底节钙化 12. 低镁血症 13. 低钾血症	

【综合征中文名】	常染色体显性遗传性低钙血症 2 型	【英文全名】	hypocalcemia, autosomal dominant 2
【中文别名】		【英文别名】	
【中文别名 2】		【英文别名 2】	
【中文别名 3】		【英文别名 3】	
【OMIM】	615361	【英文缩写】 【英文缩写 2】 【英文缩写 3】	HYPOC2
【好发年龄】	婴儿期		
【遗传方式】	常染色体显性遗传		
【病因】	GNA11【guanine nucleotide binding protein（G protein），alpha 11】基因编码的蛋白质属于鸟嘌呤核苷酸结合蛋白（G 蛋白）偶联受体，G 蛋白是由 3 个单元组成：α，β 和 γ，该基因编码 α 亚基。甲状旁腺主细胞表面的钙敏感受体（CASR）也是 G 蛋白偶联受体，CASR 基因编码钙敏感受体蛋白，监控和调节血钙水平。当血钙低至一定水平时，激活受体发出信号，使细胞分泌 PTH，升高血钙。CASR 也在肾脏细胞中表达，可重吸收肾小管滤液中的钙离子。GNA11 基因突变，可引起血钙变化，导致常染色体显性遗传性低钙血症 2 型		
【基因定位】	GNA11 基因（19p13.3）		
【临床表现】	患者常表现为低钙血症，肌肉抽搐，感觉异常，血磷正常，甲状旁腺素水平降低		
【特征表现】	低钙血症		

【综合征中文名】	常染色体显性遗传性低磷佝偻病	【英文全名】	hypophosphatemic rickets，autosomal dominant
【中文别名】		【英文别名】	vitamin D-resistant rickets，autosomal dominant
【中文别名2】		【英文别名2】	hypophosphatemia，autosomal dominant
【中文别名3】		【英文别名3】	
【OMIM】	193100	【英文缩写】 【英文缩写2】 【英文缩写3】	ADHR
【好发年龄】	儿童期		
【遗传方式】	常染色体显性遗传		
【病因】	FGF23（fibroblast growth factor 23）基因编码一种骨细胞产生的调磷因子，它能和相关受体结合，作用于肾脏阻止磷重吸收。FGF23基因突变可引起低磷血症，导致常染色体显性遗传性低磷佝偻病		
【基因定位】	FGF23基因（12p13）		
【临床表现】	患者可表现身材矮小，生长发育迟缓，牙齿发育不良，高尿磷，肾磷阈下降，低血磷症，佝偻病，骨盆，四肢，头颅均可见相关畸形		
【特征表现】	1. 矮小 2. 牙齿发育不良 3. 低磷血症 4. 佝偻病		

【综合征中文名】	常染色体显性遗传性高胆固醇血症 3 型	【英文全名】	hypercholesterolemia, autosomal dominant, 3
【中文别名】		【英文别名】	low density lipoprotein cholesterol level quantitative trait locus 1
【中文别名 2】		【英文别名 2】	
【中文别名 3】		【英文别名 3】	
【OMIM】	603776	【英文缩写】 【英文缩写 2】 【英文缩写 3】	HCHOLA3 FH3 LDLCQ1
【好发年龄】	儿童		
【遗传方式】	常染色体显性遗传		
【病因】	PCSK9（proprotein convertase subtilisin/kexin type 9）基因称为前蛋白转化酶枯草溶菌素 9，属于前蛋白转化酶（proprotein convertase，PC）家族，编码一种 92 个氨基酸的糖蛋白，称为神经凋亡调节转化酶 1。该酶的主要功能为调节低密度脂蛋白受体（low density lipoprotein receptor，LDLR）。PCSK9 基因突变后，可使 LDLR 不能完成循环通路返回肝细胞表面，而在肝细胞溶酶体内降解，导致常染色体显性遗传性高胆固醇血症 3 型		
【基因定位】	PCSK9 基因（1p32.3）		
【临床表现】	高胆固醇血症，早发冠心病，黄色瘤，角膜弓		
【特征表现】	1. 黄色瘤 2. 角膜弓 3. 早发冠心病 4. 高脂血症 5. 高胆固醇血症 6. 关节炎		

【综合征中文名】	常染色体显性遗传性假性醛固酮减少症Ⅰ型	【英文全名】	pseudohypoaldosteronism, type Ⅰ, autosomal dominant
【中文别名】		【英文别名】	
【中文别名2】		【英文别名2】	
【中文别名3】		【英文别名3】	
【OMIM】	177735	【英文缩写】	PHA1A
		【英文缩写2】	
		【英文缩写3】	
【好发年龄】	婴儿期		
【遗传方式】	常染色体显性遗传		
【病因】	NR3C2（nuclear receptor subfamily 3，group C，member 2）基因表达盐皮质激素受体。NR3C2基因失活突变可引起盐皮质激素受体数量或功能缺陷，细胞中 Na^+-K^+-ATP 酶活性降低或消失，尿钠排泄增多，低钠血症和血容积量减少，血浆肾素活性增高，醛固酮合成和分泌增多，导致常染色体显性遗传性假性醛固酮减少症Ⅰ型。NR3C2基因激活突变可引起盐皮质激素受体数量或功能加强，引起细胞中 Na^+-K^+-ATP 酶活性增加，钠回吸收增加，引起高血压，导致常染色体显性遗传性早发高血压合并妊娠期高血压		
【基因定位】	NR3C2基因（4q31.23）		
【临床表现】	患者有反复呕吐、腹泻、渴感减退或消失，生长落后，血压偏低或休克等症状。血生化检查提示低钠、低氯和高钾血症，部分患者可伴有酸中毒，同时存在高血浆肾素活性和高醛固酮血症，且对外源性盐皮质激素治疗无反应。随着患儿肾小管功能发育日趋成熟，症状可变轻		
【特征表现】	1. 低钠血症 2. 脱水 3. 矮小 4. 高钾血症 5. 低氯血症	6. 代谢性酸中毒 7. 高醛固酮血症 8. 渴感减退 9. 恶心、呕吐	

【综合征中文名】	常染色体显性遗传性全身型甲状腺激素抵抗综合征	【英文全名】	thyroid hormone resistance, generalized, autosomal dominant
【中文别名】		【英文别名】	thyroid hormone unresponsiveness
【中文别名2】		【英文别名2】	hyperthyroxinemia, familial euthyroid, secondary to pituitary and peripheral resistance to thyroid hormones
【中文别名3】		【英文别名3】	
【OMIM】	188570	【英文缩写】 【英文缩写2】 【英文缩写3】	GRTH
【好发年龄】	不详		
【遗传方式】	常染色体显性遗传		
【病因】	THRB（thyroid hormone receptor gene）基因定位于3p24.2，该基因可编码甲状腺激素受体，THRB基因的突变使得外周组织对甲状腺激素不反应或不敏感，从而导致常染色体显性遗传性全身型甲状腺激素抵抗综合征		
【基因定位】	THRB基因（3p24.2）		
【临床表现】	患者可有疲劳，智力减退，记忆力严重下降，嗜睡，注意力不集中，怕冷，毛发干枯脱落，男性胡须生长慢，低体温，黏液性水肿面容，肌肤苍白、指甲厚脆，月经紊乱，心动过缓，无力，贫血等症状		
【特征表现】	1. 甲状腺功能减退症 5. 甲状腺肿 2. 黏液性水肿 6. 贫血 3. 皮肤干燥 7. 智力低下 4. 乏力 8. 怕冷		

【综合征中文名】	常染色体显性遗传中枢性尿崩	【英文全名】	diabetes insipidus, neurohypophyseal
【中文别名】	常染色体显性遗传抗利尿激素分泌不足	【英文别名】	diabetes insipidus, primary central
【中文别名2】		【英文别名2】	diabetes insipidus, cranial type
【中文别名3】		【英文别名3】	
【OMIM】	125700	【英文缩写】 【英文缩写2】 【英文缩写3】	CD I
【好发年龄】	儿童期		
【遗传方式】	常染色体显性遗传		
【病因】	AVP（arginine vasopressin）基因编码 AVP，在人体内起抗利尿激素的作用。AVP 基因突变可使 AVP 产生障碍，体内抗利尿激素缺乏，出现尿崩症症状，导致常染色体显性遗传中枢性尿崩		
【基因定位】	AVP 基因（20p13）		
【临床表现】	突发多尿、烦渴、多饮、面部外观异常、面部赘肉、短鼻子和长人中，骨密度减低		
【特征表现】	1. 多尿 2. 多饮 3. 短鼻 4. 骨质疏松 5. 长人中 6. 尿崩症		

【综合征中文名】	常染色体显性遗传性早发高血压合并妊娠期高血压	【英文全名】	hypertension, early-onset, autosomal dominant, with severe exacerbation in pregnancy
【中文别名】		【英文别名】	
【中文别名2】		【英文别名2】	
【中文别名3】		【英文别名3】	
【OMIM】	605115	【英文缩写】 【英文缩写2】 【英文缩写3】	
【好发年龄】	青少年期		
【遗传方式】	常染色体显性遗传		
【病因】	NR3C2（nuclear receptor subfamily 3, group C, member 2）基因表达盐皮质激素受体。NR3C2 基因失活突变可引起盐皮质激素受体数量或功能缺陷，细胞中 Na^+-K^+-ATP 酶活性降低或消失，尿钠排泄增多，低钠血症和血容积量减少，血浆肾素活性增高，醛固酮合成和分泌增多，导致常染色体显性遗传性假性醛固酮减少症Ⅰ型。NR3C2 基因激活突变可引起盐皮质激素受体数量或功能加强，引起细胞中 Na^+-K^+-ATP 酶活性增加，钠回吸收增加，引起高血压，导致常染色体显性遗传性早发高血压合并妊娠期高血压		
【基因定位】	NR3C2 基因（4q31.23）		
【临床表现】	患者临床表现早发（多小于 20 岁）重度高血压，且患者较容易出现高血压并发症，如高血压心脏病，妊娠期，患者更容易出现血压升高。化验检查，肾素和醛固酮水平降低		
【特征表现】	高血压		

【综合征中文名】	常染色体隐性遗传的 Larsen 综合征	【英文全名】	Larsen syndrome, autosomal recessive
【中文别名】		【英文别名】	multiple joint dislocations, short stature, craniofacial dysmorphism, and congenital heart defects
【中文别名2】		【英文别名2】	
【中文别名3】		【英文别名3】	
【OMIM】	245600	【英文缩写】 【英文缩写2】 【英文缩写3】	
【好发年龄】	婴儿期		
【遗传方式】	常染色体隐性遗传		
【病因】	B3GAT3（beta-1, 3-glucuronyltransferase 3）基因编码相关蛋白，能催化蛋白聚糖的生物合成，蛋白聚糖是细胞外基质的重要成分之一。可与细胞外基质中的胶原、纤黏连蛋白、层黏连蛋白及弹性蛋白结合，构成具有组织特性的细胞外基质。B3GAT3 基因突变可以引起矮小和骨畸形，导致常染色体隐性遗传的 Larsen 综合征		
【基因定位】	B3GAT3 基因（*11q12.3*）		
【临床表现】	患者出生时可有身材矮小、小头、前额突出、小下颌、低耳位、小耳、突眼、蓝巩膜、远视、斜视、浓眉、鞍鼻、腭裂、牙齿发育不良、短颈、颈蹼、心脏扩大、左心室肥厚、二叶主动脉瓣、二尖瓣脱垂、房间隔缺损、卵圆孔未闭、鸡胸、腹股沟疝、骨质疏松、脊柱侧弯、髋、肩、肘等关节脱位、马蹄足、脑积水等症状		
【特征表现】	1. 矮小　　　　　　11. 浓眉　　　　　　21. 卵圆孔未闭 2. 小头畸形　　　　12. 鞍鼻　　　　　　22. 鸡胸 3. 前额突出　　　　13. 唇裂、腭裂　　　23. 腹股沟疝 4. 小下颌　　　　　14. 牙齿发育不良　　24. 骨质疏松 5. 低耳位　　　　　15. 短颈　　　　　　25. 脊柱侧弯 6. 小耳　　　　　　16. 颈蹼　　　　　　26. 关节脱位 7. 突眼　　　　　　17. 左心室肥厚　　　27. 马蹄足 8. 蓝巩膜　　　　　18. 二叶主动脉瓣　　28. 脑积水 9. 远视　　　　　　19. 二尖瓣脱垂 10. 斜视　　　　　　20. 房间隔缺损		

【综合征中文名】	常染色体隐性遗传肾性尿崩症	【英文全名】	diabetes insipidus, nephrogenic, autosomal
【中文别名】		【英文别名】	diabetes insipidus, nephrogenic, type Ⅱ
【中文别名2】		【英文别名2】	
【中文别名3】		【英文别名3】	
【OMIM】	125800	【英文缩写】 【英文缩写2】 【英文缩写3】	
【好发年龄】	1~3岁		
【遗传方式】	常染色体隐性遗传		
【病因】	AQP2（aquaporin 2）基因编码肾脏远曲小管和集合管的水通道蛋白2。AQP2基因突变，可以引起水通道蛋白2突变，肾脏对抗利尿激素不反应或反应减弱，出现尿崩症表现，导致常染色体隐性遗传肾性尿崩症		
【基因定位】	AQP2基因（*12q12~q13*）		
【临床表现】	患者有多尿、烦渴、多饮，高钠血症，严重脱水，生长迟缓，喂养困难，和不明原因发热等表现；若严重者可出现渴感缺失，导致发热、精神症状、甚至死亡；还可有肾、输尿管积水，身材矮小，智力低下等表现		
【特征表现】	1. 多尿 2. 烦渴 3. 多饮 4. 高钠血症 5. 矮小 6. 肾积水 7. 智力低下		

【综合征中文名】	常染色体隐性 Robinow 综合征	【英文全名】	Robinow syndrome，autosomal recessive
【中文别名】		【英文别名】	costovertebral segmentation defect with mesomelia
【中文别名 2】		【英文别名 2】	robinow syndrome，autosomal recessive，with aplasia/hypoplasia of phalanges and metacarpals/metatarsals
【中文别名 3】		【英文别名 3】	robinow syndrome，autosomal recessive，with brachysynpolydactyly
【OMIM】	268310	【英文缩写】 【英文缩写 2】 【英文缩写 3】	RRS
【好发年龄】	婴儿期		
【遗传方式】	常染色体隐性遗传		
【病因】	ROR2（receptor tyrosine kinase-like orphan receptor 2）基因表达 ROR2 蛋白，主要编码细胞内膜转运过程中的酪氨酸激酶，与细胞的分化和成熟有密切关系，对胚胎发育十分重要，在骨骼、心脏和性别分化都扮演重要角色。ROR2 基因突变可引起胚胎发育畸形，导致常染色体隐性 Robinow 综合征		
【基因定位】	ROR2 基因（9q22）		
【临床表现】	临床表现主要有颜面畸形、骨骼畸形、生殖系统和内脏异常、身材矮小等。颅颌面部特征性表现为：大头畸形，前额突出，塌鼻梁，高腭弓，三角形嘴，长人中，唇腭裂，牙龈增生；舌系带短小，分裂舌；面中部发育不良，小颌畸形；眼距增宽，突眼，低耳位。骨骼系统可有脊柱侧弯，椎骨融合，前臂骨（尺、桡骨）短，桡骨头脱位，旋前和旋后障碍，或胫腓骨畸形；短指，小手，并指；生殖系统方面表现为隐睾症，阴蒂和大阴唇发育不全。内脏异常表现为肾脏畸形，先天性心脏病，包括房间隔缺损、主动脉狭窄、法洛四联症（室间隔缺损，肺动脉口狭窄，主动脉骑跨和右心室肥厚）或严重的二尖瓣和三尖瓣狭窄		
【特征表现】	1. 矮小 2. 短指（趾） 3. 大头畸形 4. 前额突出 5. 鞍鼻 6. 唇裂、腭裂 7. 小牙 8. 小下颌	9. 突眼 10. 低耳位 11. 并指 12. 脊柱侧弯 13. 隐睾症 14. 肾功能不全 15. 尿道下裂 16. 心脏畸形	17. 颜面畸形 18. 骨畸形 19. 房间隔缺损 20. 室间隔缺损 21. 主动脉瓣狭窄 22. 法洛四联症 23. 二尖瓣狭窄 24. 三尖瓣狭窄

【综合征中文名】	常染色体隐性遗传性低磷佝偻病1型	【英文全名】	hypophosphatemic rickets, autosomal recessive, 1
【中文别名】		【英文别名】	
【中文别名2】		【英文别名2】	
【中文别名3】		【英文别名3】	
【OMIM】	241520	【英文缩写】	ARHR1
		【英文缩写2】	
		【英文缩写3】	
【好发年龄】	儿童期		
【遗传方式】	常染色体隐性遗传		
【病因】	DMP1（dentin matrix acidic phosphoprotein 1）基因编码牙本质酸性磷酸蛋白。这种蛋白表达于骨骼和牙齿组织中，含有大量酸性结构域和多个磷酸化位点，能和细胞特定部位结合，调节未分化的成骨细胞分化。DMP1基因突变可引起低磷血症和骨软化症，导致常染色体隐性遗传性低磷佝偻病1型		
【基因定位】	DMP1基因（4q22.1）		
【临床表现】	患者可表现身材矮小、耳聋、高尿磷、肾磷阈下降、低血磷症、佝偻病，骨盆、四肢、头颅均可见相关畸形		
【特征表现】	1. 矮小 2. 牙齿发育不良 3. 低磷血症 4. 耳聋 5. 佝偻病		

【综合征中文名】	常染色体隐性遗传性骨质硬化症	【英文全名】	osteopetrosis, autosomal recessive 1
【中文别名】	婴儿恶性骨质硬化症 1	【英文别名】	osteopetrosis, infantile malignant 1
【中文别名 2】	常染色体隐性遗传性大理石骨病	【英文别名 2】	marble bones, autosomal recessive
【中文别名 3】		【英文别名 3】	albers-schonberg disease, autosomal recessive
【OMIM】	259700	【英文缩写】 【英文缩写 2】 【英文缩写 3】	OPTB1
【好发年龄】	婴幼儿期		
【遗传方式】	常染色体隐性遗传		
【病因】	TCIRG1（T cell immune regulator 1 gene）基因定的编码产物因剪切部位不同而不同，共有两种，一种存在于破骨细胞、非骨骼肌细胞、肝肾细胞等处；另一种在 T 细胞的激活过程中发挥作用。TCIRG1 基因的突变导致破骨细胞活性下降，导致常染色体隐性遗传性骨质硬化症		
【基因定位】	TCIRG1 基因（11q13.2）		
【临床表现】	临床表现为巨头畸形及前额膨出，因后鼻孔狭窄可导致呼吸困难；神经卡压而产生失明、耳聋及面瘫等问题；低钙血症；骨质过度增殖，髓腔减小。患儿易出现骨髓衰竭、再生障碍性贫血、血小板减少症、肝脾肿大		
【特征表现】	1. 骨硬化症 2. 大头畸形 3. 视力下降 4. 耳聋 5. 呼吸困难	6. 牙齿发育不良 7. 肝脾肿大 8. 血小板减少 9. 低钙血症	

【综合征中文名】	常染色体隐性遗传性家族性高胆固醇血症	【英文全名】	hypercholesterolemia, autosomal recessive
【中文别名】		【英文别名】	
【中文别名2】		【英文别名2】	
【中文别名3】		【英文别名3】	
【OMIM】	603813	【英文缩写】	ARH
		【英文缩写2】	
		【英文缩写3】	
【好发年龄】	青年期		
【遗传方式】	常染色体隐性遗传		
【病因】	LDLRAP1（low density lipoprotein receptor adaptor protein 1）基因编码 LDLRAP1 蛋白。LDLRAP1 蛋白包括保守的磷酸化酪氨酸结合区，可结合蛋白附件和胞质区低密度脂蛋白受体（LDLR），使受体和被膜小窝衔接发挥内吞作用。LDLRAP1 基因突变，可使 LDLR 蛋白出现内化缺陷，因而无法正常吸收 LDL，导致常染色体隐性遗传性家族性高胆固醇血症		
【基因定位】	LDLRAP1 基因（1p36~p35）		
【临床表现】	患者表现为早发心血管疾病和动脉粥样硬化病史，或者存在早发心肌梗死病史和动脉粥样硬化的家族史；查体可见肌腱的黄色瘤。本病表型和 LDLR 纯合子相似，但同一家系不同个体可有不同表型，并且较 LDLR 突变患者血总胆固醇和低密度脂蛋白胆固醇水平稍低、高密度脂蛋白胆固醇稍高，因而常染色体隐性遗传性家族性高胆固醇血症患者中冠心病的发病可相对延迟		
【特征表现】	1. 黄色瘤 2. 角膜弓 3. 高脂血症 4. 早发冠心病 5. 高胆固醇血症		

【综合征中文名】	常染色体隐性遗传性假性醛固酮减少症Ⅰ型	【英文全名】	pseudohypoaldosteronism, type Ⅰ, autosomal recessive
【中文别名】		【英文别名】	
【中文别名2】		【英文别名2】	
【中文别名3】		【英文别名3】	
【OMIM】	264350	【英文缩写】	PHA1B
		【英文缩写2】	
		【英文缩写3】	
【好发年龄】	婴儿期		
【遗传方式】	常染色体隐性遗传		
【病因】	SCNN1A 基因、SCNN1G 基因、SCNN1B 基因分别编码上皮细胞钠离子通道（ENaC）的 α、β 和 γ 亚基。ENaC 主要存在肾远端小管和集合管。还存在肺、结肠、汗腺和唾液腺中。它的失活突变，可使存在 ENaC 的组织器官（肾、肺、结肠、汗腺、唾液腺）的钠离子转运缺陷，导致细胞中 Na^+-K^+-ATP 酶活性降低或消失，尿钠排泄增多，低钠血症和血容量减少，血浆肾素活性增高，醛固酮合成和分泌增多。SCNN1A 基因、SCNN1G 基因、SCNN1B 基因突变可导致常染色体隐性遗传性假性醛固酮减少症Ⅰ型。与 NR3C2 基因引起的盐皮质激素受体失活相比，ENaC 突变的患者有多器官受累的特点		
【基因定位】	SCNN1A 基因（12p13.31），SCNN1G 基因（16p12.2），SCNN1B 基因（16p12.2）		
【临床表现】	患者症状较常染色体显性遗传性假性醛固酮减少症Ⅰ型更为严重，可表现为反复呕吐、腹泻、渴感减退或消失，生长落后。血压偏低或休克，血生化检查低钠、低氯和高钾，部分病人可伴有酸中毒，同时存在高血浆肾素活性和高醛固酮血症，且对外源性盐皮质激素治疗无反应。患者常合并呼吸系统症状，出现反复发作的呼吸困难、发绀、发热、呼吸急促、肋间间隙凹陷等，肺部可闻及湿啰音。反复发作性肺充血、咳嗽和哮喘。随着年龄增大，本病具有一定自限性		
【特征表现】	1. 低钠血症 2. 腹泻 3. 渴感减退 4. 生长激素缺乏症 5. 低氯血症		6. 高钾血症 7. 代谢性酸中毒 8. 高醛固酮血症 9. 呼吸困难

【综合征中文名】	常染色体隐性遗传性远端肾小管性酸中毒	【英文全名】	renal tubular acidosis, distal, autosomal recessive
【中文别名】		【英文别名】	renal tubular acidosis, distal, autosomal recessive, with late-onset sensorineural hearing loss
【中文别名2】		【英文别名2】	
【中文别名3】		【英文别名3】	
【OMIM】	602722	【英文缩写】	RTADR
		【英文缩写2】	
		【英文缩写3】	
【好发年龄】	婴儿期		
【遗传方式】	常染色体隐性遗传		
【病因】	ATP6V0A4（ATPase，H⁺ transporting，lysosomal，V0 subunit A，isoform 4）基因编码 ATP 敏感性氢泵，表达在肾脏远端小管和内耳。ATP6V0A4 基因突变可引起肾小管酸中毒和耳聋，导致常染色体隐性遗传性远端肾小管性酸中毒		
【基因定位】	ATP6V0A4 基因（7q34）		
【临床表现】	患者表现为低钾血症，代谢性酸中毒，佝偻病，双侧神经性耳聋，严重者可有肾功能不全		
【特征表现】	1. 低钾血症 2. 代谢性酸中毒 3. 佝偻病 4. 耳聋 5. 肾功能不全		

【综合征中文名】	成骨不全 1 型	【英文全名】	osteogenesis imperfecta，type I
【中文别名】	脆骨症	【英文别名】	osteogenesis imperfecta tarda
【中文别名 2】		【英文别名 2】	osteogenesis imperfecta with blue sclerae
【中文别名 3】		【英文别名 3】	osteopenic nonfracture syndrome
【OMIM】	166200	【英文缩写】 【英文缩写 2】 【英文缩写 3】	OI1
【好发年龄】	婴儿期		
【遗传方式】	常染色体显性遗传		
【病因】	I 型胶原由三条链组成，COL1A1（collagen，type I，alpha-1）基因表达 I 型胶原前 α1 链，而 I 型胶原是骨组织的重要组成部分。COL1A1 基因突变，可使 1 型胶原结构异常，功能缺陷，可导致成骨不全 1 型		
【基因定位】	COL1A1 基因（17q21.33）		
【临床表现】	I 型为此病最常见且临床表现最轻的分型。患者通常有蓝色巩膜和骨折倾向，轻微创伤即可导致多种骨折。患者在新生儿期表现不明显，儿童至青春期骨折倾向增加，之后骨折发生率减低，女性绝经后或男性六十岁后骨折倾向再次出现。正常身材的患者，常见椎骨骨折，可以导致轻度的脊柱侧弯，关节松弛，肌紧张减低，无明显骨畸形或者很少畸形，有些患者表现为耳聋和二尖瓣脱垂。无牙齿生成不全的是 1A 型，有牙齿生成不全的是 1B 型		
【特征表现】	1. 蓝巩膜 2. 耳聋 3. 牙齿发育不良 4. 骨折	5. 脊柱侧弯 6. 肌紧张减低 7. 二尖瓣脱垂 8. 骨畸形	

【综合征中文名】	成骨不全 2 型	【英文全名】	osteogenesis imperfecta，type Ⅱ
【中文别名】		【英文别名】	osteogenesis imperfecta congenita，perinatal lethal form
【中文别名 2】		【英文别名 2】	osteogenesis imperfecta congenita
【中文别名 3】		【英文别名 3】	vrolik type of osteogenesis imperfecta
【OMIM】	166210	【英文缩写】 【英文缩写 2】 【英文缩写 3】	OI2
【好发年龄】	婴儿期		
【遗传方式】	常染色体显性遗传，罕见常染色体隐性遗传		
【病因】	Ⅰ型胶原由三条链组成，COL1A1（collagen，type Ⅰ，alpha-1）基因表达Ⅰ型胶原前 α1 链，COL1A2（collagen，type Ⅰ，alpha-2）基因表达Ⅰ型胶原前 α2 链，而Ⅰ型胶原是骨组织的重要组成部分。COL1A1 或 COL1A2 基因突变，可使Ⅰ型胶原结构异常，功能缺陷，从而导致成骨不全 2 型、3 型和 4 型		
【基因定位】	COL1A1 基因（*17q21. 33*），COL1A2 基因（*7q22. 1*）		
【临床表现】	2 型为此病最严重的分型之一，可在围生期致死。患儿常在出生时有严重的骨骼畸形如多肋骨、长骨骨折、宽长骨、X 线下颅骨低密度等，并巩膜颜色很深、颅顶骨钙化减少、串珠肋、长骨变形、椎骨变扁、多发骨折，最终可导致呼吸衰竭。严重型可围生期因为呼吸困难或颅内出血死亡。2 型共有三个分型：2A 型表现为宽阔而短小的长骨，同时有肋骨增宽和肋骨串珠；2B 型有宽阔而短小的长骨，同时有肋骨细小；2C 型长骨较细小且较长，肋骨细小且串珠样		
【特征表现】	1. 蓝巩膜 2. 骨折 3. 串珠肋 4. 矮小 5. 骨畸形		

【综合征中文名】	成骨不全 3 型	【英文全名】	osteogenesis imperfecta, type Ⅲ
【中文别名】		【英文别名】	osteogenesis imperfecta, progressively deforming, with normal sclerae
【中文别名 2】		【英文别名 2】	
【中文别名 3】		【英文别名 3】	
【OMIM】	259420	【英文缩写】	OI3
		【英文缩写 2】	
		【英文缩写 3】	
【好发年龄】	婴儿期		
【遗传方式】	常染色体显性遗传		
【病因】	Ⅰ型胶原由三条链组成，COL1A1（collagen, type Ⅰ, alpha-1）基因表达Ⅰ型胶原前 α1 链，COL1A2（collagen, type Ⅰ, alpha-2）基因表达Ⅰ型胶原前 α2 链，而Ⅰ型胶原是骨组织的重要组成部分。COL1A1 或 COL1A2 基因突变，可使Ⅰ型胶原结构异常，功能缺陷，可导致成骨不全 2 型、3 型和 4 型		
【基因定位】	COL1A1 基因（17q21.33），COL1A2 基因（7q22.1）		
【临床表现】	该型以严重的骨骼畸形为特征，通常从出生即存在。患者表现出显著的头面部生长分化不全，表现为颅底、下颌骨生长转位导致的蝶鞍区异位形成的三角形脸。骨骼畸形随年龄增加逐渐进展。骨折可在胎儿时期即存在，在儿童成长发育期也很常见，即使进入成年，骨折发生率也较高。牙质发育不全也常见。脊柱侧凸导致的呼吸系统疾病，被认为是这类患者死亡的首要原因。患者身材矮小，因畸形与骨脆性，常终生在轮椅上生活。该病患者出生时或者婴儿期巩膜呈蓝色、浅灰色，随着年龄增长，蓝色渐轻，至青春期或者成年后颜色可正常		
【特征表现】	1. 蓝巩膜　　　　　　　　　　5. 三角脸 2. 骨折　　　　　　　　　　　6. 关节松弛 3. 矮小　　　　　　　　　　　7. 牙齿发育不良 4. 耳聋　　　　　　　　　　　8. 骨畸形		

【综合征中文名】	成骨不全 4 型	【英文全名】	osteogenesis imperfect, type Ⅳ
【中文别名】		【英文别名】	osteogenesis imperfecta with normal sclerae
【中文别名 2】		【英文别名 2】	
【中文别名 3】		【英文别名 3】	
【OMIM】	166220	【英文缩写】	OI4
		【英文缩写 2】	
		【英文缩写 3】	
【好发年龄】	婴儿期		
【遗传方式】	常染色体显性遗传		
【病因】	Ⅰ型胶原由三条链组成，COL1A1（collagen，type Ⅰ，alpha-1）基因表达Ⅰ型胶原前 α1 链，COL1A2（collagen，type Ⅰ，alpha-2）基因表达Ⅰ型胶原前 α2 链，而Ⅰ型胶原是骨组织的重要组成部分。COL1A1 或 COL1A2 基因突变，可使Ⅰ型胶原结构异常，功能缺陷，从而导致成骨不全 2 型、3 型和 4 型		
【基因定位】	COL1A1 基因（17q21.33），COL1A2 基因（7q22.1）		
【临床表现】	该型为本病临床表现最广泛的分型。表现最严重的患者可以在出生时就有骨折。患者通常表现有中度骨骼畸形、身材相对矮小、出生时或者婴儿期巩膜呈蓝色或者浅灰色，随着年龄增长，蓝色渐轻，至青春期或者成年后颜色可正常。还可有显著的头面部生长分化不全，表现为颅底、下颌骨生长转位导致的蝶鞍区异位。可有矮小和失聪。4 型共有两个分型，4A 型无牙齿发育不全，4B 型有牙齿发育不全		
【特征表现】	1. 骨折 2. 牙齿发育不良 3. 矮小 4. 耳聋 5. 骨畸形 6. 桶状肋骨		

【综合征中文名】	成骨不全 5 型	【英文全名】	osteogenesis imperfecta，type V
【中文别名】		【英文别名】	
【中文别名 2】		【英文别名 2】	
【中文别名 3】		【英文别名 3】	
【OMIM】	610967	【英文缩写】 【英文缩写 2】 【英文缩写 3】	OI5
【好发年龄】	婴儿期		
【遗传方式】	常染色体显性遗传		
【病因】	IFITM5（interferon induced transmembrane protein 5）基因为干扰素诱导基因家族成员，编码膜蛋白，可能和骨矿化有关，IFITM5 基因突变可能引起骨骼矿化障碍，导致成骨不全 5 型		
【基因定位】	IFITM5 基因（*11p15.5*）		
【临床表现】	该型患者有中度骨骼变形，轻至重度骨脆性增高，可有矮小和失聪；没有蓝色巩膜和牙质发育不全。该型较独特的表现为在骨折部位频繁的发生肥厚增生性的骨痂，形似骨肉瘤，不易于鉴别的患者可用 CT、MRI 进一步区分；还有前臂两骨间骨间膜的钙化，严重限制手的旋前旋后，可能导致桡骨小头的继发性脱位；以及 X 线下与生长板直接紧邻的不透过放射线的干骺线。骨影像学提示网眼状（mesh-like）骨改变。以下症状有助于提示本病：生长板处有不透明连接带；骨折部位有肥厚性增生组织；尺骨骨间膜钙化		
【特征表现】	1. 骨折 2. 牙齿发育不良 3. 矮小 4. 骨畸形 5. 耳聋 6. 网眼状骨改变		

【综合征中文名】	成骨不全 6 型	【英文全名】	osteogenesis imperfecta, type Ⅵ
【中文别名】		【英文别名】	
【中文别名 2】		【英文别名 2】	
【中文别名 3】		【英文别名 3】	
【OMIM】	613982	【英文缩写】	OI6
		【英文缩写 2】	
		【英文缩写 3】	
【好发年龄】	婴儿期		
【遗传方式】	常染色体隐性遗传		
【病因】	SERPINF1【serpin peptidase inhibitor, clade F（alpha-2 antiplasmin, pigment epithelium derived factor）member 1】基因编码的蛋白质是丝氨酸蛋白酶抑制剂家族的一员，能抑制血管生成。SERPINF1 基因突变可导致成骨不全 6 型		
【基因定位】	SERPINF1 基因（*17p13.3*）		
【临床表现】	患者表现为中重度畸形，中度矮小，可有失聪，没有蓝色巩膜及牙齿发育不全。此型患者较Ⅳ型更容易出现骨折。患者组织学表现为骨纹理的鱼鳞斑（fish-scale）样改变，及在骨形成面过量的骨样沉积		
【特征表现】	1. 骨折 2. 鱼鳞样骨改变 3. 矮小 4. 骨畸形 5. 耳聋		

【综合征中文名】	成骨不全 7 型	【英文全名】	osteogenesis imperfecta, type Ⅶ
【中文别名】		【英文别名】	osteogenesis imperfecta, type Ⅱ B, formerly
【中文别名 2】		【英文别名 2】	
【中文别名 3】		【英文别名 3】	
【OMIM】	610682	【英文缩写】	OI7
		【英文缩写 2】	
		【英文缩写 3】	
【好发年龄】	婴儿期		
【遗传方式】	常染色体隐性遗传		
【病因】	CRTAP（cartilage associated protein）基因编码软骨相关蛋白。该蛋白可与 leprecan、亲环素 B 一起组成复合物，维持胶原正常功能。CRTAP 基因突变会引起胶原异常，从而导致成骨不全 7 型		
【基因定位】	CRTAP 基因（*3p22.3*）		
【临床表现】	表现为中重度骨骼畸形和骨脆性。大多数患者出生时即存在骨折，且出现复发性骨折，青春期过后骨折发生率降低。牙齿发育不全，巩膜为白色或淡蓝色。肱骨和股骨根部短小，髋关节内翻		
【特征表现】	1. 骨折 2. 蓝巩膜 3. 髋内翻 4. 骨畸形 5. 矮小		

【综合征中文名】	成骨不全 8 型	【英文全名】	osteogenesis imperfecta，type Ⅷ
【中文别名】		【英文别名】	
【中文别名 2】		【英文别名 2】	
【中文别名 3】		【英文别名 3】	
【OMIM】	610915	【英文缩写】	OI8
		【英文缩写 2】	
		【英文缩写 3】	
【好发年龄】	婴儿期		
【遗传方式】	常染色体隐性遗传		
【病因】	LEPRE1【leucineproline-enriched proteoglycan（leprecan）1】基因表达名为 leprecan 的酶。这种酶可和软骨相关蛋白、亲环素 B 结合，组成复合体，这种复合体能促进胶原蛋白形成，LEPRE1 基因突变时可造成成骨不全 8 型		
【基因定位】	LEPRE1 基因（$1p34.1$）		
【临床表现】	患者常有极其严重骨质疏松，长骨短小，囟门闭合延迟，肋骨和长骨畸形，多发骨折，四肢短小，但无蓝巩膜		
【特征表现】	1. 骨折 2. 矮小 3. 骨畸形		

【综合征中文名】	成人低碱性磷酸酶血症	【英文全名】	hypophosphatasia，adult
【中文别名】	牙齿型低碱性磷酸酶血症	【英文别名】	hypophosphatasia，mild
【中文别名2】	轻型低碱性磷酸酶血症	【英文别名2】	odontohypophosphatasia
【中文别名3】		【英文别名3】	
【OMIM】	146300	【英文缩写】	HPP
		【英文缩写2】	
		【英文缩写3】	
【好发年龄】	婴儿期		
【遗传方式】	常色体显性遗传		
【病因】	ALPL（gene encoding tissue-nonspecific alkaline phosphatase）基因是碱性磷酸酶基因，碱性磷酸酶可由成骨细胞合成和分泌。ALPL基因的失活导致血浆及骨中碱性磷酸酶（ALP）不足，从而引起骨骼及牙齿矿化不良，可导致成人低碱性磷酸酶血症		
【基因定位】	ALPL基因（1p36.12）		
【临床表现】	本病可有多种类型：围产型为本病的致死型；婴幼儿型常有生长障碍及严重的肢体畸形；儿童型表型多变，乳牙过早脱落为其常见和特征性表现，同时亦伴有骨矿化延迟及全身生长发育不良；成年型很少有佝偻病病史，表现为容易发生骨折和假性骨折，或骨折难以愈合；牙型病人仅有牙齿的表现，牙齿矿化受阻，可伴有严重的牙周炎，临床主要表现为乳牙过早脱落		
【特征表现】	1. 骨折 2. 低碱性磷酸酶血症 3. 牙齿发育不良 4. 假骨折 5. 异位钙化 6. 高钙血症 7. 佝偻病		

【综合征中文名】	成人隐匿性自身免疫糖尿病	【英文全名】	latent autoimmune diabetes in adults
【中文别名】		【英文别名】	
【中文别名2】		【英文别名2】	
【中文别名3】		【英文别名3】	
【OMIM】		【英文缩写】 【英文缩写2】 【英文缩写3】	LADA
【好发年龄】	大于30岁		
【遗传方式】	不详		
【病因】	遗传和自身免疫异常均可致病，具体不详		
【基因定位】	不详		
【临床表现】	本病主要的3个特征为成年起病、病程进展缓慢且具有胰岛自身免疫破坏的证据。LADA患者最小年龄界限30岁，头半年常可不依赖胰岛素治疗。目前，是否依赖胰岛素治疗常常是区分酮症起病的经典1型糖尿病和LADA的唯一有效的临床指标。LADA的筛查主要采用GAD，因为GAD出现早且持续时间常，临床诊断价值高。所以，中国LADA诊断的标准被推荐为：糖尿病诊断成立后，排除妊娠糖尿病和其他特殊类型糖尿病，并具备以下三项：1. 胰岛素自身抗体阳性（GADA为首先推荐检测的抗体，IAA、ZnT8A可提高检出率）；2. 年龄大于等于18岁；3. 诊断糖尿病后至少半年不依赖胰岛素治疗		
【特征表现】	糖尿病		

【综合征中文名】	垂体性甲状腺激素抵抗综合征	【英文全名】	thyroid hormone resistance, selective pituitary
【中文别名】		【英文别名】	hyperthyroidism, familial, due to inappropriate thyrotropin secretion
【中文别名2】		【英文别名2】	
【中文别名3】		【英文别名3】	
【OMIM】	145650	【英文缩写】	PRTH
		【英文缩写2】	
		【英文缩写3】	
【好发年龄】	青年期		
【遗传方式】	常染色体显性		
【病因】	THRB（thyroid hormone receptor，beta）基因编码甲状腺激素受体 β 亚单位，TRB 基因仅表达在仅分布于垂体、下丘脑、视网膜和内耳。THRB 基因突变后，T3 不能与垂体 TR 结合，不能抑制 TSH 分泌，可导致垂体性甲状腺激素抵抗综合征		
【基因定位】	THRB 基因（3p22~3p24）		
【临床表现】	患者表现为甲状腺肿大，血清甲状腺激素升高，TSH 不适当的升高；神经系统症状：情绪障碍、运动亢进、学习障碍、多动症、智能障碍、听力丧失；和生长发育异常		
【特征表现】	1. 甲状腺肿 2. 甲状腺功能亢进症 3. 生长过快 4. 情绪异常 5. 多动症		

【综合征中文名】	单纯性乳房早发育	【英文全名】	premature isolated thelarche
【中文别名】		【英文别名】	
【中文别名2】		【英文别名2】	
【中文别名3】		【英文别名3】	
【OMIM】		【英文缩写】 【英文缩写2】 【英文缩写3】	
【好发年龄】	女性婴儿期		
【遗传方式】	不详		
【病因】	可能与"围产–婴儿期"下丘脑–垂体–性腺轴处于暂时性活化状态（小青春期）及负反馈调节尚未健全有关；也有文献报道由GNAS（GNAS complex locus）基因激活突变导致。GNAS基因编码人的Gsα蛋白，Gsα是G蛋白偶联受体中非常重要的组成部分，由α、β和γ3个亚基组成。该基因激活突变可产生不正常的受体激活，引起性早熟，导致单纯性乳房早发育		
【基因定位】	GNAS基因（20q13.3）		
【临床表现】	女婴乳房提前发育，乳房增大，无乳头、乳晕增大或色素沉着，不伴有子宫和卵巢的变化，没有其他性征（如阴毛、腋毛）的出现，也没有骨龄的提前和身高的加速增长，2岁以后大多数婴儿期开始增大的乳房逐渐变软，乃至消失		
【特征表现】	1. 女性同性性早熟 2. 性早熟 3. 乳房发育		

【综合征中文名】	单纯性阴毛早发育	【英文全名】	premature isolated pubarche
【中文别名】		【英文别名】	
【中文别名2】		【英文别名2】	
【中文别名3】		【英文别名3】	
【OMIM】		【英文缩写】	PP
		【英文缩写2】	
		【英文缩写3】	
【好发年龄】	3~8岁		
【遗传方式】	不详		
【病因】	PAPSS2（3'-phosphoadenosine-5'-phosphosulfate synthase 2）基因编码一种磺基合成酶。磺基化是一类主要的Ⅱ相结合反应，它既参与药物、激素、神经递质、前致癌物和其他许多外源性物质的生物转化，也是大分子蛋白质、碳氢化合物、脂蛋白一个重要的化学修饰过程，对于维持这些大分子的正常生理功能有重要作用。磺基化反应包括多个环节，诸如无机硫酸盐的摄取、转运；无机硫酸盐转化为5'-磷酸磺基-3'-磷酸腺苷（PAPS，又称活性磺基）；PAPS由合成部位转移至高尔基体以及最后由磺基转移酶将磺基由PAPS转移至"受体化合物"——药物、激素、神经递质等。PAPSS2就是PAPS合成酶2，介导PAPS的产生。其失活可导致脱氢异雄酮分泌过多。PAPSS2基因突变可导致单纯性阴毛早发育		
【基因定位】	PAPSS2基因（10q24）		
【临床表现】	患者中女孩多于男孩，阴毛量少，有时还有腋毛；其身材多高于同龄儿，但无下丘脑-垂体-性腺轴的发动，无其他任何副性征发育表现。部分患儿可有轻度的生长加速和骨龄提前，体臭加重、油性皮肤、粉刺亦有发生		
【特征表现】	1. 假性性早熟 2. 多毛症 3. 性早熟		

【综合征中文名】	单纯性早初潮	【英文全名】	premature isolated menarche
【中文别名】		【英文别名】	
【中文别名 2】		【英文别名 2】	
【中文别名 3】		【英文别名 3】	
【OMIM】		【英文缩写】	PM
		【英文缩写 2】	
		【英文缩写 3】	
【好发年龄】	9 岁前		
【遗传方式】	不详		
【病因】	可能与"围产-婴儿期"下丘脑-垂体-性腺轴处于暂时性活化状态（小青春期）、负反馈调节尚未健全有关；与肾上腺或卵巢功能异常、甲状腺功能低下、外源性的激素或药物有关；也有文献报道由 GNAS（GNAS complex locus）基因激活突变导致。GNAS 基因编码人的 Gsα 蛋白，Gsα 是 G 蛋白偶联受体非常重要的组成部分，由 α、β 和 γ 3 个亚基组成。该基因激活突变可产生不正常的受体激活，而导致性早熟		
【基因定位】	GNAS 基因（20q13.3）		
【临床表现】	月经初潮过早出现，经量少、经期不规则，不伴有其他性征的发育，成年后容易肥胖		
【特征表现】	1. 月经早来潮 2. 同性性早熟		

【综合征中文名】	低促性腺激素性性腺功能减退 1 型伴或不伴嗅觉丧失症	【英文全名】	hypogonadotropic hypogonadism 1 with or without anosmia
【中文别名】	Kallmann 综合征 1	【英文别名】	Kallmann syndrome 1
【中文别名 2】	卡尔曼综合征 1 型	【英文别名 2】	hypogonadotropic hypogonadism and anosmia
【中文别名 3】		【英文别名 3】	
【OMIM】	308700	【英文缩写】	HH1
		【英文缩写 2】	KMS1
		【英文缩写 3】	
【好发年龄】	多在成年前起病		
【遗传方式】	X 连锁隐性遗传		
【病因】	KAL1（Kallmann syndrome 1 sequence）基因编码一种含有 680 个氨基酸残基的细胞外基质蛋白，即嗅因子（anosmin-1）。嗅因子具有调控神经轴突向外生长和识别靶细胞或靶组织的功能。KAL1 基因突变产生异常的嗅因子影响促性腺皮质激素释放激素神经细胞迁移及嗅球、嗅束的形成，进而引起性腺功能低下及嗅觉障碍，导致低促性腺激素性性腺功能减退 1 型伴或不伴嗅觉丧失症		
【基因定位】	KAL1 基因（Xp22.31）		
【临床表现】	低促性腺激素性性腺功能减退、嗅觉丧失，但主要表现为对芳香类刺激物丧失嗅觉，黏膜刺激物（如氨气）还是能够引发患者的嗅觉。患者还可有感音神经性耳聋，高腭弓。约 80% 男性患者合并指（趾）联带运动，即期望完成某项肢体活动时引发的一种随意运动，是不可控制的固定运动模式，如一个关节试图运动时，相邻的关节甚至整个肢体都随之运动；还有约 30% 男性患者有单侧肾脏发育不全		
【特征表现】	1. 低促性腺激素性性腺功能减退症 2. 隐睾症 3. 共济失调 4. 男性乳房发育 5. 嗅觉减退	6. 肾功能不全 7. 联带运动 8. 耳聋 9. 高腭弓 10. 性幼稚 11. 颜面畸形	

【综合征中文名】	低促性腺激素性性腺功能减退 2 型伴或不伴嗅觉丧失症	【英文全名】	hypogonadotropic hypogonadism 2 with or without anosmia
【中文别名】		【英文别名】	
【中文别名 2】		【英文别名 2】	
【中文别名 3】		【英文别名 3】	
【OMIM】	147950	【英文缩写】	HH2
		【英文缩写 2】	
		【英文缩写 3】	
【好发年龄】	青春期		
【遗传方式】	常染色体显性遗传		
【病因】	FGFR1（fibroblast growth factor receptor-1）基因编码纤维母细胞生长因子受体的糖蛋白，在骨骼肌、内耳和前脑前段表达。FGFR1 蛋白是纤维细胞生长因子（FGF）配体的 4 个受体之一。在硫酸肝素糖蛋白（HSPG）存在的情况下，FGF 可与 FGFR1 紧密结合形成 FGF-FGFR 复合体，可使酪氨酸激酶细胞内结构域自动磷酸化，激活下游信号通路。FGFR 1 基因突变可引起促性腺激素释放激素（GnRH）神经细胞迁移缺陷和嗅球形态发生异常，导致低促性腺激素性性腺功能减退 2 型伴或不伴嗅觉丧失症		
【基因定位】	FGFR1 基因（8p11）		
【临床表现】	患者可有身材矮小，低促性腺激素性性腺功能减退、隐睾，嗅觉丧失，部分患者有唇裂和（或）腭裂，后鼻孔闭锁，耳聋，智力低下等症状		
【特征表现】	1. 低促性腺激素性性腺功能减退症 2. 嗅觉减退 3. 唇裂、腭裂 4. 后鼻孔闭锁 5. 隐睾症	6. 矮小 7. 耳聋 8. 智力低下 9. 先天性心脏病 10. 颜面畸形 11. 性幼稚	

【综合征中文名】	低促性腺激素性性腺功能减退3型伴或不伴嗅觉丧失症	【英文全名】	hypogonadotropic hypogonadism 3 with or without anosmia
【中文别名】		【英文别名】	
【中文别名2】		【英文别名2】	
【中文别名3】		【英文别名3】	
【OMIM】	244200	【英文缩写】	HH3
		【英文缩写2】	
		【英文缩写3】	
【好发年龄】	青春期		
【遗传方式】	常染色体显性遗传		
【病因】	PROKR2（prokineticin receptor-2）基因编码384个氨基酸残基组成的G蛋白偶联受体蛋白，PROKR2是PROK2的配体，PROKR2/PROK2为一个信号通路，对嗅球发育和性发育很重要。PROKR2基因突变可引起性不发育和嗅觉减退，导致低促性腺激素性性腺功能减退3型伴或不伴嗅觉丧失症		
【基因定位】	PROKR2基因（20p12）		
【临床表现】	患者有低促性腺激素性性腺功能减退，嗅觉丧失，唇裂、腭裂、性腺功能低下，单侧肾发育不全等症状		
【特征表现】	1. 低促性腺激素性性腺功能减退症 2. 嗅觉减退 3. 肾功能不全 4. 唇裂、腭裂 5. 性幼稚		

【综合征中文名】	低促性腺激素性性腺功能减退 4 型伴或不伴嗅觉丧失症	【英文全名】	hypogonadotropic hypogonadism 4 with or without anosmia
【中文别名】		【英文别名】	
【中文别名 2】		【英文别名 2】	
【中文别名 3】		【英文别名 3】	
【OMIM】	610628	【英文缩写】	HH4
		【英文缩写 2】	
		【英文缩写 3】	
【好发年龄】	青春期		
【遗传方式】	常染色体显性遗传		
【病因】	PROK2（prokineticin 2）基因编码一由 129 个氨基酸残基组成的分泌型蛋白。PROKR2 /PROK2 为一个信号通路，对嗅球发育和性发育很重要。PROK2 基因突变可引起性腺功能减退合并嗅觉异常，导致低促性腺激素性性腺功能减退 4 型伴或不伴嗅觉丧失症		
【基因定位】	PROK2 基因（*3p21*）		
【临床表现】	患者表现为低促性腺激素性性腺功能减退、嗅觉丧失，腭裂，耳聋		
【特征表现】	1. 低促性腺激素性性腺功能减退症 2. 嗅觉减退 3. 耳聋 4. 唇裂、腭裂		

【综合征中文名】	低促性腺激素性性腺功能减退 5 型伴或不伴嗅觉丧失症	【英文全名】	hypogonadotropic hypogonadism 5 with or without anosmia
【中文别名】		【英文别名】	
【中文别名 2】		【英文别名 2】	
【中文别名 3】		【英文别名 3】	
【OMIM】	612370	【英文缩写】	HH5
		【英文缩写 2】	
		【英文缩写 3】	
【好发年龄】	青春期		
【遗传方式】	常染色体显性遗传		
【病因】	CHD7（chromo domain helicase DNA-binding protein-7）基因编码结合在细胞核增强子上的转录调节因子，在细胞核 rRNA 生物合成方面起到正调控作用，参与转录调控、核苷酸结合、染色质修饰、三磷酸腺苷结合等过程。该基因突变可能在发育过程中影响 KAL1（Kallmann syndrome 1 sequence），FGFR1（fibroblast growth factor receptor-1），PROK2（prokineticin2）和（或）PROKR2（prokineticin receptor-2）的表达或作用，导致低促性腺激素性性腺功能减退 5 型伴或不伴嗅觉丧失症		
【基因定位】	CHD7 基因（8q12）		
【临床表现】	低促性腺激素性性腺功能减退、嗅觉丧失、高腭弓、腭裂、牙齿发育不全、耳郭发育不良、感知性耳聋和半规管发育不全、身材矮小。CHD7 基因突变可导致一种多系统常染色体显性疾病 CHARGE 综合征。CHARGE 综合征与 KS 有两个重要的临床特征相互重叠，即嗅觉功能受损和性腺功能低下		
【特征表现】	1. 低促性腺激素性性腺功能减退症　2. 嗅觉减退　3. 唇裂、腭裂　4. 牙齿发育不良　5. 耳聋　6. 高腭弓　7. 耳郭发育不良　8. 矮小　9. 颜面畸形　10. 性幼稚		

【综合征中文名】	低促性腺激素性性腺功能减退 6 型伴或不伴嗅觉丧失症	【英文全名】	hypogonadotropic hypogonadism 6 with or without anosmia
【中文别名】		【英文别名】	
【中文别名 2】		【英文别名 2】	
【中文别名 3】		【英文别名 3】	
【OMIM】	612702	【英文缩写】	HH6
		【英文缩写 2】	
		【英文缩写 3】	
【好发年龄】	青春期		
【遗传方式】	常染色体显性遗传		
【病因】	FGF8（fibroblast growth factor 8）基因编码的蛋白是 FGFR1（fibroblast growth factor receptor-1）的主要配体之一，研究表明胚胎时期 GnRH 神经细胞在嗅基板的发生需要 FGFR1 介导的 FGF8 信号。FGF8 基因突变活化引起性腺功能减退和嗅觉减退，可导致低促性腺激素性性腺功能减退 6 型伴或不伴嗅觉丧失症		
【基因定位】	FGF8 基因（$10q24$）		
【临床表现】	低促性腺激素性性腺功能减退、嗅觉丧失、唇裂和（或）腭裂、耳聋、眼距增宽		
【特征表现】	1. 低促性腺激素性性腺功能减退症 2. 嗅觉减退 3. 唇裂、腭裂 4. 宽眼距	5. 耳聋 6. 颜面畸形 7. 性幼稚	

【综合征中文名】	低促性腺激素性性腺功能减退 7 型伴或不伴嗅觉丧失症	【英文全名】	hypogonadotropic hypogonadism 7 with or without anosmia
【中文别名】		【英文别名】	hypogonadism, isolated hypogonadotropic
【中文别名 2】		【英文别名 2】	idiopathic hypogonadotropic hypogonadism
【中文别名 3】		【英文别名 3】	
【OMIM】	146110	【英文缩写】 【英文缩写 2】 【英文缩写 3】	HH7
【好发年龄】	青春期		
【遗传方式】	常染色体显性遗传		
【病因】	GNRHR（gonadotropin-releasing hormone receptor）基因编码促性腺激素释放激素（gonadotropin-releasing hormone，GnRH）受体的基因。GnRH 由下丘脑分泌，刺激或抑制垂体促性腺激素的分泌。而垂体促性腺激素对生精和排卵及生殖器官的发育起重要作用。GNRHR 基因突变可导致低促性腺激素性性腺功能减退 7 型伴或不伴嗅觉丧失症		
【基因定位】	GNRHR 基因（4q21.2）		
【临床表现】	患者主要表现为低促性腺激素性性腺功能减退。患者存在睾丸，大小往往正常，且有部分精子产生，但精子质量和数量均较差，睾酮水平较低。		
【特征表现】	1. 低促性腺激素性性腺功能减退症 2. 男性不育 3. 无精症 4. 孤立性低 LH 血症		

【综合征中文名】	低促性腺激素性性腺功能减退 8 型伴或不伴嗅觉丧失症	【英文全名】	hypogonadotropic hypogonadism 8 with or without anosmia
【中文别名】		【英文别名】	
【中文别名 2】		【英文别名 2】	
【中文别名 3】		【英文别名 3】	
【OMIM】	614837	【英文缩写】	HH8
		【英文缩写 2】	
		【英文缩写 3】	
【好发年龄】	青春期		
【遗传方式】	常染色体隐性遗传		
【病因】	KISS1R（Kisspeptins1 receptor）基因是 Kisspeptins 的特异性受体。下丘脑不同核区分泌的 Kisspeptin 可与 GnRH 神经元内的 KISS1R 结合，刺激 GnRH 的分泌。KISS1R 基因突变可引起性腺功能减退，导致低促性腺激素性性腺功能减退 8 型伴或不伴嗅觉丧失症		
【基因定位】	KISS1R 基因（19p13.3）		
【临床表现】	患者有低促性腺激素性性腺功能减退，骨质疏松，男性乳房发育，隐睾，无精症，女性原发性闭经等症状		
【特征表现】	1. 低促性腺激素性性腺功能减退症 2. 性幼稚 3. 骨质疏松 4. 男性乳房发育 5. 隐睾症 6. 无精症 7. 原发闭经		

【综合征中文名】	低促性腺激素性性腺功能减退 9 型伴或不伴嗅觉丧失症	【英文全名】	hypogonadotropic hypogonadism 9 with or without anosmia
【中文别名】		【英文别名】	
【中文别名 2】		【英文别名 2】	
【中文别名 3】		【英文别名 3】	
【OMIM】	614838	【英文缩写】	HH9
		【英文缩写 2】	
		【英文缩写 3】	
【好发年龄】	青春期		
【遗传方式】	常染色体显性遗传		
【病因】	NSMF（NMDA receptor synaptonuclear signaling and neuronal migration factor）基因可表达相关蛋白，与 NMDA 敏感的谷氨酸盐受体结合，引导细胞结构改变。上述机制能刺激嗅觉神经元和 GnRH 神经元的移行，NSMF 基因突变可导致低促性腺激素性性腺功能减退 9 型伴或不伴嗅觉丧失症		
【基因定位】	NSMF 基因（9q34.3）		
【临床表现】	患者有低促性腺激素性性腺功能减退、高腭弓、唇裂、斜视、指弯曲等症状，能和其他引起低促性性腺功能减退的基因异常一起出现		
【特征表现】	1. 低促性腺激素性性腺功能减退症 2. 斜视 3. 指弯曲 4. 高腭弓 5. 唇裂、腭裂 6. 性幼稚		

【综合征中文名】	低促性腺激素性性腺功能减退 10 型伴或不伴嗅觉丧失症	【英文全名】	hypogonadotropic hypogonadism 10 with or without anosmia
【中文别名】		【英文别名】	
【中文别名 2】		【英文别名 2】	
【中文别名 3】		【英文别名 3】	
【OMIM】	614839	【英文缩写】	HH10
		【英文缩写 2】	
		【英文缩写 3】	
【好发年龄】	青春期		
【遗传方式】	常染色体隐性遗传		
【病因】	TAC3（Tachykinin 3）基因编码表达在中枢或周围神经系统的神经递质 Tachykinin。Tachykinin 的配体是 Neurokinin-3 受体。TAC3 基因突变也和低促性腺激素性性腺功能减退症有关，可导致低促性腺激素性性腺功能减退 10 型伴或不伴嗅觉丧失症		
【基因定位】	TAC3 基因（12q13.3）		
【临床表现】	患者有低促性腺激素性性腺功能减退，女性原发性闭经，嗅觉丧失，智力低下等症状		
【特征表现】	1. 低促性腺激素性性腺功能减退症 2. 性幼稚 3. 原发闭经 4. 嗅觉减退 5. 智力低下		

【综合征中文名】	低促性腺激素性性腺功能减退 11 型伴或不伴嗅觉丧失症	【英文全名】	hypogonadotropic hypogonadism 11 with or without anosmia
【中文别名】		【英文别名】	
【中文别名 2】		【英文别名 2】	
【中文别名 3】		【英文别名 3】	
【OMIM】	614840	【英文缩写】	HH11
		【英文缩写 2】	
		【英文缩写 3】	
【好发年龄】	青春期		
【遗传方式】	常染色体隐性遗传		
【病因】	TACR3（Tachykinin receptor 3）基因编码表达在中枢或周围神经系统的神经递质 Tachykinin 受体。这是一个 G 蛋白偶联受体，它的配体是 TAC3 神经递质。TACR3 基因突变可引起低促性腺激素性性腺功能减退症，导致低促性腺激素性性腺功能减退 11 型伴或不伴嗅觉丧失		
【基因定位】	TACR3 基因（4q24）		
【临床表现】	患者有低促性腺激素性性腺功能减退，小睾丸，隐睾，原发性闭经，乳房发育不良等症状		
【特征表现】	1. 低促性腺激素性性腺功能减退症 2. 隐睾症 3. 原发闭经 4. 性幼稚		

【综合征中文名】	低促性腺激素性性腺功能减退 12 型伴或不伴嗅觉丧失症	【英文全名】	hypogonadotropic hypogonadism 12 with or without anosmia
【中文别名】		【英文别名】	
【中文别名 2】		【英文别名 2】	
【中文别名 3】		【英文别名 3】	
【OMIM】	614841	【英文缩写】	HH12
		【英文缩写 2】	
		【英文缩写 3】	
【好发年龄】	青春期		
【遗传方式】	常染色体隐性遗传		
【病因】	GNRH1 （Gonadotropin-releasing hormone 1） 基因编码表达一个促性腺激素释放激素。促性腺激素释放激素能刺激黄体生成素、卵泡刺激素的释放。GNRH1 基因突变导致性腺功能低下，导致低促性腺激素性性腺功能减退 12 型伴或不伴嗅觉丧失症		
【基因定位】	GNRH1 基因 （8p21.2）		
【临床表现】	患者有低促性腺激素性性腺功能减退，小睾丸，隐睾，女性原发性闭经等症状		
【特征表现】	1. 低促性腺激素性性腺功能减退症 2. 性幼稚 3. 小睾丸 4. 隐睾症 5. 原发闭经		

【综合征中文名】	低促性腺激素性性腺功能减退 13 型伴或不伴嗅觉丧失症	【英文全名】	hypogonadotropic hypogonadism 13 with or without anosmia
【中文别名】		【英文别名】	
【中文别名 2】		【英文别名 2】	
【中文别名 3】		【英文别名 3】	
【OMIM】	614842	【英文缩写】	HH13
		【英文缩写 2】	
		【英文缩写 3】	
【好发年龄】	青春期		
【遗传方式】	常染色体隐性遗传		
【病因】	Kiss-1（Kisspeptins1）基因经剪切可生成的短肽，统称为 Kisspeptins 或 Kiss 肽。下丘脑不同核区分泌的 Kisspeptin 与 GnRH 神经元内的 KISS1R 结合，可刺激 GnRH 的分泌。Kiss-1 基因突变可引起性腺功能减退和嗅觉减退，导致低促性腺激素性性腺功能减退 13 型伴或不伴嗅觉丧失症		
【基因定位】	KISS1R 基因（1q32.1）		
【临床表现】	患者有低促性腺激素性性腺功能减退、小睾丸、隐睾症、青春发育延迟、骨量减少，某些患者合并嗅觉减退等症状		
【特征表现】	1. 低促性腺激素性性腺功能减退症 2. 骨质疏松 3. 性幼稚 4. 嗅觉减退 5. 青春发育延迟 6. 小睾丸 7. 隐睾症		

【综合征中文名】	低促性腺激素性性腺功能减退 14 型伴或不伴嗅觉丧失症	【英文全名】	hypogonadotropic hypogonadism 14 with or without anosmia
【中文别名】		【英文别名】	
【中文别名 2】		【英文别名 2】	
【中文别名 3】		【英文别名 3】	
【OMIM】	614858	【英文缩写】	HH14
		【英文缩写 2】	
		【英文缩写 3】	
【好发年龄】	青春期		
【遗传方式】	常染色体显性遗传		
【病因】	WDR11（WD repeat domain 11）基因表达一个 WD 重复蛋白家族成员。WD 重复蛋白（WD-repeat protein）是含有多个保守的 WD 基元的蛋白质。WD 基元存在于很多具有调控功能的蛋白质中，介导蛋白质之间的相互作用，在信号转导、蛋白运输、染色体修饰、转录或 RNA 加工等过程中具有重要作用。WDR11 基因突变可引起性腺功能减退，导致低促性腺激素性性腺功能减退 14 型伴或不伴嗅觉丧失症		
【基因定位】	WDR11 基因（10q26.12）		
【临床表现】	患者有低促性腺激素性性腺功能减退，某些患者合并嗅觉减退，小睾丸，隐睾症，青春发育延迟等表现		
【特征表现】	1. 低促性腺激素性性腺功能减退症 2. 性幼稚 3. 嗅觉减退 4. 小睾丸 5. 隐睾症		

【综合征中文名】	低促性腺激素性性腺功能减退 15 型伴或不伴嗅觉丧失症	【英文全名】	hypogonadotropic hypogonadism 15 with or without anosmia
【中文别名】		【英文别名】	
【中文别名 2】		【英文别名 2】	
【中文别名 3】		【英文别名 3】	
【OMIM】	614880	【英文缩写】	HH15
		【英文缩写 2】	
		【英文缩写 3】	
【好发年龄】	青春期		
【遗传方式】	常染色体显性		
【病因】	HS6ST1（Heparan sulfate 6-O-sulfotransferase 1）基因编码硫酸乙酰肝素 6 脑苷脂转硫酸酶 1，这个酶能合成硫酸乙酰肝素，产生系列生物效应。硫酸乙酰肝素是存在于所有动物组织细胞及胞外基质中的一类多糖物质，它通过与蛋白的相互作用参与各种生理病理过程，而其结构的改变，特别是硫酸化程度的改变，可干扰其与蛋白的相互作用，从而影响多种疾病的发生和发展。HS6ST1 基因突变可引起性腺功能减退，导致低促性腺激素性性腺功能减退 15 型伴或不伴嗅觉丧失症		
【基因定位】	HS6ST1 基因（*2q14.3*）		
【临床表现】	患者有低促性腺激素性性腺功能减退的症状，有些患者还有嗅觉减退、唇腭裂、小睾丸、隐睾症、骨质疏松、双侧膝外翻等症状；患者垂体发育不良但垂体前叶其他功能正常		
【特征表现】	1. 低促性腺激素性性腺功能减退症 2. 性幼稚 3. 嗅觉减退 4. 唇裂、腭裂 5. 小睾丸	6. 隐睾症 7. 骨质疏松 8. 膝外翻 9. 垂体发育不良 10. 颜面畸形	

【综合征中文名】	低促性腺激素性性腺功能减退 16 型伴或不伴嗅觉丧失症	【英文全名】	hypogonadotropic hypogonadism 16 with or without anosmia
【中文别名】		【英文别名】	
【中文别名 2】		【英文别名 2】	
【中文别名 3】		【英文别名 3】	
【OMIM】	614897	【英文缩写】	HH16
		【英文缩写 2】	
		【英文缩写 3】	
【好发年龄】	青春期		
【遗传方式】	常染色体显性遗传		
【病因】	SEMA3A 【sema domain，immunoglobulin domain（Ig），short basic domain，secreted，（semaphorin）3A】基因编码一种神经化学抑制物。该抑制物在胚胎早期小梁层大量表达，调控轴突的生长方向，抑制轴突的分支和防止轴突进入某些特定的靶区。SEMA3A 基因突变可导致低促性腺激素性性腺功能减退 16 型伴或不伴嗅觉丧失症		
【基因定位】	SEMA3A 基因（7q21.11）		
【临床表现】	患者有低促性腺激素性性腺功能减退、嗅觉减退、小阴茎、小睾丸、隐睾症，原发性闭经等症状		
【特征表现】	1. 低促性腺激素性性腺功能减退症 2. 性幼稚 3. 嗅觉减退 4. 隐睾症 5. 小阴茎 6. 小睾丸		

【综合征中文名】	低钾周期性麻痹1型	【英文全名】	hypokalemic periodic paralysis, type 1
【中文别名】		【英文别名】	
【中文别名2】		【英文别名2】	
【中文别名3】		【英文别名3】	
【OMIM】	170400	【英文缩写】	HOKPP1
		【英文缩写2】	
		【英文缩写3】	
【好发年龄】	青少年期		
【遗传方式】	常染色体显性遗传		
【病因】	CACNA1S（calcium channel, voltage-dependent, L type, alpha 1S subunit）基因编码钙通道，表达于骨骼肌细胞表面，钙离子内流可引起肌肉收缩。CACNA1S基因突变可使通道关闭，肌肉无力，导致低钾周期性麻痹1型		
【基因定位】	CACNA1S基因（1q32.1）		
【临床表现】	患者表现为发作性肌肉无力，麻痹，低钾血症，发作前常有饮食、疲劳、压力大等诱因，常于休息或睡眠时发作，活动后可略缓解		
【特征表现】	1. 低钾血症 2. 乏力		

【综合征中文名】	低钾周期性麻痹2型	【英文全名】	hypokalemic periodic paralysis, type 2
【中文别名】		【英文别名】	
【中文别名2】		【英文别名2】	
【中文别名3】		【英文别名3】	
【OMIM】	613345	【英文缩写】	HOKPP2
		【英文缩写2】	
		【英文缩写3】	
【好发年龄】	青少年期		
【遗传方式】	常染色体显性遗传		
【病因】	SCN4A (sodium channel, voltage-gated, type Ⅳ, alpha subunit) 基因编码钠通道, 表达于骨骼肌细胞表面, 钠离子内流可引起肌肉收缩。SCN4A 基因突变可使通道关闭, 肌肉无力, 导致低钾周期性麻痹2型		
【基因定位】	SCN4A 基因 (17q23.3)		
【临床表现】	患者表现为发作性肌肉无力, 麻痹, 低钾血症, 发作前常有饮食、疲劳、压力大等诱因, 常于休息或睡眠时发作, 活动后可略缓解		
【特征表现】	1. 低钾血症 2. 乏力		

【综合征中文名】	低磷佝偻病合并甲状旁腺功能亢进	【英文全名】	hypophosphatemic rickets and hyperparathyroidism
【中文别名】		【英文别名】	
【中文别名2】		【英文别名2】	
【中文别名3】		【英文别名3】	
【OMIM】	612089	【英文缩写】【英文缩写2】【英文缩写3】	
【好发年龄】	儿童期		
【遗传方式】	常染色体显性遗传		
【病因】	KL（KLOTHO）基因编码 α-klotho 蛋白，表达于肾小管，该蛋白可和 FGF 受体1结合，形成的复合体可与成纤维因子-23（FGF-23）结合，调节肾小管磷吸收。低磷佝偻病合并甲状旁腺功能亢进为 9q22 和 13q13 染色体易位		
【基因定位】	KL 基因（13q13.1）		
【临床表现】	患者可表现出身材矮小，前额突出，面中部发育不全；神经系统可见 Chiari 畸形，为小脑扁桃体下疝；甲状旁腺增生，甲状旁腺功能亢进，高钙血症，高尿磷，肾磷阈下降，低血磷症，骨质疏松，佝偻病；骨盆、四肢、头颅均可见相关畸形		
【特征表现】	1. 矮小 2. 低磷血症 3. 肾功能不全 4. 肾结石 5. 佝偻病 6. 骨质疏松	7. 前额突出 8. 面中部发育不良 9. 甲状旁腺增生 10. 甲状旁腺功能亢进症 11. 高钙血症 12. Chiari 畸形	

【综合征中文名】	低镁血症 1 型	【英文全名】	hypomagnesaemia 1, intestinal
【中文别名】		【英文别名】	hypomagnesaemia with secondary hypocalcaemia
【中文别名 2】		【英文别名 2】	hypomagnesemic tetany
【中文别名 3】		【英文别名 3】	hypomagnesaemia, intestinal, with secondary hypocalcemia
【ONIM】	602014	【英文缩写】 【英文缩写 2】 【英文缩写 3】	HOMG1 HSH
【好发年龄】	婴儿期		
【遗传方式】	常染色体隐性遗传		
【病因】	TRPM6（transient receptor potential cation channel, subfamily M, member 6）基因表达于肾脏和结肠，所表达的蛋白包括离子通道部分和蛋白激酶部分，该蛋白对镁的代谢起决定性作用，可促进上皮镁转运和胃肠、肾脏镁吸收。TRPM6 基因突变可以引起低镁血症和继发的低钙血症，导致低镁血症 1 型		
【基因定位】	TRPM6 基因（*9q21.13*）		
【临床表现】	患者肾镁排出正常，但胃肠对镁吸收差，可导致低镁血症，并继发甲状旁腺功能减退症和低钙血症。所以患者可表现神经肌肉兴奋性增高、肌肉抽搐、手足搐搦和癫痫		
【特征表现】	1. 矮小 2. 癫痫 3. 智力低下 4. 低镁血症 5. 低钙血症 6. 手足搐搦		

【综合征中文名】	低镁血症 2 型	【英文全名】	hypomagnesemia 2，renal
【中文别名】		【英文别名】	magnesium wasting，renal
【中文别名 2】		【英文别名 2】	magnesium loss，isolated renal
【中文别名 3】		【英文别名 3】	
【ONIM】	154020	【英文缩写】 【英文缩写 2】 【英文缩写 3】	HOMG2
【好发年龄】	儿童期		
【遗传方式】	常染色体显性遗传		
【病因】	FXYD2（FXYD domain containing ion transport regulator 2）基因表达跨膜蛋白 FXYD 家族的一个成员。这种特殊的蛋白质编码肾脏钠/钾转运 ATP 酶亚基的 γ 亚单位。FXYD2 基因突变可引起低镁血症和低钙血症，导致低镁血症 2 型		
【基因定位】	FXYD2 基因（*11q23*）		
【临床表现】	肾镁排出增多，引发低镁血症，继发低钙血症，可出现癫痫发作和手足搐搦		
【特征表现】	1. 低镁血症 2. 低钙血症 3. 手足搐搦 4. 癫痫		

【综合征中文名】	低镁血症 3 型	【英文全名】	hypomagnesemia 3, renal
【中文别名】		【英文别名】	hypomagnesemia, primary, due to defect in renal tubular transport of magnesium
【中文别名 2】		【英文别名 2】	hypomagnesemia, isolated renal
【中文别名 3】		【英文别名 3】	hypomagnesemia, familial, with hypercalciuria and nephrocalcinosis
【ONIM】	248250	【英文缩写】 【英文缩写 2】 【英文缩写 3】	HOMG3
【好发年龄】	儿童期		
【遗传方式】	常染色体隐性遗传		
【病因】	CLDN16（claudin 16）基因编码蛋白组成上皮细胞间紧密连接蛋白，阻断盐和水自由通过细胞膜。当该蛋白表达在肾脏，特别在髓袢升支粗段时，可以调控局部对镁的重吸收。CLDN16 基因突变导致低镁血症 3 型		
【基因定位】	CLDN16 基因（*3q28*）		
【临床表现】	患者肾镁排出增多，导致低镁血症，可有手足搐搦，患者血钙正常，甲状旁腺素正常，但有高尿钙症、肾脏钙化和肾结石，眼睛可有斜视，眼球震颤、远视、近视或散光		
【特征表现】	1. 低镁血症 2. 斜视 3. 眼球震颤 4. 远视 5. 近视 6. 肾结石 7. 手足搐搦		

【综合征中文名】	低镁血症 4 型	【英文全名】	hypomagnesemia 4，renal
【中文别名】		【英文别名】	hypomagnesemia， renal， nor-mocalciuric
【中文别名 2】		【英文别名 2】	
【中文别名 3】		【英文别名 3】	
【ONIM】	611718	【英文缩写】	HOMG4
		【英文缩写 2】	
		【英文缩写 3】	
【好发年龄】	婴儿期		
【遗传方式】	常染色体隐性遗传		
【病因】	EGF（Epidermal growth factor）基因编码的蛋白是表皮生长因子超家族的一个成员。有促进有丝分裂的作用，对细胞生长起着重要的作用并参与多种类型的细胞增殖分化，也可促进 TRPM6 基因表达的镁通道活化。EGF 基因突变导致低镁血症 4 型		
【基因定位】	EGF 基因（*4q25*）		
【临床表现】	患者肾镁排出增多，导致低镁血症，但无低钙血症，有癫痫和精神运动性障碍		
【特征表现】	1. 低镁血症 2. 癫痫 3. 智力低下		

【综合征中文名】	低镁血症5型	【英文全名】	hypomagnesaemia 5, renal, with ocular involvement
【中文别名】		【英文别名】	hypomagnesaemia, renal, with ocular involvement
【中文别名2】		【英文别名2】	hypomagnesaemia, familial, with hypercalciuria, nephrocalcinosis, and severe ocular involvement
【中文别名3】		【英文别名3】	FHHNC with severe ocular involvement
【ONIM】	248190	【英文缩写】 【英文缩写2】 【英文缩写3】	HOMG5
【好发年龄】	婴儿期		
【遗传方式】	常染色体隐性遗传		
【病因】	CLDN19（claudin 19）基因表达claudin蛋白家族成员，该蛋白是细胞连接的骨架蛋白。CLDN19基因突变能引起肾脏镁流失、低镁血症、高钙尿症、肾结石和眼部病变，导致低镁血症5型		
【基因定位】	CLDN19基因（*1p34.2*）		
【临床表现】	患者肾镁排出增多，导致低镁血症；因尿钙增加，可导致肾脏钙化，但血钙水平仍可正常；同时合并严重的眼病，包括双侧脉络膜视网膜瘢痕、近视、眼球震颤等		
【特征表现】	1. 低镁血症 2. 脉络膜视网膜瘢痕 3. 近视 4. 眼球震颤		

【综合征中文名】	低镁血症 6 型	【英文全名】	hypomagnesemia 6, renal
【中文别名】		【英文别名】	
【中文别名 2】		【英文别名 2】	
【中文别名 3】		【英文别名 3】	
【ONIM】	613882	【英文缩写】	HOMG6
		【英文缩写 2】	
		【英文缩写 3】	
【好发年龄】	婴儿期		
【遗传方式】	常染色体显性遗传		
【病因】	CNNM2（cyclin M2）基因表达高度保守的结构域蛋白家族。这个家族对细胞周期和肾脏重吸收镁起重要作用。该基因突变导致低镁血症		
【基因定位】	CNNM2 基因（10q24.32）		
【临床表现】	患者肾镁排出增多，导致严重低镁血症，但患者轻重不一，可有手足搐搦等症状，但也可没有症状		
【特征表现】	低镁血症		

【综合征中文名】	低镁血症、高血压合并高胆固醇血症	【英文全名】	hypomagnesemia, hypertension, and hypercholesterolemia, mitochondrial
【中文别名】		【英文别名】	
【中文别名2】		【英文别名2】	
【中文别名3】		【英文别名3】	
【OMIM】	500005	【英文缩写】	
		【英文缩写2】	
		【英文缩写3】	
【好发年龄】	成年期		
【遗传方式】	母系遗传		
【病因】	线粒体是细胞的能量工厂，线粒体 DNA 是其中的遗传物质，线粒体 RNA 是线粒体 DNA 的表达产物，线粒体基因突变可导致细胞能量代谢障碍		
【基因定位】	线粒体 tRNA 突变		
【临床表现】	患者临床表现低镁血症，血镁可低至 0.8~1.7mg/dl（正常 1.8~2.5mg/dl），低钾血症，高血压和高胆固醇血症。患者还可有其他线粒体功能障碍表现，如偏头痛、神经性耳聋、糖尿病和肥厚性心肌病		
【特征表现】	1. 低镁血症 2. 低钾血症 3. 高血压 4. 高胆固醇血症 5. 高脂血症	6. 头痛 7. 耳聋 8. 糖尿病 9. 肥厚型心肌病	

【综合征中文名】	癫痫、感音神经性耳聋、共济失调、心理障碍和电解质紊乱	【英文全名】	seizures, sensorineural deafness, ataxia, mental retardation, and electrolyte imbalance
【中文别名】	SESAME 综合征	【英文别名】	SESAME syndrome
【中文别名 2】	EAST 综合征	【英文别名 2】	EAST syndrome
【中文别名 3】		【英文别名 3】	
【OMIM】	612780	【英文缩写】 【英文缩写 2】 【英文缩写 3】	SESAMES EAST
【好发年龄】	婴儿期		
【遗传方式】	常染色体隐性遗传		
【病因】	KCNJ10（potassium inwardly-rectifying channel, subfamily J, member 10）基因编码一个内向整流钾通道，在神经胶质细胞表达，维持细胞的正常功能。基因突变可引起癫痫，导致 SESAME 综合征		
【基因定位】	KCNJ10 基因（*1q23.2*）		
【临床表现】	患者表现为身材矮小，耳聋，低钾血症，多尿，尿钾、尿钠升高，继发性醛固酮增多；但无高血压，低镁血症、智力低下，癫痫，精神运动延迟，共济失调，可见周围神经病变		
【特征表现】	1. 矮小 2. 耳聋 3. 低钾血症 4. 多尿 5. 高尿钾症 6. 高尿钠症	7. 低镁血症 8. 智力低下 9. 癫痫 10. 共济失调 11. 周围神经病	

【综合征中文名】	短指症 A1，B 型	【英文全名】	brachydactyly，type A1，B
【中文别名】		【英文别名】	
【中文别名 2】		【英文别名 2】	
【中文别名 3】		【英文别名 3】	
【OMIM】	607004	【英文缩写】	BDA1B
		【英文缩写 2】	
		【英文缩写 3】	
【好发年龄】	婴儿期		
【遗传方式】	常染色体显性遗传		
【病因】	不详		
【基因定位】	（5p13.3~p13.2）		
【临床表现】	患者表现为身材矮小，中节指骨短，第 2~5 指远端指骨短，第 5 掌骨短，广泛足趾融合		
【特征表现】	1. 短指（趾） 2. 矮小		

【综合征中文名】	短指症 A1	【英文全名】	brachydactyly，type A1
【中文别名】		【英文别名】	farabee-type brachydactyly
【中文别名 2】		【英文别名 2】	
【中文别名 3】		【英文别名 3】	
【OMIM】	112500	【英文缩写】 【英文缩写 2】 【英文缩写 3】	BDA1
【好发年龄】	婴儿期		
【遗传方式】	常染色体显性遗传		
【病因】	IHH（indian hedgehog）基因编码 411 个氨基酸组成的蛋白。这个蛋白可以在分泌细胞中进行了自裂解，形成一个 20 kD 左右的 IHH-N 信号活性蛋白和一个 26 kD 左右的 IHH-C 蛋白。前者有生物学功能，它经过脂修饰后被分泌，通过 Hedgehog 信号传递途径，与靶细胞膜上的 ptc 受体结合，刺激软骨细胞的繁殖分化和软骨形成。IHH 基因突变可导致短指症 A1 型		
【基因定位】	IHH 基因（*2q33~q35*）		
【临床表现】	A1 型的主要表型是患者所有的指（趾）的中指（趾）节骨缩短、消失或是与远端指节融合，根据缩短程度可将 BDA1 分为重度和轻度：重度 BDA1 只有正常指（趾）的一半，所有指（趾）的中节指骨缺失或者严重发育不全，也可与远节指骨融合；轻度 BDA1 中节指骨发育不全较轻，第 2 和第 5 指（趾）更易受累，远节骨关节融合限于第 5 指（趾）。其他一些临床表现还包括身材矮小和智力缺陷		
【特征表现】	1. 矮小 2. 短指（趾） 3. 智力低下 4. 骨畸形		

【综合征中文名】	短指症 A2 型	【英文全名】	brachydactyly，type A2
【中文别名】		【英文别名】	mohr-wriedt type brachydactyly
【中文别名 2】		【英文别名 2】	
【中文别名 3】		【英文别名 3】	
【OMIM】	112600	【英文缩写】	BDA2
		【英文缩写 2】	
		【英文缩写 3】	
【好发年龄】	婴儿期		
【遗传方式】	常染色体显性遗传		
【病因】	GDF5（growth/differentiation factor 5）基因表达 TGF-β 超家族信号分子。GDF5 基因在胚胎发育中很早就表达于四肢骨骼的间充质细胞聚集体及稍后的发育中长骨的软骨性核心、关节表面。它能促进间充质细胞聚集，促进软骨细胞分化，并抑制关节发育相关标记基因的表达，将关节发育局限于适当位置。BMPR1B（bone morphogenetic protein receptor，type 1B）基因表达 GDF5 的受体。BMP2（bone morphogenetic protein 2）基因编码体内最重要的成骨诱导因子之一，可诱导间充质细胞分化为成骨细胞和成软骨细胞，诱导软骨内成骨，还可促进关节软骨修复。BMPR1B 基因，GDF5 基因，BMP2 基因突变会导致短指症 A2 型		
【基因定位】	BMPR1B 基因（4q22.3），GDF5 基因（20q11.2），BMP2 基因（20p12.3）		
【临床表现】	患者临床表现其他指（趾）基本正常，但第 2 指（趾）中节指骨短小。受累中节指（趾）骨通常呈长菱形或三角形，导致第 2 指（趾）远节桡侧偏离		
【特征表现】	短指（趾）		

【综合征中文名】	短指症 A3 型	【英文全名】	brachydactyly，type A3
【中文别名】		【英文别名】	brachydactyly-clinodactyly
【中文别名 2】		【英文别名 2】	brachymesophalangy V
【中文别名 3】		【英文别名 3】	
【OMIM】	112700	【英文缩写】	BDA3
		【英文缩写 2】	
		【英文缩写 3】	
【好发年龄】	婴儿期		
【遗传方式】	常染色体显性遗传		
【病因】	不详		
【基因定位】	不详		
【临床表现】	患者临床表现为仅第 5 指（趾）中节指（趾）骨短小畸形。第 5 指中节指骨比第 4 指中节指骨短一半，退化的中节指骨呈菱形或三角形。第 5 指桡侧偏曲		
【特征表现】	短指（趾）		

【综合征中文名】	短指症 A4 型	【英文全名】	brachydactyly，type A4
【中文别名】		【英文别名】	temtamy type brachydactyly
【中文别名 2】		【英文别名 2】	brachymesophalangy Ⅱ and Ⅴ
【中文别名 3】		【英文别名 3】	
【OMIM】	112800	【英文缩写】	BDA4
		【英文缩写 2】	
		【英文缩写 3】	
【好发年龄】	婴儿期		
【遗传方式】	常染色体显性遗传		
【病因】	不详		
【基因定位】	不详		
【临床表现】	患者临床表现为其他指（趾）基本正常，但第 2、第 5 指（趾）中节指骨短小，致第 2、第 5 指（趾）远节桡侧偏离；也有患者第 4 指骨受累；有些患者还有先天性仰趾外翻足和畸形足。还有可能并发身材矮小		
【特征表现】	1. 短指（趾） 2. 矮小 3. 足外翻 4. 足畸形		

【综合征中文名】	短指症 A6 型	【英文全名】	brachydactyly，type A6
【中文别名】		【英文别名】	osebold-remondini syndrome
【中文别名 2】		【英文别名 2】	
【中文别名 3】		【英文别名 3】	
【OMIM】	112910	【英文缩写】	BDA6
		【英文缩写 2】	
		【英文缩写 3】	
【好发年龄】	婴儿期		
【遗传方式】	常染色体显性遗传		
【病因】	不详		
【基因定位】	不详		
【临床表现】	患者临床表现为中节指骨短小畸形同时伴一系列骨异常如腕、跟、跗骨骨化障碍，患者肢中骨短小畸形导致身材矮小		
【特征表现】	1. 短指（趾） 2. 矮小 3. 肢中骨发育不良 4. 骨畸形		

【综合征中文名】	短指症 B1 型	【英文全名】	brachydactyly，type B1
【中文别名】		【英文别名】	
【中文别名 2】		【英文别名 2】	
【中文别名 3】		【英文别名 3】	
【OMIM】	113000	【英文缩写】	BDB1
		【英文缩写 2】	
		【英文缩写 3】	
【好发年龄】	婴儿期		
【遗传方式】	常染色体显性遗传		
【病因】	ROR2（receptor tyrosine kinase-like orphan receptor 2）基因表达 ROR2 蛋白。ROR 是体内酪氨酸激酶受体家族，包括结构上相似的 ROR1 和 ROR2 两个成员。ROR2 蛋白主要编码细胞内膜转运过程中的酪氨酸激酶，与细胞的分化和成熟有密切关系，对骨骼、心脏和性分化十分重要，在胚胎发育中扮演重要角色。ROR2 基因杂合突变可引起导致短指症 B1 型		
【基因定位】	ROR2 基因（9q22）		
【临床表现】	患者临床表现主要有短指畸形，中指骨节短，伴指骨末端发育不全或缺如，指甲缺如，指趾均受累，拇指（趾）畸形，尚有指（趾）关节粘连，兼有并指常见于足趾第二、三并趾		
【特征表现】	短指（趾）		

【综合征中文名】	短指症 B2 型	【英文全名】	brachydactyly，type B2
【中文别名】		【英文别名】	
【中文别名 2】		【英文别名 2】	
【中文别名 3】		【英文别名 3】	
【OMIM】	611377	【英文缩写】	BDB2
		【英文缩写 2】	
		【英文缩写 3】	
【好发年龄】	婴儿期		
【遗传方式】	常染色体显性遗传		
【病因】	NOG（noggin）基因编码的肽链含 232 个氨基酸。NOG 基因的产物在爪蟾、大鼠、小鼠、人高度同源，是一种能拮抗分泌性骨形态发生蛋白。它在骨骼形成中的作用主要是招募间充质细胞进入骨骼原基部位，促进间充质细胞增殖及分化为成软骨细胞及成骨细胞，诱导未来关节部位细胞的凋亡。NOG 基因突变可导致短指症 B2 型		
【基因定位】	NOG 基因（*17q22*）		
【临床表现】	患者主要以远节指骨发育不全或缺失为特征。其临床表现为拇指短、拇指指甲发育不全或缺失，足部表型类似但略轻。典型 BDB2 第 2、3 指受累程度较轻，但是第 4、5 指远端明显截短。严重者第 2~5 指（趾）远节和中节指骨完全缺失类以截肢，可出现近端和（或）远端指节间关节融合，伴指骨关节融合、腕（跗）骨融合及局部皮肤性并指。腕跗骨联合导致手的小掌骨伴异常形状骨。多数患者由于第 1 掌骨短小畸形而拇指位置接近手掌，皮肤性并指主要出现于 2~4 指（趾）之间。其他症状包括神经性耳聋和远视		
【特征表现】	1. 短指（趾） 2. 耳聋 3. 远视 4. 指甲发育不全 5. 并指		

【综合征中文名】	短指症 C 型	【英文全名】	brachydactyly，type C
【中文别名】		【英文别名】	
【中文别名 2】		【英文别名 2】	
【中文别名 3】		【英文别名 3】	
【OMIM】	113100	【英文缩写】	BDC
		【英文缩写 2】	
		【英文缩写 3】	
【好发年龄】	婴儿期		
【遗传方式】	常染色体显性遗传		
【病因】	GDF5（growth differentiation factor 5）基因表达表达 TGF-β 超家族信号分子。GDF5 基因在胚胎发育中很早就表达于四肢骨骼的间充质细胞聚集体及稍后的发育中长骨的软骨性核心、关节表面。它能促进间充质细胞聚集，促进软骨细胞分化，并抑制关节发育相关标记基因的表达，将关节发育局限于适当位置。GDF5 基因突变可导致短指症 C 型		
【基因定位】	GDF5 基因（20q11.2）		
【临床表现】	患者临床表现为 2、3、5 指的短中节指骨伴 2 和（或）3 指的指骨多节化，第 1 掌骨短小畸形，而第 4 指相对受累最轻成为最长的指，足正常或有短趾。还可有身材矮小、畸形外翻足、Perthes 病、髋关节发育不良或脊椎畸形		
【特征表现】	1. 短指（趾） 2. 矮小 3. 脊柱侧弯 4. 足畸形 5. 骨畸形		

【综合征中文名】	短指症 D 型	【英文全名】	brachydactyly，type D
【中文别名】		【英文别名】	
【中文别名 2】		【英文别名 2】	
【中文别名 3】		【英文别名 3】	
【OMIM】	113200	【英文缩写】 【英文缩写 2】 【英文缩写 3】	BDD
【好发年龄】	婴儿期		
【遗传方式】	常染色体显性遗传		
【病因】	HOXD13（homeobox D13）基因编码由 335 个氨基酸组成的蛋白质。它是 HOX 基因家族成员之一，是决定肢端发育的主要基因之一。HOXD13 基因突变导致短指症 D 型与 E₁ 型		
【基因定位】	HOXD13 基因（*20q11.2*）		
【临床表现】	患者临床表现为拇指和大脚趾的远节指骨短而宽		
【特征表现】	短指（趾）		

【综合征中文名】	短指症 E1 型	【英文全名】	brachydactyly，type E1
【中文别名】		【英文别名】	
【中文别名2】		【英文别名2】	
【中文别名3】		【英文别名3】	
【OMIM】	113300	【英文缩写】 【英文缩写2】 【英文缩写3】	BDE1
【好发年龄】	婴儿期		
【遗传方式】	常染色体显性遗传		
【病因】	HOXD13（homeobox D13）基因与胚胎发育密切相关。HOXD13 基因编码由 335 个氨基酸组成的蛋白质。它是 HOX 基因家族成员之一，是决定肢端发育的主要基因之一。HOXD13 基因突变可引起短指症 D 型与 E1 型		
【基因定位】	HOXD13 基因（20q11.2）		
【临床表现】	患者临床表现表现为身材矮小，骨畸形表现为短指畸形，E1 型限于第 4 掌（跖）骨的短小畸形。BDE1 可能是其他综合征的一部分，例如 Turner 综合征、Albright 体型、Biemond 综合征等		
【特征表现】	1. 短指（趾） 2. 矮小		

【综合征中文名】	短指症合并高血压	【英文全名】	hypertension with brachydactyly
【中文别名】	Bilginetran 综合征	【英文别名】	bilginetran syndrome
【中文别名 2】	短指症 E 型、矮小与高血压	【英文别名 2】	brachydactyly, type E, with short stature and hypertension
【中文别名 3】		【英文别名 3】	
【OMIM】	112410	【英文缩写】	HTNB
		【英文缩写 2】	
		【英文缩写 3】	
【好发年龄】	婴儿期		
【遗传方式】	常染色体显性遗传		
【病因】	PTHLH（parathyroid hormone-like hormone）基因表达甲状旁腺素样激素。这种激素受体是 PTHR1，能调控软骨内成骨、乳腺和牙齿形成。PTHLH 基因突变导致高血压和短指症		
【基因定位】	PTHLH 基因（*12p12.2~p11.2*）		
【临床表现】	患者临床表现主要有短指畸形，主要为 E 型短指：E1 型限于第 4 掌（跖）骨的短小畸形；E2 型为第 1、3 指（趾）远端指骨和第 2、5 指（趾）中节指骨短缩结合多种跖骨畸形；E3 型尚不确定，可能为多种掌骨短小组合但无指（趾）骨畸形。患者还有其他症状如手掌变短、矮小和高血压，但肾素醛固酮系统和儿茶酚胺水平均正常，MRI 观察到颅内血管畸形（小脑后下动脉环）引起的神经血管压迫可能是这个疾病的病因。虽然血压很高，但患者眼部症状不重		
【特征表现】	1. 短指（趾） 2. 高血压 3. 小脑后下动脉环 4. 矮小		

【综合征中文名】	短指智力低下综合征	【英文全名】	brachydactyly-mental retardation syndrome
【中文别名】	2q37 缺乏综合征	【英文别名】	2q37 deletion syndrome
【中文别名2】		【英文别名2】	Albright hereditary osteodystrophy-like syndrome
【中文别名3】		【英文别名3】	
【OMIM】	600430	【英文缩写】 【英文缩写2】 【英文缩写3】	BDMR
【好发年龄】	婴儿期		
【遗传方式】	常染色体显性遗传		
【病因】	HDAC4（histone deacetylase 4）基因表达组蛋白去乙酰化酶。组蛋白的乙酰化和去乙酰化能改变染色体结构并影响 DNA 的转录，组蛋白去乙酰化酶能维系组蛋白乙酰化与去乙酰化的平衡状态，与癌相关基因转录表达、细胞增殖分化及细胞凋亡等诸多过程密切相关。HDAC4 基因缺失可导致骨骼和内脏发育异常		
【基因定位】	HDAC4 基因（2q37.3）		
【临床表现】	患者可表现为身材矮小，体型肥胖，外形有类似 Albright 骨营养不良的地方。主要表现为颜面畸形（脸圆、前额突出、嘴唇下弯、小下巴），先天性心脏畸形（主动脉瓣狭窄），E 型短指（主要表现为掌骨和跖骨变短）等。患者中度矮小，面圆，并可伴其他骨骼异常。患者还可有智力低下、神经性耳聋、癫痫、自闭症等，但甲状旁腺功能正常，且没有异位钙化		
【特征表现】	1. 矮小 2. 肥胖 3. 第4掌骨短 4. 智力低下 5. 主动脉瓣狭窄 6. 癫痫 7. 心脏畸形 8. 自闭症	9. 圆脸 10. 主动脉瓣狭窄 11. 前额突出 12. 嘴唇下弯 13. 耳聋 14. 小下颌 15. 骨畸形 16. 颜面畸形	

【综合征中文名】	先天性多巴胺 β 羟化酶缺陷症	【英文全名】	dopamine beta-hydroxylase deficiency, congenital
【中文别名】		【英文别名】	norepinephrine deficiency
【中文别名 2】		【英文别名 2】	noradrenaline deficiency
【中文别名 3】		【英文别名 3】	
【OMIM】	223360	【英文缩写】 【英文缩写 2】 【英文缩写 3】	
【好发年龄】	婴儿期		
【遗传方式】	常染色体隐性遗传		
【病因】	DBH（dopamine beta-hydroxylase）基因编码多巴胺 β 羟化酶，这个酶能将多巴胺转变为去甲肾上腺素，去甲肾上腺素在交感神经系统起重要作用。DBH 基因突变可引起直立性低血压，导致先天性多巴胺 β 羟化酶缺陷症		
【基因定位】	DBH 基因（9q34.2）		
【临床表现】	患者临床表现上睑下垂、鼻塞、高腭弓、直立性低血压、射精障碍或逆向射精、癫痫发作，应激状态下容易出现低血糖症、血尿、肾上腺素和去甲肾上腺素低、多巴胺升高		
【特征表现】	1. 上睑下垂 2. 鼻塞 3. 高腭弓 4. 直立性低血压 5. 逆向射精 6. 癫痫 7. 低血糖症		

【综合征中文名】	多发性结节性骨溶解和关节炎	【英文全名】	multicentricosteolysis, nodulosis, and arthropathy
【中文别名】		【英文别名】	Torg syndrome
【中文别名2】		【英文别名2】	nodulosis-arthropathy-osteolysis syndrome
【中文别名3】		【英文别名3】	nao syndrome
【OMIM】	259600	【英文缩写】 【英文缩写2】 【英文缩写3】	MONA
【好发年龄】	儿童期		
【遗传方式】	常染色体隐性遗传		
【病因】	MMP2（matrix metallopeptidase 2）基因编码基质金属蛋白酶2。这种酶是细胞外基质的一部分，是形成Ⅳ型胶原蛋白所需的酶。基质金属蛋白酶2对维持人体的各项功能十分重要，包括子宫内膜的生长，修复炎症组织以及骨重塑，MMP2基因突变可引起骨骼和生殖系统异常，导致多发性结节性骨溶解和关节炎		
【基因定位】	MMP2基因（*16q12*）		
【临床表现】	患者可有多发性、无痛性皮下结节，且有轻中度骨质疏松和骨溶解，但这种病变常限于手足部。影像学提示，骨溶解常合并掌骨和跖骨的特征性增大。在髋部、膝盖和肘部表现为屈曲挛缩畸形，足部可有扁平足		
【特征表现】	1. 骨溶解 2. 骨痛 3. 骨折 4. 步态异常 5. 扁平足 6. 髋部畸形	7. 皮下结节 8. 骨质疏松 9. 颜面粗糙 10. 多毛症 11. 矮小	

【综合征中文名】	多发性神经纤维瘤1型	【英文全名】	neurofibromatosis，type Ⅰ
【中文别名】		【英文别名】	neurofibromatosis，peripheral type
【中文别名2】		【英文别名2】	von recklinghausen disease
【中文别名3】		【英文别名3】	
【OMIM】	162200	【英文缩写】 【英文缩写2】 【英文缩写3】	NF1
【好发年龄】	儿童期		
【遗传方式】	常染色体显性		
【病因】	NF1（neurofibromingene）基因能产生神经纤维瘤蛋白。神经纤维瘤蛋白在神经细胞和神经支持细胞中广泛表达，还可促进细胞生长和分化。NF1基因突变可导致多发性神经纤维瘤1型		
【基因定位】	NF1基因（*17q11.2*）		
【临床表现】	主要表现为皮肤色素沉着和肿瘤生长。患者可有身材矮小，巨颅以及脊柱侧突等；还可有特征性的骨性病变，包括蝶骨大翼发育不良，假关节或长骨骨皮质变薄等；智力多正常，但常有学习能力下降；在幼童期，就可以发现多发皮肤咖啡牛乳色斑（care-an-Lait spots）；患者还可有神经纤维瘤。这是一种良性的位于皮肤的肿瘤，也可发生于脊柱附近。NF1患者其他肿瘤发生率也增加，如脑部肿瘤和白血病；虹膜可出现错构瘤（Liseh 结节），可以导致视力下降；还可并发嗜铬细胞瘤。此外，还可出现视神经胶质瘤、脑膜瘤、下丘脑肿瘤、横纹肌肉瘤、十二指肠类癌、生长抑素瘤、甲状旁腺腺瘤、星形细胞瘤、恶性外周神经鞘瘤等		
【特征表现】	1. 牛奶咖啡斑 2. 甲状旁腺腺瘤 3. 类癌 4. 神经纤维瘤 5. 皮下结节 6. 虹膜错构瘤 7. 嗜铬细胞瘤 8. 矮小	9. 大头畸形 10. 脊柱侧弯 11. 动脉狭窄 12. 高血压 13. 低血糖症 14. 智力低下 15. 肺间质纤维化 16. 肿瘤倾向	

【综合征中文名】	多发性腕骨-跗骨骨溶解综合征	【英文全名】	multicentriccarpotarsalosteolysis syndrome
【中文别名】		【英文别名】	osteolysis, hereditary, of carpal bones with or without nephropathy
【中文别名2】		【英文别名2】	multicentricosteolysis, autosomal dominant
【中文别名3】		【英文别名3】	
【OMIM】	166300	【英文缩写】	MCTO
		【英文缩写2】	
		【英文缩写3】	
【好发年龄】	儿童期和青少年期		
【遗传方式】	常染色体显性遗传		
【病因】	MAFB（v-maf avian musculoaponeurotic fibrosarcoma oncogene homolog B）基因编码碱性亮氨酸拉链（basic leucine zipper，bZIP）转录因子。bZIP 的特点是蛋白质分子的肽链上每隔 6 个氨基酸就有 1 个亮氨酸残基，导致这些亮氨酸残基都在螺旋的同一个方向出现。两个相同结构的两排亮氨酸残基就能以疏水键结合成二聚体，该二聚体的另一端的肽段富含碱性氨基酸残基，借其正电荷与 DNA 双螺旋链上带负电荷的磷酸基团结合。若不形成二聚体则对 DNA 的结合力明显降低。在肝脏细胞、小肠上皮细胞、脂肪细胞和某些脑细胞中有称为 C/EBP 家族的一大类蛋白质能够与 CAAT 框和病毒增强子结合，其特征是聚体形成域能形成 bZIP 二聚体结构。bZIP 转录因子在造血谱系特异的调节中起着重要的作用，能通过抑制骨髓细胞红系特异性基因的转录介导调节红系特异性造血细胞、单核细胞、巨噬细胞、足细胞和胰岛β细胞的分化。MAFB 基因突变可导致多发性腕骨-跗骨骨溶解综合征		
【基因定位】	MAFB 基因（20q12）		
【临床表现】	本病罕见，患者童年通常先有类风湿关节炎样表现，此后出现腕骨和跗骨的渐进破坏，甚至骨溶解；患者也可见蛋白尿、慢性肾功能衰竭、高血压、精神发育迟滞和轻微的面部异常		
【特征表现】	1. 骨溶解 2. 骨痛 3. 骨质疏松 4. 高血压	5. 骨折 6. 肾功能不全 7. 精神异常	

【综合征中文名】	多内分泌腺瘤病1型	【英文全名】	multiple endocrine neoplasia，type Ⅰ
【中文别名】		【英文别名】	endocrine adenomatosis，multiple
【中文别名2】		【英文别名2】	wermer syndrome
【中文别名3】		【英文别名3】	
【OMIM】	131100	【英文缩写】	MEN 1
		【英文缩写2】	MEA 1
		【英文缩写3】	
【好发年龄】	儿童期至青年		
【遗传方式】	常染色体显性遗传		
【病因】	MEN1（multiple endocrine neoplasia1）基因编码含 610 个氨基酸的蛋白质分子，称为"多发性内分泌腺瘤蛋白（menin）"，为一抑癌基因。Menin 蛋白在进化过程中高度保守，它通过与多种转录因子的相互作用，调节细胞增殖与凋亡，抑制细胞生长。Menin 蛋白的 C 末端有核定位信号，一旦 menin 的 C 末端缺失，menin 蛋白就不能转移到胞核，而造成降解并丧失功能，所以，MEN1 基因突变可导致多内分泌腺瘤病 1 型		
【基因定位】	MEN1 基因（*1q13*）		
【临床表现】	甲状旁腺功能亢进症为 MEN1 中最常见并最早出现的病变，由于甲状旁腺增生或腺瘤使甲状旁腺激素分泌增多，出现骨痛、病理性骨折；血钙升高引起消化系统及神经精神症状；尿钙排泄增加导致泌尿系结石。胰腺神经内分泌肿瘤也较常见，可为功能性或无功能性，垂体瘤多为催乳素瘤，可伴或不伴生长激素分泌增多，其次为生长激素瘤、无功能瘤及 ACTH 瘤。MEN1 还有其他表现：包括肾上腺无功能皮质瘤，肾上腺增生，类癌（位于胰腺、十二指肠、胸腺及支气管），甲状腺腺瘤，皮下脂肪瘤等		
【特征表现】	1. 甲状旁腺功能亢进症 2. 胃泌素瘤 3. 胰岛素瘤 4. 垂体瘤 5. 库欣综合征 6. 肢端肥大症	7. 高钙血症 8. 脂肪瘤 9. 肾上腺增生 10. 肾上腺腺瘤 11. 类癌	

【综合征中文名】	多内分泌腺瘤病 2A 型	【英文全名】	multiple endocrine neoplasia, type ⅡA
【中文别名】		【英文别名】	PTC syndrome
【中文别名 2】		【英文别名 2】	sipple syndrome
【中文别名 3】		【英文别名 3】	thyroid carcinoma, familial medullary
【OMIM】	171400	【英文缩写】 【英文缩写 2】 【英文缩写 3】	MEN 2A
【好发年龄】	儿童期和青年期		
【遗传方式】	常染色体显性遗传		
【病因】	RET（RET proto-oncogene）基因编码 RET 蛋白。这是一个约 1100 个氨基酸组成的酪氨酸激酶受体，与配体结合后，能促使胞质内的酪氨酸残基磷酸化，通过胞内的信号转导，参与调控基因表达和细胞增殖分化等多方面的功能。它在许多起源于神经嵴的细胞（如甲状腺、肾上腺、肠内部神经系等）中表达，在机体的发育上起重要作用。RET 基因突变可引起多器官神经内分泌肿瘤发生，导致多内分泌腺瘤病 2A 型、2B 型		
【基因定位】	RET 基因（10q11.21）		
【临床表现】	MEN 2A 有甲状腺髓样癌、嗜铬细胞瘤、甲状旁腺功能亢进症。甲状腺髓样癌为 MEN 2 中最常见并最早出现的病变，甲状腺髓样癌常为多中心病灶，扩散最初在甲状腺内，继而累及区域性淋巴结，后期转移至肝、肺、骨骼。嗜铬细胞瘤也可发生，多位于肾上腺，常为双侧，恶性少见。临床表现同散发性嗜铬细胞瘤，表现为持续或阵发性高血压，并头痛、心悸、大汗、面色改变、肢端湿冷、胸闷等症状。甲状旁腺功能亢进症也较常见		
【特征表现】	1. 甲状腺髓样癌 2. 嗜铬细胞瘤 3. 甲状旁腺功能亢进症 4. 高血压		

【综合征中文名】	多内分泌腺瘤病 2B 型	【英文全名】	multiple endocrine neoplasia, type ⅡB
【中文别名】		【英文别名】	neuromata, mucosal, with endocrine tumors
【中文别名 2】		【英文别名 2】	wagenmann-froboese syndrome
【中文别名 3】		【英文别名 3】	multiple endocrine neoplasia, type Ⅲ
【OMIM】	162300	【英文缩写】 【英文缩写 2】 【英文缩写 3】	MEN 2B
【好发年龄】	儿童期和青年期		
【遗传方式】	常染色体显性遗传		
【病因】	RET（RET proto-oncogene）基因编码 RET 蛋白。这是一个约 1100 个氨基酸组成的酪氨酸激酶受体。它与配体结合后，能促使胞浆内的酪氨酸残基磷酸化，通过胞内的信号转导，参与调控基因表达和细胞增殖分化等多方面的功能。它在许多起源于神经嵴的细胞（如甲状腺、肾上腺、肠内部神经系等）中表达，在机体的发育上起重要作用。基因突变可导致多器官神经内分泌肿瘤发生。RET 基因突变可导致 MEN2A 型，MEN2B 型。其中 MEN2B 患者突变多位于第 16 个外显子的 M918T		
【基因定位】	RET 基因（10q11. 21）		
【临床表现】	MEN 2B 患者有甲状腺髓样癌、嗜铬细胞瘤，甲状旁腺功能亢进症，先天性巨结肠，脊柱侧弯，关节松弛，角膜神经瘤，眼睑结节，舌部神经瘤，高腭弓等症状		
【特征表现】	1. 甲状腺髓样癌 2. 嗜铬细胞瘤 3. 甲状旁腺功能亢进症 4. 高血压 5. 便秘 6. 先天性巨结肠	7. 脊柱侧弯 8. 关节松弛 9. 角膜神经瘤 10. 眼睑结节 11. 舌部神经瘤 12. 高腭弓	

【综合征中文名】	多内分泌腺瘤病4型	【英文全名】	multiple endocrine neoplasia, type Ⅳ
【中文别名】		【英文别名】	
【中文别名2】		【英文别名2】	
【中文别名3】		【英文别名3】	
【OMIM】	610755	【英文缩写】	MEN 4
		【英文缩写2】	
		【英文缩写3】	
【好发年龄】	儿童期至青年期		
【遗传方式】	常染色体显性遗传		
【病因】	CDKN1B（cyclin-dependent kinase inhibitor 1B）基因是一种抑癌基因，编码 P27 蛋白，该蛋白位于细胞核中，可调控细胞周期和细胞生长、分裂。CDKN1B 基因突变可引起肿瘤生长，导致多内分泌腺瘤病 4 型		
【基因定位】	CDKN1B 基因（*12p13.1*）		
【临床表现】	患者可表现有垂体瘤，肢端肥大症，甲状旁腺功能亢进症，肾脏血管平滑肌脂肪瘤，睾丸癌等		
【特征表现】	1. 甲状旁腺功能亢进症 2. 垂体瘤 3. 肢端肥大症 4. 高钙血症 5. 睾丸癌 6. 肾脏血管平滑肌脂肪瘤		

【综合征中文名】	多囊卵巢综合征	【英文全名】	polycystic ovary syndrome
【中文别名】		【英文别名】	
【中文别名2】		【英文别名2】	
【中文别名3】		【英文别名3】	
【OMIM】		【英文缩写】	PCOS
		【英文缩写2】	
		【英文缩写3】	
【好发年龄】	育龄妇女		
【遗传方式】	不详		
【病因】	PCOS 发病的确切原因尚不十分清楚，有以下两种学说： 1. 遗传理论：主要根据为 PCOS 呈家族群居现象。 2. 非遗传理论：有研究认为，子宫内激素环境影响成年个体的内分泌状态。青春期患有贪食等饮食障碍的女性常发生 PCOS。另外，临床上并非所有患 PCOS 的单卵双胎的同胞均患此病，这也提示有非遗传因素的作用		
【基因定位】	不详		
【临床表现】	患者可有月经改变：表现为月经量少、月经稀发、功能性子宫出血、闭经等，不孕及卵巢黄体功能不全；还有痤疮和多毛：常在口唇上方、乳晕周围、脐下、腹正中线、大腿内侧及肛门周围有长毛；约 50%的 PCOS 患者肥胖，常见黑棘皮症		
【特征表现】	1. 肥胖 2. 多毛症 3. 月经紊乱 4. 黑棘皮病 5. 不孕 6. 多囊卵巢		

【综合征中文名】	飞行时差综合征	【英文全名】	jet lag
【中文别名】		【英文别名】	
【中文别名2】		【英文别名2】	
【中文别名3】		【英文别名3】	
【OMIM】		【英文缩写】 【英文缩写2】 【英文缩写3】	
【好发年龄】	不详		
【遗传方式】	不详		
【病因】	跨时区飞行改变机体内部存在的生物钟，从而导致生理功能的紊乱		
【基因定位】	不详		
【临床表现】	跨越子午线飞跃多个时区后经历的一种精神疲惫综合征，包括睡眠障碍、疲劳加重、注意力下降、失眠及胃肠功能紊乱		
【特征表现】	1. 睡眠障碍 2. 乏力 3. 注意力下降 4. 失眠 5. 恶心、呕吐		

【综合征中文名】	非甲状腺性病态综合征	【英文全名】	nonthyroidal illness syndrome
【中文别名】	正常甲状腺性病态综合征	【英文别名】	euthyroid sick syndrome
【中文别名2】		【英文别名2】	
【中文别名3】		【英文别名3】	
【OMIM】		【英文缩写】 【英文缩写2】 【英文缩写3】	NTIS ESS
【好发年龄】	不详		
【遗传方式】	不详		
【病因】	严重疾病、创伤、应急情况下，下丘脑-垂体-甲状腺轴功能紊乱，甲状腺激素与血清蛋白结合异常，甲状腺激素释放或代谢异常等导致甲状腺素水平异常，表现为三碘甲状腺素（T_3）水平下降，促甲状腺激素（TSH）正常		
【基因定位】	不详		
【临床表现】	原发病表现，但无甲状腺功能减低的临床表现。甲状腺激素水平检查，提示血清游离三碘甲腺原氨酸（FT_3）降低，但是血清游离甲腺素（FT_4），促甲状腺激素（TSH）水平大致正常		
【特征表现】	1. 甲状腺功能正常 2. 低 T_3		

【综合征中文名】	跗骨腕骨融合综合征	【英文全名】	tarsal-carpal coalition syndrome
【中文别名】		【英文别名】	synostosis of talus and calcaneus with short stature
【中文别名2】		【英文别名2】	
【中文别名3】		【英文别名3】	
【OMIM】	186570	【英文缩写】	TCC
		【英文缩写2】	
		【英文缩写3】	
【好发年龄】	儿童期		
【遗传方式】	常染色体显性遗传		
【病因】	NOG（noggin）基因能编码 noggin 蛋白。这个蛋白对于特定骨和关节发展起作用，能和促发骨发生的骨形成蛋白结合，促进骨形成，NOG 基因突变可引起骨骼畸形，导致跗骨腕骨融合综合征		
【基因定位】	NOG 基因（*17q22*）		
【临床表现】	本病患者可身材矮小，患者跗骨腕骨融合在一起，多块跗骨腕骨组成手腕和足踝。在儿童期发病，随着年龄增大病情可加重，但严重程度不等。患者手指和足趾僵硬，不能弯折，以第5指（趾）为首发。此后，逐次出现其他指（趾）受累，但大拇指（趾）常不受累及。患者有手掌部疼痛，行走疼痛，且行走困难，此外上下臂和肘关节可有融合		
【特征表现】	1. 矮小 2. 骨融合 3. 指痛 4. 指僵硬 5. 骨畸形		

【综合征中文名】	干骺端发育不良不伴少毛发症	【英文全名】	metaphyseal dysplasia without hypotrichosis
【中文别名】		【英文别名】	cartilage-hair hypoplasia variant, skeletal manifestations only
【中文别名2】		【英文别名2】	cartilage-hair hypoplasia-like skeletal dysplasia without hypotrichosis or immunodeficiency
【中文别名3】		【英文别名3】	
【OMIM】	250460	【英文缩写】 【英文缩写2】 【英文缩写3】	CHH CHHV
【好发年龄】	婴儿期		
【遗传方式】	常染色体隐性遗传		
【病因】	RMRP（RNA component of mitochondrial RNA processing endoribonuclease）基因不能产生蛋白，但是它能产生一段非编码 RNA。这段 RNA 能和许多蛋白结合，产生线粒体 RNA 加工的核糖核酸内切酶（RibonucleaseMRP，RNase MRP）。RNase MRP 介入细胞许多重要生物过程。它能帮助复制线粒体 DNA，还能协助控制细胞周期。RMRP 基因突变可引起多系统异常，导致干骺端发育不良不伴少毛发症		
【基因定位】	RMRP 基因（$9p21\sim p12$）		
【临床表现】	患者表现为身材矮小，外貌大致正常，四肢短缩，膝内翻，短指，关节松弛，脊柱和骨盆正常，毛发正常，无免疫缺陷		
【特征表现】	1. 矮小 2. 骨畸形 3. 短肢畸形 4. 指甲畸形 5. 短指（趾）		

【综合征中文名】	肝脏糖原累积症0型	【英文全名】	glycogen storage disease 0, liver
【中文别名】	肝糖原合酶缺乏症	【英文别名】	hypoglycemia with deficiency of glycogen synthetase in the liver
【中文别名2】		【英文别名2】	liver glycogen synthase deficiency
【中文别名3】		【英文别名3】	liver glycogen storage disease 0
【OMIM】	240600	【英文缩写】 【英文缩写2】 【英文缩写3】	GSD 0A
【好发年龄】	幼儿期		
【遗传方式】	常染色体隐性遗传		
【病因】	GYS2【glycogen synthase 2（liver）】基因，编码糖原合酶2，这个酶是肝糖原合成中一个重要的酶。GYS2基因突变引起糖原合酶2缺乏，使糖原不能合成，导致肝脏糖原累积症0型		
【基因定位】	GYS2基因（*12p12.1*）		
【临床表现】	患者可表现为低血糖症，智力低下，酮症，复发性低血糖，癫痫后无症状性高血糖		
【特征表现】	1. 低血糖症 2. 智力低下 3. 酮症		

【综合征中文名】	孤立性 ACTH 缺乏症	【英文全名】	ACTH deficiency，isolated
【中文别名】		【英文别名】	adrenocorticotropic hormone deficiency
【中文别名2】		【英文别名2】	
【中文别名3】		【英文别名3】	
【OMIM】	201400	【英文缩写】 【英文缩写2】 【英文缩写3】	IAD
【好发年龄】	婴儿期		
【遗传方式】	常染色体隐性遗传		
【病因】	TBX19（T-BOX 19）基因是 DNA 结合区域，T-box 成员。T-box 基因编码转录因子调控发育过程。基因突变后可以导致孤立性 ACTH 缺乏，说明这个基因在垂体 POMC 通路中起重要作用。TBX19 基因突变可导致孤立性 ACTH 缺乏症		
【基因定位】	TBX19 基因（1q24.2）		
【临床表现】	患者有继发性肾上腺皮质功能减退症表现，如低血糖、低钠血症、恶心、呕吐等		
【特征表现】	1. 肾上腺皮质功能减退症 2. 低血糖症 3. 低钠血症 4. 恶心、呕吐 5. 食欲不振		

【综合征中文名】	孤立性 FSH 缺乏症	【英文全名】	follicle-stimulating hormone deficiency, isolated
【中文别名】		【英文别名】	
【中文别名 2】		【英文别名 2】	
【中文别名 3】		【英文别名 3】	
【OMIM】	229070	【英文缩写】 【英文缩写 2】 【英文缩写 3】	
【好发年龄】	青春期		
【遗传方式】	常染色体隐性遗传		
【病因】	FSHB (follicle stimulating hormone, beta polypeptide) 基因编码卵泡刺激素 (FSH) 的 β 亚基。FSH、促黄体素 (LH) 和促甲状腺激素 (TSH) 均有相同的 α 链，但 β 亚基不同。在女性，FSH 主要作用为促进卵泡成熟，使卵巢增大；在男性，它作用于睾丸曲细精管可促进精子形成。FSHB 基因突变可导致孤立性 FSH 缺乏症		
【基因定位】	FSHB 基因 (11p13)		
【临床表现】	患者可表现为性腺功能减退：下丘脑性闭经，无排卵，不孕，可伴有颗粒细胞肿瘤，血清中 FSH 浓度非常低，LH 和雌二醇在正常范围		
【特征表现】	1. 低促性腺激素性性腺功能减退症 2. 闭经 3. 颗粒细胞肿瘤		

【综合征中文名】	孤立性高氯汗症	【英文全名】	hyperchlorhidrosis，isolated
【中文别名】		【英文别名】	
【中文别名2】		【英文别名2】	
【中文别名3】		【英文别名3】	
【OMIM】	143860	【英文缩写】 【英文缩写2】 【英文缩写3】	
【好发年龄】	婴儿期		
【遗传方式】	常染色体隐性遗传		
【病因】	CA12（carbonic anhydrase Ⅻ）基因编码碳酸酐酶Ⅻ，表达在汗腺、肾脏和大肠中，有助于调节这些组织中氯化钠的转运。CA12基因突变后可引起汗液中排钠增多，表现为低钠血症，导致孤立性高氯汗症		
【基因定位】	CA12基因（*15q22.2*）		
【临床表现】	患者临床表现为低钠血症、低血渗，汗液中氯化钠含量增多。低钠血症可表现为乏力、食欲减退，恶心、呕吐，严重时可有神经系统表现如癫痫等；高钾血症；生长发育迟缓；氯化钠治疗效果好		
【特征表现】	1. 低钠血症　　　　　　　6. 骨折 2. 乏力　　　　　　　　　7. 癫痫 3. 食欲不振　　　　　　　8. 矮小 4. 恶心、呕吐　　　　　　9. 高钾血症 5. 头痛　　　　　　　　　10. 高钠汗症		

【综合征中文名】	常染色体显性遗传性骨硬化症 1 型	【英文全名】	osteopetrosis, autosomal dominant 1
【中文别名】	大理石骨病	【英文别名】	osteopetrosis, autosomal dominant, type Ⅰ
【中文别名 2】		【英文别名 2】	
【中文别名 3】		【英文别名 3】	
【OMIM】	607634	【英文缩写】	OPTA1
		【英文缩写 2】	
		【英文缩写 3】	
【好发年龄】	幼儿期		
【遗传方式】	常染色体显性遗传		
【病因】	LRP5 (low density lipoprotein receptor-related protein 5) 基因是低密度脂蛋白受体相关蛋白 5，表达一种膜蛋白。该蛋白常和 Fizzled-4 受体一起参加 Wnt 信号通路。Wnt 通路作用于细胞分化、黏附、转移和细胞活化，所以，LRP5 基因在许多组织发展中起重要作用。LRP5 蛋白能表达在视网膜和内耳，也能帮助调节骨密度和骨强度。LRP5 基因激活性突变可增加骨形成，导致了骨密度增高，导致常染色体显性遗传骨硬化症 1 型		
【基因定位】	LRP5 基因 (*11q13.4*)		
【临床表现】	患者经常没有症状，表现为骨密度增加，常于颅顶明显，但骨折率不增加。还有些患者表现为疼痛及听力损害。这是骨硬化症中唯一没有骨折率增加的表型		
【特征表现】	1. 骨硬化症 2. 耳聋 3. 头痛		

【综合征中文名】	常染色体显性遗传性骨硬化症 2 型	【英文全名】	osteopetrosis，autosomal dominant 2
【中文别名】	大理石骨病	【英文别名】	osteopetrosis，autosomal dominant，type Ⅱ
【中文别名 2】		【英文别名 2】	marble bones，autosomal dominant
【中文别名 3】		【英文别名 3】	osteosclerosis fragilis generalisata
【OMIM】	166600	【英文缩写】 【英文缩写 2】 【英文缩写 3】	OPTA2
【好发年龄】	儿童期		
【遗传方式】	常染色体显性遗传		
【病因】	CLCN7（chloride channel，voltage-sensitive 7）基因表达 ClC-7 氯离子通道，该通道位于破骨细胞的皱褶缘中和溶酶体的隔室内，能维持细胞内电解质稳定，维持破骨细胞正常功能。碳酸酐酶Ⅱ可在破骨细胞内催化 CO_2 和水反应生成氢离子和碳酸盐离子，碳酸盐离子与细胞外的氯离子发生交换，氯离子通过 ClC-7 与质子泵运输的氢离子共同进入破骨细胞内的小囊泡，导致骨溶解。CLCN7 基因突变可导致破骨细胞功能丧失，导致常染色体隐性遗传性骨硬化症 4 型和常染色体显性遗传性骨硬化症 2 型		
【基因定位】	CLCN7 基因（16p13）		
【临床表现】	患者的骨硬化主要累及脊柱、骨盆、颅底等部位，骨骼虽异常致密，但容易骨折。颅底骨折可导致视力和听力障碍，骨髓硬化可导致骨髓造血障碍患者症状轻重程度不一		
【特征表现】	1. 骨硬化症 2. 骨折 3. 贫血 4. 肝脾肿大 5. 视力下降		

【综合征中文名】	常染色体隐性遗传性骨硬化症 1 型	【英文全名】	osteopetrosis，autosomal recessive 1
【中文别名】	大理石骨病	【英文别名】	Osteopetrosis，infantile malignant 1
【中文别名 2】		【英文别名 2】	marble bones，autosomal recessive
【中文别名 3】		【英文别名 3】	albers-schonberg disease，autosomal recessive
【OMIM】	259700	【英文缩写】	OPTB1
		【英文缩写 2】	
		【英文缩写 3】	
【好发年龄】	婴儿期		
【遗传方式】	常染色体隐性遗传		
【病因】	TCIRG1（T-cell，immune regulator 1，ATPase，H$^+$ transporting，lysosomal V0 subunit A3）基因编码空泡型质子泵的 α 亚基。空泡型质子泵是一种氢泵，能把氢离子转运到破骨细胞表面。这种泵对破骨细胞十分重要，TCIRG1 基因突变可引起破骨细胞活性下降，导致常染色体隐性遗传性骨硬化症 1 型		
【基因定位】	TCIRG1 基因（*11q13.2*)		
【临床表现】	患者在婴儿期就表现有病理性骨折，头颅骨骼密度增加，头面部骨厚度增加。致密骨骼还可以损伤骨髓功能，使新鲜造血系统和免疫细胞功能产生减少，增加出血贫血和感染风险，甚至危及生命。骨折还可以引起生长发育迟缓和身材矮小，牙齿发育不良，肝脾增大。本病严重者可使头颅骨硬化而引起耳聋、视力障碍，脑部异常，智力障碍和癫痫，血钙降低		
【特征表现】	1. 巨颅 2. 骨折 3. 大头畸形 4. 低钙血症	5. 骨硬化症 6. 耳聋 7. 视力下降 8. 矮小	

【综合征中文名】	常染色体隐性遗传性骨硬化症 2 型	【英文全名】	osteopetrosis, autosomal recessive 2
【中文别名】		【英文别名】	osteopetrosis, osteoclast-poor
【中文别名 2】		【英文别名 2】	osteopetrosis, mild autosomal recessive form
【中文别名 3】		【英文别名 3】	
【OMIM】	259710	【英文缩写】 【英文缩写 2】 【英文缩写 3】	OPTB2
【好发年龄】	婴儿期		
【遗传方式】	常染色体隐性遗传		
【病因】	TNFSF11【tumor necrosis factor (ligand) superfamily, member 11】基因表达护骨素配体, 它是 TNF 细胞因子家族成员, 可与其特异性受体 RANK 结合, 刺激破骨细胞前体分化、存活与融合, 并活化成熟破骨细胞, 阻止其凋亡。TNFSF11 基因突变可引起破骨细胞活性下降, 导致常染色体隐性遗传性骨硬化症 2 型		
【基因定位】	TNFSF11 基因（*13q14.11*）		
【临床表现】	患者可有骨骼畸形, 表现为骨密度增高, 容易骨折, 颅骨畸形, 下颌前突, 乳牙发育异常, 牙齿畸形, 龋齿, 膝外翻。颅骨畸形可引起视力、听力障碍; 骨硬化可导致骨髓腔狭窄, 引起造血障碍, 肝脾肿大		
【特征表现】	1. 骨硬化症 2. 牙齿发育不良 3. 骨折 4. 颅骨畸形 5. 视力下降 6. 耳聋		

【综合征中文名】	常染色体隐性遗传性骨硬化症3型	【英文全名】	osteopetrosis，autosomal recessive 3
【中文别名】	碳酸酐酶2缺乏综合征	【英文别名】	osteopetrosis with renal tubular acidosis
【中文别名2】		【英文别名2】	carbonic anhydrase II deficiency
【中文别名3】		【英文别名3】	guibaud-vainsel syndrome
【OMIM】	259730	【英文缩写】 【英文缩写2】 【英文缩写3】	OPTB3 CA2D
【好发年龄】	婴儿期		
【遗传方式】	常染色体隐性遗传		
【病因】	CA2基因（carbonic anhydrase II），编码碳酸酐酶II蛋白。碳酸酐酶II可在破骨细胞内催化CO_2和水反应生成氢离子和碳酸盐离子，碳酸盐离子与细胞外的氯离子发生交换，氯离子通过CLC-7与质子泵运输的氢离子共同进入破骨细胞内的小囊泡，导致骨溶解，此外该基因也表达于肾小管。CA2基因突变可导致破骨细胞功能丧失，引起骨硬化和肾小管酸中毒，导致常染色体隐性遗传性骨硬化症3型		
【基因定位】	CA2基因（8q22）		
【临床表现】	主要表现为骨硬化、多发骨折、大脑钙化。因为颅骨骨硬化，患者可有视力障碍、耳聋、认知功能缺陷表现，骨髓腔硬化可有造血功能衰竭、肝脾肿大。患者还可有肾小管酸中毒、生长发育迟缓、矮小		
【特征表现】	1. 骨硬化症 2. 肾小管酸中毒 3. 异位钙化 4. 矮小 5. 智力低下 6. 骨折		

【综合征中文名】	常染色体隐性遗传性骨硬化症4型	【英文全名】	osteopetrosis, autosomal recessive 4
【中文别名】		【英文别名】	osteopetrosis, infantile malignant 2
【中文别名2】		【英文别名2】	
【中文别名3】		【英文别名3】	
【OMIM】	611490	【英文缩写】	OPTB4
		【英文缩写2】	
		【英文缩写3】	
【好发年龄】	婴儿期		
【遗传方式】	常染色体隐性遗传		
【病因】	CLCN7（chloride channel, voltage-sensitive 7）基因表达 ClC-7 氯离子通道，该通道位于破骨细胞的皱褶缘中和溶酶体的隔室内，能维持细胞内电解质稳定，维持破骨细胞正常功能。碳酸酐酶Ⅱ可在破骨细胞内催化 CO_2 和水反应生成氢离子和碳酸盐离子，碳酸盐离子与细胞外的氯离子发生交换，氯离子通过 CLC-7 与质子泵运输的氢离子共同进入破骨细胞内的小囊泡，导致骨溶解。该基因突变可导致破骨细胞功能丧失，引起骨硬化，导致常染色体隐性遗传性骨硬化症4型和常染色体显性遗传性骨硬化症2型		
【基因定位】	CLCN7 基因（16p13.3）		
【临床表现】	患者的骨硬化主要累及脊柱、骨盆、颅底等部位。骨骼虽异常致密，但容易骨折。颅底骨折可导致视力和听力障碍，骨髓硬化可导致骨髓造血障碍和肝脾肿大，患者症状轻重程度不一		
【特征表现】	1. 骨硬化症 2. 骨折 3. 贫血 4. 肝脾肿大 5. 视力下降		

【综合征中文名】	常染色体隐性遗传性骨硬化症 5 型	【英文全名】	osteopetrosis，autosomal recessive 5
【中文别名】		【英文别名】	osteopetrosis，infantile malignant 3
【中文别名 2】		【英文别名 2】	
【中文别名 3】		【英文别名 3】	
【OMIM】	259720	【英文缩写】 【英文缩写 2】 【英文缩写 3】	OPTB5
【好发年龄】	婴儿期		
【遗传方式】	常染色体隐性遗传		
【病因】	OSTM1（osteopetrosis associated transmembrane protein 1）基因编码的骨硬化相关跨膜蛋白 1，目前认为 OSTM1 与 ClC-7 两者是复合体。ClC-7 是一种氯离子通道，该通道位于破骨细胞的皱褶缘中和溶酶体的隔室内，能维持细胞内电解质稳定，维持破骨细胞正常功能。碳酸酐酶 II 可在破骨细胞内催化 CO_2 和水反应生成氢离子和碳酸盐离子，碳酸盐离子与细胞外的氯离子发生交换，氯离子通过 CLC-7 与质子泵运输的氢离子共同进入破骨细胞内的小囊泡，导致骨溶解。所以 OSTM1 基因突变可导致破骨细胞功能丧失，导致常染色体隐性遗传性骨硬化症 5 型		
【基因定位】	OSTM1 基因（6q21）		
【临床表现】	患者表现出骨硬化，骨骼虽异常致密，但容易骨折。颅底骨折可导致视力和听力障碍，骨髓硬化可导致骨髓造血障碍和肝脾肿大，患者症状轻重程度不一		
【特征表现】	1. 骨硬化症 2. 视力下降 3. 小头畸形 4. 脑积水 5. 贫血 6. 肝脾肿大		

【综合征中文名】	常染色体隐性遗传性骨硬化症 6 型	【英文全名】	osteopetrosis, autosomal recessive 6
【中文别名】		【英文别名】	osteopetrosis, autosomal recessive, intermediate form
【中文别名 2】		【英文别名 2】	
【中文别名 3】		【英文别名 3】	
【OMIM】	611497	【英文缩写】	OPTB6
		【英文缩写 2】	
		【英文缩写 3】	
【好发年龄】	婴儿期		
【遗传方式】	常染色体隐性遗传		
【病因】	PLEKHM1【pleckstrin homology domain containing, family M（with RUN domain）member 1】基因编码的蛋白是骨吸收必不可少的蛋白，并可能在破骨细胞囊泡转运中发挥关键作用。PLEKHM1 基因突变可导致骨吸收受限，而引起常染色体隐性遗传性骨硬化症 6 型		
【基因定位】	PLEKHM1 基因（*17q21.31*）		
【临床表现】	患者主要表现为骨硬化和多发骨折，因为颅骨骨硬化，患者可有视力障碍表现，骨髓腔硬化可有造血功能衰竭，肝脾肿大。		
【特征表现】	1. 骨硬化症 2. 骨折 3. 视力下降 4. 肝脾肿大 5. 贫血		

【综合征中文名】	常染色体隐性遗传性骨硬化症 7 型	【英文全名】	osteopetrosis, autosomal recessive 7
【中文别名】	破骨细胞缺乏性骨硬化症	【英文别名】	osteopetrosis, osteoclast-poor, with hypogammaglobulinemia
【中文别名 2】		【英文别名 2】	
【中文别名 3】		【英文别名 3】	
【OMIM】	612301	【英文缩写】	OPTB7
		【英文缩写 2】	
		【英文缩写 3】	
【好发年龄】	儿童期		
【遗传方式】	常染色体隐性遗传		
【病因】	TNFRSF11A（tumor necrosis factor receptor superfamily, member 11a, NFKB activator）基因编码的蛋白能激活 RANK（receptor activator of nuclear factor κB）信号通路。RANK 通路在骨重塑起重要作用，它位于不成熟的破骨细胞的表面，接收信号后可使破骨细胞成熟和分化。TNFRSF11A 基因突变可使破骨细胞不能形成，导致常染色体隐性遗传性骨硬化症 7 型		
【基因定位】	TNFRSF11A 基因（18q21.33）		
【临床表现】	患者可表现为骨硬化和多发骨折，为颅骨骨硬化，患者可有视力障碍，耳聋，身材矮小、发育延迟表现，骨髓腔硬化可有造血功能衰竭，肝脾肿大。患者还有低丙种球蛋白血症，严重可导致重症肺炎		
【特征表现】	1. 低丙种球蛋白血症　　　　　5. 肝大 2. 矮小　　　　　　　　　　　6. 贫血 3. 骨硬化症　　　　　　　　　7. 淋巴结肿大 4. 骨折　　　　　　　　　　　8. 龋齿		

【综合征中文名】	胱氨酸病合并肾病	【英文全名】	cystinosis，nephropathic
【中文别名】		【英文别名】	cystinosis，infantile nephropathic
【中文别名 2】		【英文别名 2】	
【中文别名 3】		【英文别名 3】	
【OMIM】	219800	【英文缩写】 【英文缩写 2】 【英文缩写 3】	CTNS
【好发年龄】	婴儿期		
【遗传方式】	常染色体隐性遗传		
【病因】	CTNS（cystinosin，lysosomalcystine transporter）基因编码一种位于溶酶体的蛋白，这种蛋白能将胱氨酸转运出溶酶体。CTNS 基因突变可引起胱氨酸代谢障碍，导致胱氨酸病合并肾病		
【基因定位】	CTNS 基因（17p13）		
【临床表现】	患者出生时为正常体重，出生后出现生长发育迟缓，前额突出，视力降低，复发性角膜溃疡，佝偻病，肝、脾肿大，胰腺功能不全，肾小管功能不全，范科尼综合征，肾结石，肌肉萎缩，原发性甲状腺功能减退，胰岛素依赖性糖尿病，低钠血症、低磷血症，血白细胞中胱氨酸升高等症状。该病分为小儿肾病型，幼年或青少年肾病型以及成人肾病型		
【特征表现】	1. 矮小 2. 前额突出 3. 视力下降 4. 角膜溃疡 5. 佝偻病 6. 肝大 7. 胰腺功能不全 8. 肾小管功能不全	9. 范科尼综合征 10. 肾结石 11. 肌萎缩 12. 原发性甲状腺功能减退症 13. 糖尿病 14. 低钠血症 15. 低磷血症 16. 血白细胞中胱氨酸升高	

【综合征中文名】	果糖1,6-二磷酸酶缺乏症	【英文全名】	fructose-1,6-bisphosphatase deficiency
【中文别名】		【英文别名】	
【中文别名2】		【英文别名2】	
【中文别名3】		【英文别名3】	
【OMIM】	229700	【英文缩写】	FBPD
		【英文缩写2】	
		【英文缩写3】	
【好发年龄】	婴儿期		
【遗传方式】	常染色体隐性遗传		
【病因】	FBP1基因（fructose-1,6-bidphosphatase 1）编码果糖1,6二磷酸酶（FBP酶），可将果糖-1,6-二磷酸转变成果糖-6-磷酸，在糖异生中起关键性的作用。FBP1基因突变可引起FBP酶失活，导致糖原异生过程被阻断，使糖原异生前体物质——某些氨基酸、乳酸和酮酸堆积，引起各种症状，导致果糖1,6-二磷酸酶缺乏症		
【基因定位】	FBP1基因（9q22.32）		
【临床表现】	患者于饥饿时出现低血糖及代谢性酸中毒，同时还会出现心率增快、呼吸困难、窒息、酮症酸中毒等情况。新生儿期死亡率较高。发热可以诱发这些表现。在代谢障碍的严重时期患儿可能仅仅表现出肝肿大		
【特征表现】	1. 乏力 2. 食欲不振 3. 低血糖症 4. 代谢性酸中毒 5. 肝大		

【综合征中文名】	果糖不耐受症	【英文全名】	fructose intolerance, hereditary
【中文别名】		【英文别名】	fructosemia
【中文别名2】		【英文别名2】	fructose-1-phosphate aldolase deficiency
【中文别名3】		【英文别名3】	fructose-1, 6-bisphosphate aldolase B deficiency
【OMIM】	229600	【英文缩写】 【英文缩写2】 【英文缩写3】	HFI
【好发年龄】	婴儿期		
【遗传方式】	常染色体隐性遗传		
【病因】	ALDOB（aldolase B，fructose-bisphosphate）基因编码果糖-1,6-二磷酸醛缩酶。果糖-1,6-二磷酸醛缩酶催化果糖-1,6-二磷酸水解生成磷酸丙糖和磷酸甘油醛。ALDOB基因突变，可引起相关酶活性缺失，若患者摄入果糖后，体内果糖-1-磷酸迅速聚集，可使糖异生受阻，且由于大量无机磷（Pi）亦同时被摄入，可使血磷降低和ATP再生减少。1-磷酸果糖的累积和ATP供应不足两者也阻碍了糖原释出1-磷酸葡萄糖，从而使糖原分解过程受抑止导致临床出现低血糖症状，导致果糖不耐受症		
【基因定位】	ALDOB基因（9q21.3~q22.2）		
【临床表现】	患者摄取果糖、蔗糖或山梨醇后出现呕吐、腹痛、出冷汗甚至惊厥、昏迷等低血糖症状。若不及时停止进食，部分患者会出现食欲不振、腹泻、黄疸、腹水、肝脏肿大及代谢性酸中毒等临床表现，同时伴有体重不增及生长发育不良		
【特征表现】	1. 低血糖症 2. 肝大 3. 食欲不振 4. 矮小		5. 腹痛 6. 黄疸 7. 精神异常 8. 乳酸酸中毒

【综合征中文名】	海绵窦综合征	【英文全名】	cavernous sinus syndrome
【中文别名】	Foix 氏综合征	【英文别名】	
【中文别名 2】	垂体蝶骨综合征	【英文别名 2】	
【中文别名 3】	海绵窦血栓形成综合征	【英文别名 3】	
【OMIM】		【英文缩写】 【英文缩写 2】 【英文缩写 3】	
【好发年龄】	任何年龄		
【遗传方式】	不详		
【病因】	肿瘤、颈内动脉病变和非特异性炎症引起海绵窦压迫是海绵窦综合征发病的主要原因		
【基因定位】	不详		
【临床表现】	此病症状因病变性质而异：病因若为肿瘤时：患者可逐渐出现Ⅲ、Ⅳ、Ⅵ、Ⅴ（第 1 支）颅神经麻痹，即上睑下垂、眼睑和结膜水肿，眼球突出以及眼外肌麻痹；在三叉神经麻痹时，面部相应支配区有剧痛；有时有三叉神经上颌支麻痹。病因若为海绵窦血栓形成时：患者还可有发热或菌血症等表现		
【特征表现】	1. 眼睑下垂 2. 眼睑水肿 3. 眼肌麻痹 4. 头痛		

【综合征中文名】	亨廷顿病	【英文全名】	Huntington disease
【中文别名】		【英文别名】	Huntington chorea
【中文别名2】		【英文别名2】	
【中文别名3】		【英文别名3】	
【OMIM】	143100	【英文缩写】	HD
		【英文缩写2】	
		【英文缩写3】	
【好发年龄】	平均年龄为40岁		
【遗传方式】	常染色体显性遗传		
【病因】	HTT（Huntington）基因编码 Huntingtin（Htt），在其第1个外显子内存在一段多态的 CAG 重复序列，正常重复次数为9~36次，异常范围为超过37次，从而产生了变异的 Huntingtin 蛋白质。该蛋白质在细胞内逐渐聚集在一起，形成大的分子团。其具体引起糖尿病的机制不清。HTT 基因突变可导致亨廷顿病		
【基因定位】	HTT 基因（4p16.3）		
【临床表现】	此病主要症状包括运动障碍，包括不自主和自主运动障碍：不自主运动障碍以舞蹈样症状典型，还常见肌张力障碍，运动迟缓和肌肉强直；自主运动障碍可导致手灵活性下降，言语不清，吞咽困难，共济失调等。主要症状还包括认知障碍，常见思维加工缓慢，执行困难，短时记忆减退，智力低下，可痴呆。此外，还可见精神障碍，常见抑郁，可有睡眠—觉醒周期紊乱和体重减轻。青少年 HD 的认知障碍较早且严重，常15年内死亡。MRI 和 CT 提示基底节萎缩。本病可伴糖尿病		
【特征表现】	1. 舞蹈病 2. 智力低下 3. 肌强直 4. 糖尿病	5. 言语不清 6. 吞咽困难 7. 共济失调 8. 基底节萎缩	

【综合征中文名】	黄体生成素缺陷症导致的男性假两性畸形	【英文全名】	male pseudohermaphroditism due to defective LH molecule
【中文别名】		【英文别名】	
【中文别名2】		【英文别名2】	
【中文别名3】		【英文别名3】	
【OMIM】	152780	【英文缩写】【英文缩写2】【英文缩写3】	
【好发年龄】	任何年龄		
【遗传方式】	常染色体显性遗传		
【病因】	LHB（luteinizing hormone beta）基因表达黄体生成素β亚基（luteinizing hormone beta polypeptide）。在女性，黄体生成素作用于成熟的卵泡，能引起排卵并生成黄体；在男性，黄体生成素作用于睾丸的间质细胞促进其分泌雄性激素。LHB基因突变可引起黄体生成素生物学和免疫学的失活，导致男性假两性畸形		
【基因定位】	LHB基因（19q13.32）		
【临床表现】	男性患者表现为假两性畸形，可有隐睾症和尿道下裂，还可表现为性腺功能减退和无精子症，女性患者表现为性功能减退、闭经、不孕，血清中黄体生成素、卵泡刺激素均升高，但黄体生成素β链存在缺陷，且性激素降低		
【特征表现】	1. 闭经 2. 无精症 3. 不孕 4. 隐睾症 5. 尿道下裂		

【综合征中文名】	混合性性腺发育不良	【英文全名】	mixed gonadal dysgenesis
【中文别名】		【英文别名】	
【中文别名2】		【英文别名2】	
【中文别名3】		【英文别名3】	
【OMIM】		【英文缩写】 【英文缩写2】 【英文缩写3】	
【好发年龄】	婴儿期		
【遗传方式】	不详		
【病因】	患者染色体为46XY和45XO嵌合体，所以体内可能有卵巢也可能存在睾丸，患者也可能为性腺局部嵌合，外生殖器可有两性畸形表现		
【基因定位】	染色体病		
【临床表现】	患者性腺可同时有睾丸和卵巢，也可能仅有一侧睾丸，退化性腺侧可存在始基子宫，外生殖器常为女性，也可接近男性，青春期可有雄性化表现		
【特征表现】	1. 男性假两性畸形 2. 尿道下裂 3. 隐睾症		

【综合征中文名】	肌强直性营养不良 1 型	【英文全名】	myotonic dystrophy 1
【中文别名】	萎缩性肌强直	【英文别名】	dystrophiamyotonica 1
【中文别名 2】		【英文别名 2】	steinert disease
【中文别名 3】		【英文别名 3】	
【OMIM】	160900	【英文缩写】	MD
		【英文缩写 2】	
		【英文缩写 3】	
【好发年龄】	30 岁以后		
【遗传方式】	常染色体显性遗传		
【病因】	PABPN1 (polyadenylate-binding nuclear protein 1) 基因编码 poly (A) 结合蛋白 2，在 mRNA 稳定和生成中起重要作用。poly (A) 尾可能有助 mRNA 从核到细胞质转运；也可避免在细胞中受到核酶降解，增强 mRNA 的稳定性。poly (A) 结合蛋白 2 可和 Poly (A) 尾结合，辅助 poly (A) 尾形成。PABPN1 基因突变可导致 mRNA 不稳定，引起多系统受累，导致肌强直性营养不良 1 型		
【基因定位】	PABPN1 基因 (*14q11.2*)		
【临床表现】	患者多在 30 岁以后隐匿起病，表现为以面部、颈部及肢体远端肌肉为主的无力、萎缩及强直，伸肌重于屈肌；肌无力和肌肉萎缩常先累及手部和前臂肌肉，继而累及头面部肌肉，并常出现构音障碍、眼球活动受限、足下垂及跨越步态等表现。成年患者还可出现其他系统受累，如白内障、智力低下、糖尿病、性腺、甲状腺功能减退、心律不齐等。半数患者伴智力低下，男性常见睾丸萎缩，但生育力很少下降		
【特征表现】	1. 肌强直　　　　　　　　　　　6. 白内障 2. 肌无力　　　　　　　　　　　7. 糖尿病 3. 肌萎缩　　　　　　　　　　　8. 智力低下 4. 甲状腺功能减退症　　　　　　9. 嗜睡 5. 性腺功能减退		

【综合征中文名】	肌强直性营养不良 2 型	【英文全名】	myotonic dystrophy 2
【中文别名】	萎缩性肌强直	【英文别名】	dystrophiamyotonica 2
【中文别名 2】		【英文别名 2】	ricker syndrome
【中文别名 3】		【英文别名 3】	proximal myotonic myopathy
【OMIM】	602668	【英文缩写】 【英文缩写 2】 【英文缩写 3】	MD PROMM
【好发年龄】	30 岁以后		
【遗传方式】	常染色体显性遗传		
【病因】	CNBP（CCHC-type zinc finger，nucleic acid binding protein）基因编码相关锌指蛋白，表达于心肌、骨骼肌等肌肉，其具体作用不详，但应能调节 DNA 或 RNA 表达。CNBP 基因突变可引起以肌肉为主的多系统受累，导致肌强直性营养不良 2 型		
【基因定位】	CNBP 基因（3q21.3）		
【临床表现】	患者表现为肌肉疼痛、无力、强直，肌酶升高；眼部可有白内障；还可合并性腺功能减退，男性不育，心脏传导异常，心律不齐等。患者多无智力低下		
【特征表现】	1. 肌强直 2. 肌无力 3. 肌萎缩 4. 性腺功能减退 5. 白内障 6. 糖尿病 7. 嗜睡		

【综合征中文名】	急性肝性卟啉病	【英文全名】	porphyria, acute hepatic
【中文别名】		【英文别名】	delta-amino levulinate dehydratase deficiency
【中文别名2】		【英文别名2】	ALAD deficiency
【中文别名3】		【英文别名3】	porphobilinogen synthase deficiency
【OMIM】	612740	【英文缩写】 【英文缩写2】 【英文缩写3】	
【好发年龄】	婴儿期		
【遗传方式】	常染色体隐性遗传		
【病因】	ALAD（amino levulinate dehydratase）基因编码 delta 氨基乙酰丙酸脱氢酶，该酶可催化生成亚铁血红素，血红素是血红蛋白的重要组成部分。ALAD 基因突变可以导致卟啉或其前体在组织中蓄积，引起一系列症状，导致急性肝性卟啉病		
【基因定位】	ALAD 基因（9q32）		
【临床表现】	患者身材矮小，可表现为食欲不振，恶心、呕吐，腹部绞痛，肌肉无力，低钠血症，肝功能异常		
【特征表现】	1. 腹痛 2. 低钠血症 3. 食欲不振 4. 恶心、呕吐 5. 肌无力 6. 肝功能异常		

【综合征中文名】	急性间歇性卟啉病	【英文全名】	porphyria，acute intermittent
【中文别名】		【英文别名】	porphyria，Swedish type
【中文别名2】		【英文别名2】	porphobilinogen deaminase deficiency
【中文别名3】		【英文别名3】	PBGD deficiency
【OMIM】	176000	【英文缩写】	AIP
		【英文缩写2】	
		【英文缩写3】	
【好发年龄】	青年期		
【遗传方式】	常染色体显性遗传		
【病因】	HMBS（hydroxymethylbilane synthase）基因编码羟甲基胆素合酶，该酶可催化生成亚铁血红素，血红素是血红蛋白的重要组成部分。HMBS基因突变可以导致卟啉或其前体在组织中蓄积，引起一系列症状，导致急性间歇性卟啉病		
【基因定位】	HMBS基因（11q23.3）		
【临床表现】	患者可为发作性症状，发作时可有心动过速、高血压、呼吸麻痹、恶心、呕吐、腹泻、麻痹性肠梗阻、尿潴留、精神紧张、低钠血症等表现；患者还可有肝癌的发病率增加		
【特征表现】	1. 腹痛　　　　　　　　　5. 神经病变 2. 失眠　　　　　　　　　6. 癫痫 3. 贫血　　　　　　　　　7. 尿潴留 4. 低钠血症　　　　　　　8. 肿瘤倾向		

【综合征中文名】	X 连锁脊柱骨骺发育不良症	【英文全名】	spondyloepiphyseal dysplasia tarda，X-linked
【中文别名】		【英文别名】	spondyloepiphyseal dysplasia，late
【中文别名 2】		【英文别名 2】	
【中文别名 3】		【英文别名 3】	
【OMIM】	313400	【英文缩写】	SEDT
		【英文缩写 2】	
		【英文缩写 3】	
【好发年龄】	婴儿期		
【遗传方式】	X 连锁隐性遗传		
【病因】	TRAPPC2（Trafficking protein particle complex 2）基因编码 Sedlin 蛋白。Sedlin 蛋白是 TRAPP 复合体的组成部分，参与内质网-高尔基体间的膜泡运输。TRAPPC2 基因突变可导致 X 连锁脊柱骨骺发育不良症		
【基因定位】	TRAPPC2 基因（Xp22）		
【临床表现】	患者皆为男性，表现为不成比例的矮小身材并伴有背部疼痛，脊柱侧凸、髋内翻、畸形足、面部扁平等；X 线表现为椎体变扁和耻骨、股骨头、肱骨、腕骨、距骨、跟骨骨骺的骨化延迟等。患者也可有骨骼外表现如视网膜剥离和耳聋等，由于齿状突发育不良引起的寰枢椎不稳或齿状突低位均可导致神经症状		
【特征表现】	1. 矮小 2. 脊柱侧弯 3. 面部平坦 4. 骨骺骨化延迟 5. 背痛		

【综合征中文名】	家族性白蛋白异常性高甲状腺素血症	【英文全名】	hyperthyroxinemia, dystransthyretinemic
【中文别名】	甲状腺激素运载蛋白综合征	【英文别名】	
【中文别名2】		【英文别名2】	
【中文别名3】		【英文别名3】	
【OMIM】	145680	【英文缩写】	DTTRH
		【英文缩写2】	
		【英文缩写3】	
【好发年龄】	婴儿期		
【遗传方式】	常染色体显性遗传		
【病因】	ALB（Albumin）白蛋白基因编码白蛋白，该基因突变，可使白蛋白与甲状腺素亲和力增加，患者游离甲状腺素水平在正常水平，但总甲状腺素水平可升高。ALB基因突变可导致家族性白蛋白异常性高甲状腺素血症		
【基因定位】	ALB基因（4q13.3）		
【临床表现】	患者常无临床表现，因其血中游离甲状腺激素水平常正常，但血总甲状腺素水平常升高		
【特征表现】	甲状腺功能异常		

【综合征中文名】	家族性单纯生长激素缺乏症 1A 型	【英文全名】	isolated growth hormone deficiency, type Ⅰ A
【中文别名】		【英文别名】	growth hormone deficiency, isolated, autosomal recessive
【中文别名 2】		【英文别名 2】	pituitary dwarfism Ⅰ
【中文别名 3】		【英文别名 3】	primordial dwarfism
【OMIM】	262400	【英文缩写】 【英文缩写 2】 【英文缩写 3】	IGHD 1A
【好发年龄】	婴儿期		
【遗传方式】	常染色体隐性遗传		
【病因】	GH1（growth hormone 1）基因编码生长激素。生长激素能促进肝脏分泌胰岛素样生长因子 1，促进骨骼和软组织生长。IGHD1A 型患者常为 GH1 基因缺失、框移、无义突变，导致无 GH 分泌。GH1 基因突变可引起生长发育迟缓，导致家族性单纯生长激素缺乏症 1A 型、家族性单纯生长激素缺乏症 1B 型和家族性单纯生长激素缺乏症 2 型		
【基因定位】	GH1 基因 （17q23.3）		
【临床表现】	患者表现为身材矮小，常出生时即有小于胎龄儿或低出生体重儿，可出现新生儿低血糖、黄疸时间延长；出生后生长明显缓慢，生长激素极低，骨龄显著延迟，青春期也常延迟；特征性面容为幼稚面容、恒牙萌出延迟、高调声音；可联合其他垂体激素低减，并表现相应症状。患者使用生长激素治疗初始反应较好，但治疗过程中容易产生相应抗体		
【特征表现】	1. 矮小 2. 生长激素缺乏症 3. 幼稚面容 4. 低血糖症 5. 小于胎龄儿 6. 低出生体重儿		

【综合征中文名】	家族性单纯生长激素缺乏症 1B 型	【英文全名】	isolated growth hormone deficiency, type Ⅰ B
【中文别名】		【英文别名】	dwarfism of Sindh
【中文别名 2】		【英文别名 2】	
【中文别名 3】		【英文别名 3】	
【OMIM】	612781	【英文缩写】	IGHD 1B
		【英文缩写 2】	
		【英文缩写 3】	
【好发年龄】	婴儿期		
【遗传方式】	常染色体隐性遗传		
【病因】	GH1（growth hormone 1）基因编码生长激素。GHRHR（growth hormone releasing hormone receptor）基因编码生长激素释放激素的受体。生长激素释放激素能促进垂体分泌生长激素，生长激素能促进肝脏分泌胰岛素样生长因子 1，促进骨骼和软组织生长。GH1 基因突变可引起生长发育迟缓，导致家族性单纯生长激素缺乏症 1A 型、家族性单纯生长激素缺乏症 1B 型和家族性单纯生长激素缺乏症 2 型		
【基因定位】	GH1 基因（*17q23.3*），GHRHR 基因（*7p14.3*）		
【临床表现】	患者可表现为身材矮小，但其矮小程度较 IGHD Ⅰ A 轻（身高>3SD，GHRHR 纯合子身高在 105～135 cm），有腹型肥胖，高脂血症，GH 水平较低但可检测到。GHRHR 突变患者，在 GH 激发试验中，虽然其血清 GH 极低或检测不到，但对外源 GH 反应却较好		
【特征表现】	1. 矮小 2. 肥胖		

【综合征中文名】	家族性单纯生长激素缺乏症2型	【英文全名】	isolated growth hormone deficiency, type Ⅱ
【中文别名】		【英文别名】	growth hormone deficiency, isolated, autosomal dominant
【中文别名2】		【英文别名2】	pituitary dwarfism due to isolated growth hormone deficiency, autosomal dominant
【中文别名3】		【英文别名3】	
【OMIM】	173100	【英文缩写】 【英文缩写2】 【英文缩写3】	IGHD2
【好发年龄】	儿童期		
【遗传方式】	常染色体显性遗传		
【病因】	GH1（growth hormone 1）基因编码生长激素。生长激素能促进肝脏分泌胰岛素样生长因子1，促进骨骼和软组织生长。GH1基因外显子跳跃导致该病的发生，且随跳跃的增加疾病严重程度加重。GH1基因突变可引起生长发育迟缓，导致家族性单纯生长激素缺乏症1A型、家族性单纯生长激素缺乏症1B型和家族性单纯生长激素缺乏症2型		
【基因定位】	GH1基因（*17q23.3*）		
【临床表现】	患者临床表现差异较大，但常有生长发育迟缓，体型较瘦，且可有向心性肥胖和肌肉萎缩。采用GH治疗反应好		
【特征表现】	1. 矮小 2. 肥胖		

【综合征中文名】	家族性单纯生长激素缺乏症 3 型	【英文全名】	isolated growth hormone deficiency, type Ⅲ
【中文别名】	Fleisher 综合征	【英文别名】	growth hormone deficiency with hypogammaglobulinemia
【中文别名 2】		【英文别名 2】	fleisher syndrome
【中文别名 3】		【英文别名 3】	hypogammaglobulinemia and isolated growth hormone deficiency, X-linked
【OMIM】	307200	【英文缩写】 【英文缩写 2】 【英文缩写 3】	IGHD3
【好发年龄】	婴儿期		
【遗传方式】	X 连锁隐性遗传		
【病因】	BTK（Bruton agammaglobulinemia tyrosine kinase）基因能产生 Bruton 酪氨酸激酶（BTK），这对免疫 B 细胞发育和成熟有重要意义。BTK 基因突变可导致家族性单纯生长激素缺乏症 3 型		
【基因定位】	BTK 基因（Xq22.1）		
【临床表现】	患者临床表现多样，常表现为身材矮小，骨龄延迟，性发育延迟，还可表现为低免疫球蛋白血症，且有感染倾向		
【特征表现】	1. 矮小 2. 低免疫球蛋白血症 3. 感染倾向		

【综合征中文名】	家族性低尿钙性高钙血症1型	【英文全名】	hypocalciuric hypercalcemia, familial, type Ⅰ
【中文别名】	家族性良性低尿钙性高钙血症1型	【英文别名】	hypocalciuric hypercalcemia, acquired
【中文别名2】		【英文别名2】	familial benign hypercalcemia 1
【中文别名3】		【英文别名3】	
【OMIM】	145980	【英文缩写】 【英文缩写2】 【英文缩写3】	HHC1 FBH1
【好发年龄】	婴儿期		
【遗传方式】	常染色体显性遗传		
【病因】	CASR（calcium-sensing receptor）基因编码钙敏感受体蛋白，该蛋白监控和调节血钙水平。当血钙低至一定水平时，激活受体发出信号，使细胞分泌甲状旁腺素，升高血钙。CASR也在肾脏细胞中表达，可重吸收肾小管滤液中的钙。CASR基因突变可引起高血钙和低尿钙，该基因杂合突变可导致家族性低尿钙性高钙血症1型		
【基因定位】	CaSR基因（*3q13*）		
【临床表现】	患者常表现为轻度高血钙、低尿钙、高血镁、高氯性酸中毒、胰腺炎，但常无肾结石、食管反流性疾病、骨质疏松等严重高钙血症表现		
【特征表现】	1. 高钙血症 2. 高镁血症 3. 低磷血症 4. 酸中毒 5. 胰腺炎 6. 低尿钙症 7. 甲状旁腺功能亢进症		

【综合征中文名】	家族性低尿钙性高钙血症2型	【英文全名】	hypocalciuric hypercalcemia, familial, type Ⅱ
【中文别名】	家族性良性低尿钙性高钙血症2型	【英文别名】	familial benign hypercalcemia, type Ⅱ
【中文别名2】		【英文别名2】	hypercalcemia, familial benign, type Ⅱ
【中文别名3】		【英文别名3】	
【OMIM】	145981	【英文缩写】 【英文缩写2】 【英文缩写3】	HHC2 FBH2
【好发年龄】	婴儿期		
【遗传方式】	常染色体显性遗传		
【病因】	GNA11【guanine nucleotide binding protein（G protein），alpha 11】基因编码的蛋白质属于鸟嘌呤核苷酸结合蛋白（G蛋白）偶联受体，G蛋白是由3个单元组成：α、β和γ，该基因编码α亚基。甲状旁腺主细胞表面的钙敏感受体（CASR）也是G蛋白偶联受体，CASR基因编码钙敏感受体蛋白，监控和调节血钙水平。当血钙低至一定水平时，激活受体发出信号，使细胞分泌PTH，升高血钙。CASR也在肾脏细胞中表达，可重吸收肾小管滤液中的钙离子。GNA11基因突变，可引起导致CASR失活，使PTH分泌，引起血钙变化，导致家族性低尿钙性高钙血症2型		
【基因定位】	GNA11基因（*19p13.3*）		
【临床表现】	患者可表现为低尿钙症，高钙血症，高镁血症，PTH升高，但常无明显的临床症状		
【特征表现】	1. 高钙血症 2. 高镁血症 3. 低磷血症 4. 低尿钙症 5. 甲状旁腺功能亢进症		

【综合征中文名】	家族性低尿钙性高钙血症 3 型	【英文全名】	hypocalciuric hypercalcemia, familial, type Ⅲ
【中文别名】	家族性良性低尿钙性高钙血症 3 型	【英文别名】	familial benign hypercalcemia, type Ⅲ
【中文别名 2】		【英文别名 2】	hypercalcemia, familial benign, type Ⅲ
【中文别名 3】		【英文别名 3】	
【OMIM】	600740	【英文缩写】	HHC3
		【英文缩写 2】	FBH3
		【英文缩写 3】	
【好发年龄】	儿童期		
【遗传方式】	常染色体显性遗传		
【病因】	AP2S1（adaptor-related protein complex 2, sigma 1 subunit）基因编码衔接蛋白 AP2 的一个亚单位。衔接蛋白是参与披网格蛋白小泡组装的一种蛋白质，在披网格蛋白小泡组装中与受体的细胞质结构域相互作用，起衔接作用。衔接蛋白 AP2 是一个二聚体，并且是由 α 衔接蛋白（α 链）和 σ 衔接蛋白（σ 链）两种衔接蛋白组成的异二聚体。AP2S1 编码其中的 σ 链，可能在维持细胞外钙稳态中起作用。AP2S1 基因突变导致 CASR 对胞外钙敏感性下降，并影响受体的内吞，从而导致家族性低尿钙性高钙血症 3 型		
【基因定位】	AP2S1 基因 (19q13.32)		
【临床表现】	患者临床表现高钙血症、高甲状旁腺素血症、高镁血症、低磷血症，40 岁以上患者还容易出现骨软化症，但 ALP 和 CR 常正常；患者还可见皮肤脂肪瘤和胰腺炎		
【特征表现】	1. 高钙血症 2. 高镁血症 3. 低磷血症 4. 骨软化症	5. 低尿钙症 6. 脂肪瘤 7. 胰腺炎 8. 甲状旁腺功能亢进症	

【综合征中文名】	家族性多种垂体激素缺乏症1型	【英文全名】	pituitary hormone deficiency, combined, 1
【中文别名】	联合垂体激素缺乏症1型	【英文别名】	
【中文别名2】		【英文别名2】	
【中文别名3】		【英文别名3】	
【OMIM】	613038	【英文缩写】	CPHD1
		【英文缩写2】	
		【英文缩写3】	
【好发年龄】	婴儿期		
【遗传方式】	常染色体显性隐性遗传		
【病因】	POU1F1（POU class 1 homeobox 1）基因编码腺垂体特异性转录因子，其中PIT-1与胚胎期腺垂体的发育和促甲状腺激素（thyroid stimulating hormone，TSH）、催乳素（prolactin，PRL）及生长激素（growth hormone，GH）基因的表达有关，POU1F1基因突变者典型表现为血TSH、PRL、GH完全缺乏，MRI显示垂体萎缩，但ACTH、LH、FSH不减少，导致家族性多种垂体激素缺乏症1型		
【基因定位】	POU1F1基因（*3p11.2*）		
【临床表现】	患者的临床表现差别很大，大部分患者首先出现生长发育迟缓，继而通过检查发现生长激素缺乏和中枢性甲状腺功能减退、新生儿黏液性水肿、PRL水平低下等。MRI显示腺垂体发育不良。其他症状包括特殊面容和发育不良如前额突出、鼻梁塌陷、鼻短小、巨舌、眼深凹、面中部发育不全、囟门未闭等		
【特征表现】	1. 矮小 2. 甲状腺功能减退症 3. 垂体发育不良 4. 前额突出 5. 鞍鼻 6. 新生儿黏液性水肿	7. 巨舌 8. 多种垂体激素缺乏症 9. 生长激素缺乏症 10. 面中部发育不良 11. 囟门未闭	

【综合征中文名】	家族性多种垂体激素缺乏症 2 型	【英文全名】	pituitary hormone deficiency, combined, 2
【中文别名】	联合垂体激素缺乏症 2 型	【英文别名】	panhypopituitarism
【中文别名 2】		【英文别名 2】	ateliotic dwarfism with hypogonadism
【中文别名 3】		【英文别名 3】	
【OMIM】	262600	【英文缩写】 【英文缩写 2】 【英文缩写 3】	CPHD2
【好发年龄】	婴儿期		
【遗传方式】	常染色体隐性遗传		
【病因】	PROP1（PROP paired-like homeobox 1）基因编码一种垂体特异转录因子。该因子启动胚胎期 PIT-1 基因的起始表达及维持个体出生后的持续表达，并可直接促使 PIT-1 细胞系的前体分化为促腺细胞系。PROP1 基因突变后患者除 GH、PRL、TSH 缺乏外，尚有促黄体激素、促卵泡激素或促肾上腺皮质激素缺乏，可导致家族性多种垂体激素缺乏症 2 型		
【基因定位】	PROP1 基因（5q35.3）		
【临床表现】	此型为多种垂体激素缺乏的最常见类型，激素缺乏症状的出现年龄和出现顺序在不同患者中有很大差异。大部分患者首先出现生长发育迟缓，继而通过检查发现生长激素缺乏和中枢性甲状腺功能减退、催乳素水平低下等；青春期发育延迟和肾上腺皮质功能的减退常随着年龄增加而被发现		
【特征表现】	1. 矮小 2. 低血糖症 3. 甲状腺功能减退症 4. 性腺功能减退 5. 肾上腺皮质功能减退症 6. 生长激素缺乏症 7. 多种垂体激素缺乏症		

【综合征中文名】	家族性多种垂体激素缺乏症 3 型	【英文全名】	pituitary hormone deficiency, combined, 3
【中文别名】	联合垂体激素缺乏症 3 型	【英文别名】	pituitary hormone deficiency, combined, with rigidcervical spine
【中文别名 2】		【英文别名 2】	deafness, sensorineural, with pituitary dwarfism
【中文别名 3】		【英文别名 3】	
【OMIM】	221750	【英文缩写】	CPHD3
		【英文缩写 2】	
		【英文缩写 3】	
【好发年龄】	婴儿期		
【遗传方式】	常染色体隐性遗传		
【病因】	LHX3（LIM homeobox 3）和 LHX4 同属于同源盒基因 LIM 家族，是富含半胱氨酸的锌结合域蛋白，是垂体和神经系统形成过程中的转录因子，LHX3 基因突变可引起垂体发育不良，导致家族性多种垂体激素缺乏症 3 型		
【基因定位】	LHX3 基因（9q34.3）		
【临床表现】	患者可表现为身材矮小、甲状腺功能减退、腺垂体功能减退，大部分患者出现颈椎短而僵直并且颈部旋转受限，中枢神经系统发育迟缓、神经性耳聋		
【特征表现】	1. 矮小 2. 耳聋 3. 短颈 4. 转颈受限	5. 多种垂体激素缺乏症 6. 甲状腺功能减退症 7. 生长激素缺乏症 8. 智力低下	

【综合征中文名】	家族性多种垂体激素缺乏症4型	【英文全名】	pituitary hormone deficiency, combined, 4
【中文别名】	联合垂体激素缺乏症4型	【英文别名】	pituitary hormone deficiency, combined, with or without cerebellar defects
【中文别名2】		【英文别名2】	short stature, pituitary and cerebellar defects, and small sellaturcica
【中文别名3】		【英文别名3】	
【OMIM】	262700	【英文缩写】 【英文缩写2】 【英文缩写3】	CPHD4
【好发年龄】	婴儿期		
【遗传方式】	常染色体显性遗传		
【病因】	LHX4（LIM homeobox 4）基因属于同源盒基因 LIM 家族，在胚胎发育初期可参与大脑发育和颅骨形成过程，它的持续表达帮助形成促性腺激素细胞、TSH 细胞、GH 细胞和 PRL 细胞，LHX4 基因突变可引起多种垂体激素缺乏，导致家族性多种垂体激素缺乏症4型		
【基因定位】	LHX4 基因（*1q25.2*）		
【临床表现】	患者可表现为身材矮小，甲低表现，腺垂体功能减退，还有特异的小蝶鞍和 Chiari 畸形，该畸形为小脑扁桃体下疝畸形，表现为小脑扁桃体下部下降至枕骨大孔以下颈椎管内		
【特征表现】	1. 矮小 2. 多种垂体激素缺乏症 3. 甲状腺功能减退症 4. 生长激素缺乏症 5. 性腺功能减退 6. 小蝶鞍 7. Chiari 畸形		

【综合征中文名】	家族性多种垂体激素缺乏症5型	【英文全名】	pituitary hormone deficiency, combined，5
【中文别名】	联合垂体激素缺乏症5型	【英文别名】	septo-optic dysplasia
【中文别名2】	透明隔-视神经发育不良	【英文别名2】	de Morsier syndrome
【中文别名3】		【英文别名3】	growth hormone deficiency with pituitary anomalies
【OMIM】	182230	【英文缩写】	CPHD5
		【英文缩写2】	
		【英文缩写3】	
【好发年龄】	婴儿期		
【遗传方式】	常染色体显性遗传，常染色体隐性遗传		
【病因】	HESX1（homeobox expressed in ES cells 1）基因编码一种转录因子，调控多种器官发育。它在脑和垂体早期发育中非常重要，能调节其他蛋白的活性。HESX1基因突变通常改变了DNA的结合能力，从而间接影响其抑制区的功能，导致其更强的抑制了PROP1依赖基因的活性，从而引起垂体功能不良，导致家族性多种垂体激素缺乏症5型		
【基因定位】	HESX1基因（*3p14.3*)		
【临床表现】	垂体发育不良可表现为从IGHD到全垂体功能减退的内分泌缺陷，而后者对新生儿可产生致命的低血糖和抽搐等症状。也可有视隔发育不良综合征（SOD）三联症发育缺陷包括：中线前脑异常（透明隔缺损、胼胝体缺损、前脑中线缺损）、视神经发育不良（ONH）和垂体功能减退；还有其他症状如指趾畸形，精神运动性阻抑，尿崩症等。垂体的MRI除了表现为正常或缩小的腺垂体外，还可有神经垂体未下降或异位		
【特征表现】	1. 矮小 2. 视神经发育不全 3. 透明隔缺损 4. 胼胝体缺损 5. 中线前脑异常 6. 指趾畸形	7. 尿崩症 8. 低血糖症 9. 多种垂体激素缺乏症 10. 生长激素缺乏症 11. 甲状腺功能减退症 12. 性腺功能减退	

【综合征中文名】	家族性多种垂体激素缺乏症6型	【英文全名】	pituitary hormone deficiency, combined，6
【中文别名】	联合垂体激素缺乏症6型	【英文别名】	
【中文别名2】		【英文别名2】	
【中文别名3】		【英文别名3】	
【OMIM】	613986	【英文缩写】	CPHD6
		【英文缩写2】	
		【英文缩写3】	
【好发年龄】	婴儿期		
【遗传方式】	常染色体显性遗传		
【病因】	OTX2（orthodenticlehomeobox 2）基因编码 OTX2 蛋白。这是一种转录因子，在早期胚胎发育中控制眼睛、大脑和垂体发育。在人类中，OTX2 基因突变引起严重的眼部畸形杂合突变及垂体发育不良，导致家族性多种垂体激素缺乏症6型		
【基因定位】	OTX2 基因（14q22.3）		
【临床表现】	患者表现为身材矮小、甲状腺功能减退，影像学提示腺垂体小，垂体柄未显示，异位神经垂体，Chiari 畸形（小脑扁桃体下部下降至枕骨大孔以下颈椎管内），无眼，小眼畸形		
【特征表现】	1. 矮小 2. 多种垂体激素缺乏症 3. 甲状腺功能减退症 4. 生长激素缺乏症 5. 异位神经垂体	6. 无眼 7. 小眼 8. 尿崩症 9. Chiari 畸形	

【综合征中文名】	家族性高 β 脂蛋白血症 1 型	【英文全名】	hypobetalipoproteinemia, familial，1
【中文别名】		【英文别名】	hypobetalipoproteinemia, familial
【中文别名 2】		【英文别名 2】	acanthocytosis with hypobetali-poproteinemia
【中文别名 3】		【英文别名 3】	hypobetalipoproteinemia, normotriglyceridemic
【OMIM】	615558	【英文缩写】 【英文缩写 2】 【英文缩写 3】	FHBL1 FHBL
【好发年龄】	儿童期		
【遗传方式】	常染色体隐性遗传		
【病因】	APOB（apolipoprotein B）基因编码 apoB100 和 apoB48。ApoB100 是极低密度脂蛋白（very low-density lipoprotein，VLDL）和低密度脂蛋白（low-density lipoprotein，LDL）的载脂蛋白之一，存在于低密度脂蛋白的表面，主要进行细胞识别和摄取 LDL。APOB 基因突变能导致 LDL 不能识别和摄取，引起高胆固醇血症，导致家族性高 β 脂蛋白血症 1 型		
【基因定位】	APOB 基因（*2p24~p23*）		
【临床表现】	患者可表现为高胆固醇血症，在眼睑皮肤皱褶处可见黄色斑，肌腱或皮肤表面可见黄色瘤，角膜可见角膜弓，患者常有早发冠状动脉粥样硬化性心脏病表现，部分病人可有视网膜色素变性和共济失调		
【特征表现】	1. 黄色瘤 2. 角膜弓 3. 早发冠心病 4. 高脂血症	5. 高胆固醇血症 6. 关节炎 7. 色素性视网膜炎 8. 共济失调	

【综合征中文名】	家族性高胆固醇血症	【英文全名】	hypercholesterolemia，familial
【中文别名】	2 型高脂血症	【英文别名】	hyperlipoproteinemia，type Ⅱ
【中文别名 2】		【英文别名 2】	hyperlipoproteinemia，type Ⅱ A
【中文别名 3】		【英文别名 3】	hyper-low-density-lipoproteinemia
【OMIM】	143890	【英文缩写】 【英文缩写 2】 【英文缩写 3】	FH
【好发年龄】	任何年龄		
【遗传方式】	常染色体显性遗传		
【病因】	LDLR（low density lipoprotein receptor）基因编码细胞膜表面低密度脂蛋白受体。LDLR 基因突变可导致体内低密度脂蛋白代谢障碍，血浆总胆固醇（TC）和低密度脂蛋白-胆固醇（LDL-C）水平升高。过量的 LDL-C 沉积于巨噬细胞和其他细胞，形成黄色瘤和粥样斑块，最终引起心血管疾病的发生，导致家族性高胆固醇血症。 APOA2 基因（apolipoprotein A-Ⅱ）编码载脂蛋白（Apo A-Ⅱ）。它是高密度脂蛋白表面的载脂蛋白。APOA2 基因缺陷可能导致载脂蛋白 A-Ⅱ缺乏或高胆固醇血症，导致家族性高胆固醇血症。 ITIH4 基因（inter-alpha-trypsin inhibitor heavy chain family，member 4）编码Ⅱ型急性期相蛋白（APP），该蛋白参与炎症反应的创伤，也可以在肝脏发育和再生中发挥作用。ITIH4 基因突变可导致家族性高胆固醇血症。 GHR 基因（growth hormone receptor）编码生长激素受体。 PPP1R17 基因（protein phosphatase 1，regulatory subunit 17）主要在颅内浦肯野细胞表达，编码一种蛋白磷酸酶抑制剂，该抑制剂是 cGMP 依赖的蛋白激酶底物。 EPHX2 基因（epoxide hydrolase 2，cytoplasmic）编码环氧化物水解酶家族的一个成员。该酶可在细胞质和过氧化物酶体中表达。 ABCA1 基因【ATP-binding cassette，sub-family A（ABC1），member 1】编码 ATP 结合盒家族，ABCA1 蛋白在肝脏和免疫系统中的巨噬细胞中表达较多，能使胆固醇转至 HDL。 上述基因缺陷皆可导致家族性高胆固醇血症		
【基因定位】	LDLR 基因（19p13.2），APOA2 基因（1q23.3），ITIH4 基因（3p21.1），GHR 基因（5p13~p12），PPP1R17 基因（7p15），EPHX2 基因（8p21.2~p21.1），ABCA1 基因（9q31.1）		
【临床表现】	高胆固醇血症，纯合子患者胆固醇常高于正常人 6~8 倍。特征性黄色瘤是该病的一个重要临床体征，主要表现为与眼睑皮肤皱褶处扁平黄色斑逐渐融合成片高出皮肤；肌腱结节性黄色瘤，好发于伸肌腱及跟腱，有些患者有皮肤黄瘤。纯合子儿童期出现，杂合子则多在 30~60 岁出现。早发冠心病也是该患者常见临床表现，男性杂合子患者 30~40 岁时可患冠心病。而在女性杂合子患者发生冠心病的年龄较男性晚 10 年。纯合子患者在十几岁时就会发生严重的心血管事件甚至死亡。有的患者还可有多关节结节性肿痛，类似于类风湿关节炎，但无发热及疼痛，应为脂质浸润肌腱和结缔组织所致。还有出现节段性肾小球硬化的报道		
【特征表现】	1. 黄色瘤 2. 角膜弓	3. 早发冠心病 4. 高脂血症	5. 高胆固醇血症 6. 关节炎

【综合征中文名】	家族性高胰岛素性低血糖症 1 型	【英文全名】	hyperinsulinemic hypoglycemia, familial, 1
【中文别名】	显性 KATP 通道性高胰岛素血症	【英文别名】	persistent hyperinsulinemic hypoglycemia of infancy
【中文别名 2】	婴儿持续性低血糖性高胰岛素血症	【英文别名 2】	hypoglycemia, hyperinsulinemic, of infancy
【中文别名 3】	先天性低血糖症	【英文别名 3】	hyperinsulinemic hypoglycemia due to focal adenomatous hyperplasia
【OMIM】	256450	【英文缩写】 【英文缩写 2】 【英文缩写 3】	HHF1 PHHI
【好发年龄】	0~3 岁		
【遗传方式】	常染色体显性或隐性遗传		
【病因】	ABCC8【ATP-binding cassette, sub-family C（CFTR/MRP）, member 8】基因编码胰岛 β 细胞表面的 ATP 敏感性钾通道（KATP Channel）。该通道由 4 个通道亚基和 4 个调节亚基组成。其中通道亚基由 KCNJ11 基因编码，调节亚基由 ABCC8 基因编码。该通道的关闭在生理状态下可以使 β 细胞去极化，刺激胰岛素的分泌。ABCC8 基因突变可关闭 ATP 敏感性钾通道，从而增加胰岛素分泌，降低血糖，导致家族性高胰岛素性低血糖症 1 型		
【基因定位】	ABCC8 基因（11p15.1）		
【临床表现】	患者出生时常为巨大儿，此后可有低血糖相关临床表现，长期低血糖状态可导致惊厥、生长迟缓、肌张力低下、癫痫、智力低下等；在低血糖状态下测定血胰岛素水平升高，无酮症出现，胰腺影像学检查常无异常，病理提示为胰岛细胞增生		
【特征表现】	1. 低血糖症 2. 智力低下 3. 矮小 4. 癫痫 5. 多汗症 6. 巨大儿		

【综合征中文名】	家族性高胰岛素性低血糖症 2 型	【英文全名】	hyperinsulinemichypoglycemia, familial, 2
【中文别名】	隐性 KATP 通道性高胰岛素血症	【英文别名】	persistent hyperinsulinemic hypoglycemia of infancy
【中文别名 2】		【英文别名 2】	hyperinsulinemic hypoglycemia, persistent
【中文别名 3】		【英文别名 3】	hyperinsulinemic hypoglycemia due to focal adenomatous hyperplasia
【OMIM】	601820	【英文缩写】 【英文缩写 2】 【英文缩写 3】	HHF2 PHHI
【好发年龄】	婴儿期		
【遗传方式】	常染色体隐性		
【病因】	KCNJ11 (potassium inwardly-rectifying channel, subfamily J, member 11) 基因编码胰岛 β 细胞表面的 ATP 敏感钾通道 (KATP Channel)。该通道由 4 个通道亚基和 4 个调节亚基组成。其中通道亚基由 KCNJ11 编码，调节亚基由 ABCC8 编码。ATP 敏感钾通道的关闭在生理状态下可以使 β 细胞去极化，刺激胰岛素的分泌。KCNJ11 基因突变可使该通道关闭，从而增加胰岛素分泌，降低血糖，导致家族性高胰岛素性低血糖症 2 型		
【基因定位】	KCNJ11 基因 (11p15.1)		
【临床表现】	先天性高胰岛素血症 (CHI) 的最常见类型，出生时常为巨大儿，患儿出生几天内即表现出严重持续性的低血糖症，需要大量的静脉葡萄糖维持血糖的正常。患者还常伴有低血糖引起的惊厥，肌张力低下，喂养困难，呼吸暂停等		
【特征表现】	1. 高胰岛素血症 2. 巨大儿 3. 低血糖症 4. 低脂肪酸血症		

【综合征中文名】	家族性高胰岛素性低血糖症 3 型	【英文全名】	hyperinsulinemic hypoglycemia, familial, 3
【中文别名】		【英文别名】	
【中文别名 2】		【英文别名 2】	
【中文别名 3】		【英文别名 3】	
【ONIM】	602485	【英文缩写】	HHF3
		【英文缩写 2】	
		【英文缩写 3】	
【好发年龄】	婴儿期		
【遗传方式】	常染色体显性遗传		
【病因】	GCK（glucokinase）基因表达葡萄糖激酶，葡萄糖激酶可使进入胰岛 β 细胞内的葡萄糖转变为 ATP，促进胰岛素释放。GCK 基因激活突变可使胰岛 β 细胞 ATP 增加，胰岛素分泌增加，导致低血糖症，导致家族性高胰岛素性低血糖症 3 型		
【基因定位】	GCK 基因（7p15.3~p15.1）		
【临床表现】	从重度新生儿低血糖，到轻微、不易察觉的新生儿低血糖都有。婴儿起病者，初生时即可有表现，可有巨大儿。同一家族成员，临床表现也可有明显差异，该型患儿总体低血糖症状较轻		
【特征表现】	1. 低血糖症 2. 巨大儿 3. 高胰岛素血症		

【综合征中文名】	家族性高胰岛素性低血糖症4型	【英文全名】	hyperinsulinemic hypoglycemia, familial, 4
【中文别名】		【英文别名】	
【中文别名2】		【英文别名2】	
【中文别名3】		【英文别名3】	
【OMIM】	609975	【英文缩写】	HHF4
		【英文缩写2】	
		【英文缩写3】	
【好发年龄】	婴儿期		
【遗传方式】	常染色体隐性遗传		
【病因】	HADH（hydroxyacyl-CoA dehydrogenase）基因编码脂酰辅酶A脱氢酶。该酶存在线粒体中，参与脂肪酸β氧化。它可使脂酰辅酶A转入细胞内分解中、短链脂肪酸。HADH基因失活突变可导致脂肪酸不能供能，引起乏力和低血糖；脂酰辅酶A堆积，可能抑制KATP通道，激活PKC通路，使胰岛素释放增多，导致家族性高胰岛素性低血糖症4型		
【基因定位】	HADH基因（4q22~q26）		
【临床表现】	婴儿时可导致食欲减退、呕吐、恶心、乏力，还可有肌肉无力、肝脏病变、低血糖和高胰岛素血症。患者发生癫痫机会增加，还可能出现致死性心脏、呼吸系统疾病及猝死。该病可由空腹或者其他疾病状态诱发，部分病例可进食蛋白质诱发		
【特征表现】	1. 低血糖症 2. 高胰岛素血症 3. 癫痫 4. 猝死		

【综合征中文名】	家族性高胰岛素性低血糖症 5 型	【英文全名】	hyperinsulinemic hypoglycemia, familial, 5
【中文别名】		【英文别名】	
【中文别名 2】		【英文别名 2】	
【中文别名 3】		【英文别名 3】	
【ONIM】	609968	【英文缩写】	HHF5
		【英文缩写 2】	
		【英文缩写 3】	
【好发年龄】	婴儿期		
【遗传方式】	常染色体显性遗传		
【病因】	INSR（insulin receptor）基因编码胰岛素受体，INSR 基因激活突变可引起低血糖，导致家族性高胰岛素性低血糖症 5 型		
【基因定位】	INSR 基因（19p13.2）		
【临床表现】	患者可表现为低血糖症、血糖降低后可出现癫痫，低血糖时测定血胰岛素升高，可合并黑棘皮症和多囊卵巢综合征		
【特征表现】	1. 低血糖症 2. 高胰岛素血症 3. 黑棘皮病 4. 多囊卵巢		

【综合征中文名】	家族性高胰岛素性低血糖症 6 型	【英文全名】	hyperinsulinemic hypoglycemia, familial, 6
【中文别名】	高胰岛素高血氨综合征	【英文别名】	hyperinsulinism-hyperammonemia syndrome
【中文别名 2】		【英文别名 2】	
【中文别名 3】		【英文别名 3】	
【OMIM】	606762	【英文缩写】	HHF6
		【英文缩写 2】	
		【英文缩写 3】	
【好发年龄】	婴幼儿		
【遗传方式】	常染色体显性遗传		
【病因】	GLUD1（glutamate dehydrogenase gene）基因编码谷氨酸脱氢酶（GDH），GDH 可激活由亮氨酸介导的胰岛素释放过程。GLUD1 基因突变使谷氨酸的过度氧化，从而消耗了肝脏中的谷氨酸储备，影响了尿素的生成；此外，该基因的突变使得 GDH 活性升高，其活性升高后导致胰岛素释放增加，可导致家族性高胰岛素性低血糖症 6 型		
【基因定位】	GLUD1 （10q23.3）		
【临床表现】	患者典型表现为高蛋白质或富亮氨酸饮食后发作低血糖惊厥、低血糖时有高胰岛素血症；平时有高血氨；患者还可有身材矮小和神经系统表现		
【特征表现】	1. 低血糖症 2. 高胰岛素血症 3. 高氨血症 4. 矮小 5. 癫痫		

【综合征中文名】	家族性高胰岛素性低血糖症 7 型	【英文全名】	hyperinsulinemic hypoglycemia, familial, 7
【中文别名】	运动后高胰岛素性低血糖症	【英文别名】	hyperinsulinemic hypoglycemia, exercise
【中文别名 2】		【英文别名 2】	
【中文别名 3】		【英文别名 3】	
【ONIM】	610021	【英文缩写】 【英文缩写 2】 【英文缩写 3】	HHF7
【好发年龄】	婴儿期		
【遗传方式】	常染色体显性遗传		
【病因】	SLC16A1［solute carrier family 16（monocarboxylate transporter），member 1］基因编码的蛋白，可将小分子物质如乳酸、丙酮酸、酮体、支链氨基酸转运出入细胞膜。SLC16A1 基因突变可引起细胞内乳酸堆积，导致乏力，导致家族性高胰岛素性低血糖症 7 型		
【基因定位】	SLC16A1 基因（*1p13.2~p12*）		
【临床表现】	患者平时血糖正常，但是在无氧运动和乳酸负荷后可导致高胰岛素血症和低血糖症		
【特征表现】	1. 低血糖症 2. 高胰岛素血症		

【综合征中文名】	家族性男性性早熟	【英文全名】	precocious puberty, male-limited
【中文别名】		【英文别名】	leydig cell adenoma, somatic, with male-limited precocious puberty
【中文别名2】		【英文别名2】	
【中文别名3】		【英文别名3】	
【OMIM】	176410	【英文缩写】 【英文缩写2】 【英文缩写3】	
【好发年龄】	儿童期		
【遗传方式】	常染色体显性遗传		
【病因】	LHCGR（luteinizing hormone/choriogonadotropin receptor）基因编码黄体生成素（LH）受体。LH 能作用于睾丸的间质细胞促进其分泌雄性激素。LHCGR 基因突变，可引起 LH/hCG 受体功能自发性持续性激活，导致家族性男性性早熟		
【基因定位】	LHCGR 基因（2p16.3）		
【临床表现】	多数患者 4 岁前（多在 1~3 岁）出现第二性征：变声、体毛增多、痤疮、睾丸和阴茎生长、身材骤长、骨龄提前，可因为骨骺过早闭合而导致成年矮身材。成年后，患者还可出现曲细精管异常，而可表现为无精或少精并伴卵泡刺激素增高		
【特征表现】	1. 矮小 2. 性早熟 3. 小睾丸 4. 男性假性性早熟		

【综合征中文名】	家族性醛固酮增多症Ⅱ型	【英文全名】	hyperaldosteronism, familial, type Ⅱ
【中文别名】		【英文别名】	
【中文别名2】		【英文别名2】	
【中文别名3】		【英文别名3】	
【OMIM】	605635	【英文缩写】	FHⅡ
		【英文缩写2】	
		【英文缩写3】	
【好发年龄】	幼儿期		
【遗传方式】	常染色体隐性遗传		
【病因】	不详		
【基因定位】	定位于7p22		
【临床表现】	患者表现为严重高血压，低钾血症，乏力，双肾上腺增生或腺瘤，代谢性酸中毒		
【特征表现】	1. 高血压 2. 低钾血症 3. 乏力 4. 代谢性酸中毒		

【综合征中文名】	家族性醛固酮增多症Ⅲ型	【英文全名】	hyperaldosteronism, familial, type Ⅲ
【中文别名】		【英文别名】	
【中文别名2】		【英文别名2】	
【中文别名3】		【英文别名3】	
【OMIM】	613677	【英文缩写】	FH Ⅲ
		【英文缩写2】	
		【英文缩写3】	
【好发年龄】	幼儿期		
【遗传方式】	常染色体隐性遗传		
【病因】	KCNJ5（potassium inwardly-rectifying channel, subfamily J, member 5）基因表达于肾上腺皮质球状带细胞，编码相关钾离子通道。该通道关闭，可使细胞内极性转变，而引起醛固酮分泌。该基因突变可使通道关闭，醛固酮分泌，导致家族性醛固酮增多症Ⅲ型		
【基因定位】	KCNJ5基因（*11q24*）		
【临床表现】	患者表现为严重高血压，低钾血症，乏力，双肾上腺增生，代谢性酸中毒，多尿，低尿渗，高尿钙，血浆18-羟醛固酮升高		
【特征表现】	1. 高血压 2. 低钾血症 3. 乏力 4. 代谢性酸中毒 5. 多尿 6. 低尿渗 7. 高尿钙症		

【综合征中文名】	高脂蛋白血症3型	【英文全名】	hyperlipoproteinemia，type Ⅲ
【中文别名】	宽β病	【英文别名】	broad-betalipoproteinemia
【中文别名2】	残粒移去障碍病	【英文别名2】	remnant removal disease
【中文别名3】	家族性异常β脂蛋白血症	【英文别名3】	familial hyperbeta-and prebetalipoproteinemia
【OMIM】	107741	【英文缩写】 【英文缩写2】 【英文缩写3】	FD
【好发年龄】	男性发病40岁左右，女性多在绝经后		
【遗传方式】	常染色体隐性遗传		
【病因】	APOE（apolipoprotein E）基因编码 ApoE 脂蛋白。极低密度脂蛋白（VLDL）富含甘油三酯，其在体内可转变为低密度脂蛋白（LDL），所以 VLDL 水平升高可导致高胆固醇血症和高甘油三酯血症。VLDL 残粒主要是通过受体介导的过程从血液循环中被清除，在这个过程中，低密度脂蛋白受体（LDLR）的一个配体——ApoE 起着关键的作用。ApoE 基因突变时，患者体内的含 ApoE 的脂蛋白残粒聚积，可引起 VLDL 水平升高，表现为高胆固醇合并高甘油三酯血症，导致高脂蛋白血症3型		
【基因定位】	APOE 基因（19q13.2）		
【临床表现】	患者可表现为高脂血症，以高胆固醇合并高甘油三酯血症为主。患者还可有黄色瘤，早发冠状动脉粥样硬化，血浆尿酸升高、糖耐量异常等		
【特征表现】	1. 黄色瘤 2. 早发冠心病 3. 糖尿病 4. 高尿酸血症 5. 高脂血症 6. 高甘油三酯血症 7. 高胆固醇血症		

【综合征中文名】	家族性中枢性性早熟 1 型	【英文全名】	precocious puberty, central, 1
【中文别名】		【英文别名】	
【中文别名 2】		【英文别名 2】	
【中文别名 3】		【英文别名 3】	
【OMIM】	176400	【英文缩写】	CPPB1
		【英文缩写 2】	
		【英文缩写 3】	
【好发年龄】	儿童期		
【遗传方式】	常染色体显性遗传		
【病因】	人类 Kiss-1 基因经剪切可生成的短肽，统称为 Kisspeptins 或 Kiss 肽。KISS1R（Kisspeptins1 receptor）基因，又称 G 蛋白偶联受体 54（G protein coupled receptor 54，GPR54），是 Kisspeptins 的特异性受体。该基因具有调控肿瘤转移、子宫滋养细胞浸润、动物青春期发育、能量平衡以及生物节律的功能。该基因启动青春期发育的作用机制可能是：下丘脑不同核区分泌的 Kisspeptin 与促性腺激素释放激素神经元内的 KISS1R 结合，刺激 GnRH 的分泌。该基因激活突变可能导致家族性中枢性性早熟 1 型		
【基因定位】	KISS1R 基因（*19p13.3*）		
【临床表现】	真性性早熟，可造成矮小		
【特征表现】	1. 性早熟 2. 矮小 3. 真性性早熟		

【综合征中文名】	家族性中枢性性早熟 2 型	【英文全名】	precocious puberty, central, 2
【中文别名】		【英文别名】	
【中文别名 2】		【英文别名 2】	
【中文别名 3】		【英文别名 3】	
【OMIM】	615346	【英文缩写】	CPPB2
		【英文缩写 2】	
		【英文缩写 3】	
【好发年龄】	儿童期		
【遗传方式】	常染色体显性		
【病因】	MKRN3（makorin ring finger protein 3）基因编码一个环状锌指蛋白。该蛋白在下丘脑弓状核表达，对青春发育有重要作用。该基因激活突变可能导致家族性中枢性性早熟 2 型		
【基因定位】	MKRN3 基因（*19p13.3*）		
【临床表现】	患者有真性性早熟，可造成矮小		
【特征表现】	1. 性早熟 2. 矮小 3. 真性性早熟		

【综合征中文名】	甲亢周期性麻痹 1 型	【英文全名】	thyrotoxic periodic paralysis, susceptibility to，1
【中文别名】		【英文别名】	
【中文别名 2】		【英文别名 2】	
【中文别名 3】		【英文别名 3】	
【OMIM】	188580	【英文缩写】	TTPP1
		【英文缩写 2】	
		【英文缩写 3】	
【好发年龄】	成年期		
【遗传方式】	散发		
【病因】	CACNA1S（calcium channel，voltage-dependent，L type，alpha 1S sub-unit）基因编码钙通道，表达于骨骼肌细胞表面，钙离子内流可引起肌肉收缩。CACNA1S 基因多态性可使甲亢状态下，通道关闭，肌肉无力，导致甲亢周期性麻痹 1 型		
【基因定位】	CACNA1S 基因（1q32.1）		
【临床表现】	患者在甲亢状态下，可表现为发作性肌肉无力，麻痹，低钾血症，近端肌肉更常受累，发作前常有饮食，疲劳，压力大等诱因		
【特征表现】	1. 低钾血症 2. 甲状腺功能亢进症 3. 乏力		

【综合征中文名】	甲亢周期性麻痹 2 型	【英文全名】	thyrotoxic periodic paralysis, susceptibility to, 2
【中文别名】		【英文别名】	
【中文别名 2】		【英文别名 2】	
【中文别名 3】		【英文别名 3】	
【OMIM】	613239	【英文缩写】 【英文缩写 2】 【英文缩写 3】	TTPP2
【好发年龄】	成年期		
【遗传方式】	散发		
【病因】	KCNJ18（calcium channel，voltage-dependent，L type，alpha 1S subunit）基因编码一种内向整流钾通道，表达于骨骼肌细胞表面，维持细胞静息电位，该通道受甲状腺激素调节。KCNJ18 基因突变可使甲亢状态下，出现肌肉周期性麻痹，导致甲亢周期性麻痹 2 型		
【基因定位】	KCNJ18 基因（*17p11.2*）		
【临床表现】	患者在甲亢状态下，可表现为发作性肌肉无力、麻痹、低钾血症，近端肌肉更常受累，发作前常有饮食、疲劳、压力大等诱因		
【特征表现】	1. 低钾血症 2. 甲状腺功能亢进症 3. 乏力		

【综合征中文名】	甲状旁腺功能减低-神经性耳聋-肾发育不良综合征	【英文全名】	hypoparathyroidism, sensorineural deafness, and renal disease
【中文别名】	Barakat 综合征	【英文别名】	Barakat syndrome
【中文别名 2】	HDR 综合征	【英文别名 2】	hypoparathyroidism, sensorineural deafness, and renal dysplasia syndrome
【中文别名 3】		【英文别名 3】	
【OMIM】	146255	【英文缩写】	HDR
		【英文缩写 2】	HDRS
		【英文缩写 3】	
【好发年龄】	儿童期		
【遗传方式】	常染色体显性遗传		
【病因】	GATA3（GATA binding protein 3）基因编码的蛋白属于 GATA 转录因子家族，包括两种 GATA 型锌指蛋白，可能对 T 细胞发育和内皮细胞生物活性起重要作用。GATA3 对甲状旁腺、肾脏、内耳的发育十分重要。GATA3 突变可引起相关器官发育异常，导致甲状旁腺功能减低-神经性耳聋-肾发育不良综合征		
【基因定位】	GATA3 基因（*10p15*）		
【临床表现】	临床表现主要包括甲状旁腺功能减低，神经性耳聋和肾脏发育不良三联征。临床可表现为可发生在各个年龄段的低钙血症，手足搐搦或无热惊厥，感音神经性耳聋，肾发育不良可表现为血尿、蛋白尿、肾衰、肾病综合征，肾脏发育不良、肾脏发育不全或不发育等。有些患者还有免疫缺陷，复发性基底核脑梗死等。女性患者常有内生殖器畸形，表现为双子宫，双阴道		
【特征表现】	1. 低钙血症 2. 耳聋 3. 肾功能不全 4. 高磷血症 5. 甲状旁腺功能减退症		6. 感染倾向 7. 复发性脑梗死 8. 双子宫 9. 双阴道

【综合征中文名】	甲状旁腺功能减退-发育迟缓-畸形综合征	【英文全名】	hypoparathyroidism-retardation-dysmorphism syndrome
【中文别名】	HRD 综合征	【英文别名】	hypoparathyroidism with short stature, mental retardation, and seizures
【中文别名 2】	Richardson-Kirk 综合征	【英文别名 2】	Sanjad-Sakati syndrome
【中文别名 3】	Sanjad-Sakati 综合征	【英文别名 3】	hypoparathyroidism, congenital, associated with dysmorphism, growth retardation, and developmental delay
【OMIM】	241410	【英文缩写】 【英文缩写 2】 【英文缩写 3】	HRD
【好发年龄】	新生儿期		
【遗传方式】	常染色体隐性		
【病因】	TBCE（tubulin folding cofactor E）基因编码 α 和 β 微管蛋白异二聚体形成所需的分子伴侣。细胞微管主要存在于细胞质中，是细胞纺锤体、真核细胞纤毛、中心体等细胞器的组成成分，由分子量各约为 55 kD 的 α 微管蛋白和 β 微管蛋白组成。α 微管蛋白和 β 微管蛋白组成异二聚体，由 13 个二聚体围成一圈盘绕形成直径约为 25 nm 的微管。细胞微管的形成是一个较为复杂的过程，涉及多个分子，如微管折叠辅助因子（TBC）A、B、C、D、E 以及多个微管结合蛋白的参与。因为微管结构遍布全身，所以 TBCE 基因突变可引起全身多系统异常，导致甲状旁腺功能减退-发育迟缓-畸形综合征		
【基因定位】	TBCE 基因（1q42.3）		
【临床表现】	患者出生时为低出生体重儿，出生后可有特殊外形，表现为长窄脸、眼睛小而深、鼻子鹰钩样、耳朵大而软、小下颌、上唇薄、手足小；有严重生长迟缓和智力低下；内分泌系统可有先天性甲状旁腺功能减退和垂体前叶功能减退症；容易感染；神经影像提示脑白质减少、髓鞘形成延迟、腺垂体和腺垂体漏斗部发育不全		
【特征表现】	1. 低钙血症 2. 低出生体重儿 3. 高磷血症 4. 宫内发育窘迫 5. 矮小 6. 智力低下 7. 长窄脸 8. 眼小而深	9. 鹰钩鼻 10. 耳大而软 11. 小下颌 12. 垂体发育不良 13. 上唇薄 14. 肾上腺皮质功能减退症 15. 癫痫	16. 垂体前叶功能减退 17. 甲状旁腺功能减退症 18. 高 PTH 血症 19. 颜面畸形 20. 小于胎龄儿 21. 感染倾向

【综合征中文名】	甲状旁腺功能亢进症1型	【英文全名】	hyperparathyroidism 1
【中文别名】	家族性孤立性甲旁亢	【英文别名】	hyperparathyroidism, familial isolated primary
【中文别名2】		【英文别名2】	parathyroid adenoma, familial
【中文别名3】		【英文别名3】	
【OMIM】	145000	【英文缩写】	HRPT1
		【英文缩写2】	FIHP
		【英文缩写3】	
【好发年龄】	青年期		
【遗传方式】	常染色体显性遗传		
【病因】	MEN1 (multiple endocrine neoplasia 1) 基因编码多发性内分泌腺瘤蛋白 (menin),为一抑癌基因。Menin 蛋白在进化过程中高度保守,它通过与 JunD、NF、KB、Smad3 等转录因子的相互作用,调节细胞增殖与凋亡,抑制细胞生长。CDC73 (cell division cycle 73) 基因,此前命名为 HRPT2 基因,编码 parafibromin 蛋白,它能调控基因转录,对细胞生长和分化起重要作用,可能也是细胞骨架蛋白的组成部分之一。 MEN1 基因或 CDC73 基因突变引起 4 个甲状旁腺增生或甲状旁腺腺瘤,也可导致甲状旁腺功能亢进症 1 型		
【基因定位】	MEN1 (11q13),CDC73 基因 (1q25)		
【临床表现】	患者可有精神经系统表现;乏力表现;厌食、恶心、呕吐、腹胀、便秘等消化道表现;血尿、尿频、尿急、尿痛表现;还可出现钙化性肌腱炎等表现。化验检查可提示高钙血症、低磷血症和高甲状旁腺素血症		
【特征表现】	1. 高钙血症 2. 甲状旁腺功能亢进症 3. 泌尿系结石 4. 恶心、呕吐 5. 低磷血症	6. 异位钙化 7. 乏力 8. 食欲不振 9. 便秘 10. 骨质疏松	

【综合征中文名】	甲状旁腺功能亢进症 2 型	【英文全名】	hyperparathyroidism 2
【中文别名】	甲旁亢 - 颌骨瘤综合征	【英文别名】	hyperparathyroidism，familial primary，with multiple ossifying jaw fibromas
【中文别名 2】		【英文别名 2】	hyperparathyroidism-jaw tumor syndrome，hereditary
【中文别名 3】		【英文别名 3】	
【OMIM】	145001	【英文缩写】	HRPT2
		【英文缩写 2】	HPT-JT
		【英文缩写 3】	
【好发年龄】	青年期		
【遗传方式】	常染色体显性遗传		
【病因】	CDC73（cell division cycle 73）基因编码 parafibromin 蛋白，它能调控基因转录，对细胞生长和分化起重要作用，可能也是细胞骨架蛋白的组成部分之一。CDC73 基因突变可引起甲状旁腺增生和甲状旁腺功能亢进，导致甲状旁腺功能亢进症 2 型		
【基因定位】	CDC73 基因（1q25）		
【临床表现】	患者可有甲状旁腺功能亢进症，可表现为精神神经系统异常；有乏力、厌食、恶心、呕吐、腹胀、便秘，复发性胰腺炎等表现；还可有血尿，尿频，尿急，尿痛表现；下颌骨包块（颌骨硬化性肿瘤）；也可有肾脏肿瘤（错构瘤或 Wilms 肿瘤）、囊肿或肾结石，化验检查可提示高钙血症、低磷血症和高甲状旁腺素血症		
【特征表现】	1. 高钙血症 2. 肾脏占位 3. 低磷血症 4. 乏力 5. 恶心、呕吐		6. 甲状旁腺功能亢进症 7. 肾结石 8. 下颌骨占位 9. 胰腺炎 10. 泌尿系结石

【综合征中文名】	甲状腺激素合成障碍综合征 1 型	【英文全名】	thyroid dyshormonogenesis 1
【中文别名】		【英文别名】	
【中文别名 2】		【英文别名 2】	
【中文别名 3】		【英文别名 3】	
【OMIM】	274400	【英文缩写】	TDH1
		【英文缩写 2】	
		【英文缩写 3】	
【好发年龄】	儿童期		
【遗传方式】	常染色体隐性遗传		
【病因】	SLC5A5【solute carrier family 5（sodium iodide symporter），member 5】基因编码甲状腺主动聚碘功能的钠碘泵。甲状腺聚碘由甲状腺滤泡上皮钠碘泵执行，SLC5A5 基因突变可引起人体碘的转运障碍，导致甲状腺激素合成障碍综合征 1		
【基因定位】	SLC5A5 基因（$19p13.2 \sim p12$）		
【临床表现】	患者均不同程度的甲状腺功能减退和甲状腺肿。甲状腺功能减退程度差异较大。甲状腺肿大为本组疾病显著特征，甲状腺肿大的程度与甲状腺功能减退相关。多于婴儿期起病，主要表现为巨舌、脐疝、便秘、皮肤干燥等甲状腺功能减退症状，如不及早治疗，可出现发育迟缓、智力低下等情况，长期观察可发现患者存在代偿性甲状腺肿大及甲状腺结节的情况，手术病理往往提示为甲状腺腺瘤		
【特征表现】	1. 甲状腺功能减退症 2. 甲状腺肿 3. 巨舌 4. 脐疝 5. 便秘	6. 皮肤干燥 7. 智力低下 8. 矮小 9. 嗜睡	

【综合征中文名】	甲状腺激素合成障碍综合征 2A 型	【英文全名】	thyroid dyshormonogenesis 2A
【中文别名】		【英文别名】	thyroid hormonogenesis, genetic defect in, 2A
【中文别名 2】		【英文别名 2】	hypothyroidism, congenital, due to dyshormonogenesis, 2A
【中文别名 3】		【英文别名 3】	iodide peroxidase deficiency
【OMIM】	274500	【英文缩写】	TDH2A
		【英文缩写 2】	
		【英文缩写 3】	
【好发年龄】	儿童期		
【遗传方式】	常染色体隐性遗传		
【病因】	TPO（Thyroid peroxidase）基因编码甲状腺过氧物酶（TPO），TPO 是甲状腺激素合成中的关键酶，它能将碘有机化，产生甲状腺激素。TPO 基因突变可使甲状腺激素合成不足，导致甲状腺激素合成障碍综合征 2A 型		
【基因定位】	TPO 基因（2p25.3）		
【临床表现】	本病患者表现异质性较大，有的可无典型甲状腺功能减退症状，仅表现为反复的甲状腺肿大，但有的就表现为克汀病的典型表现		
【特征表现】	1. 甲状腺功能减退症 2. 甲状腺肿 3. 矮小 4. 智力低下		

【综合征中文名】	甲状腺激素合成障碍综合征 3 型	【英文全名】	thyroid dyshormonogenesis 3
【中文别名】		【英文别名】	thyroid hormonogenesis, genetic defect in, 3
【中文别名 2】		【英文别名 2】	hypothyroidism, congenital, due to dyshormonogenesis, 3
【中文别名 3】		【英文别名 3】	
【OMIM】	274700	【英文缩写】	TDH3
		【英文缩写 2】	
		【英文缩写 3】	
【好发年龄】	婴儿或儿童		
【遗传方式】	常染色体隐性遗传		
【病因】	TG (thyroglobulin) 基因编码甲状腺球蛋白。碘有机化发生于甲状腺球蛋白上，碘有机化后可产生甲状腺激素。TG 基因缺陷导致碘不能有机化，引起甲状腺素合成障碍，导致甲状腺激素合成障碍综合征 3 型		
【基因定位】	TG 基因（*8q24*）		
【临床表现】	患者均表现为不同程度的甲状腺功能减退和甲状腺肿		
【特征表现】	1. 甲状腺功能减退症 2. 甲状腺肿 3. 低甲状腺球蛋白血症 4. 矮小 5. 智力低下		

【综合征中文名】	甲状腺激素合成障碍综合征4型	【英文全名】	thyroid dyshormonogenesis 4
【中文别名】		【英文别名】	thyroid hormonogenesis, genetic defect in 4
【中文别名2】		【英文别名2】	hypothyroidism, congenital, due to dyshormonogenesis, 4
【中文别名3】		【英文别名3】	iodotyrosine dehalogenase deficiency
【OMIM】	274800	【英文缩写】 【英文缩写2】 【英文缩写3】	TDH4
【好发年龄】	婴儿期		
【遗传方式】	常染色体隐性遗传		
【病因】	IYD（iodotyrosine deiodinase）基因编码甲状腺素脱碘酶。甲状腺球蛋白可经蛋白酶降解产生T3、T4和未偶联的碘化酪氨酸。大部分碘化酪氨酸在细胞内可经过脱碘酶脱碘，脱下的碘可被再利用，这是碘的再循环。IYD基因突变可引起脱碘酶缺乏，使甲状腺滤泡上皮内的碘化酪氨酸不能脱碘，导致甲状腺激素合成障碍综合征4型		
【基因定位】	IYD基因（6q25.1）		
【临床表现】	本病多于婴儿期起病，主要表现为巨舌、脐疝、便秘、皮肤干燥等甲状腺功能减退症状，如不及早治疗，可出现发育迟缓、智力低下等情况，长期观察可发现患者存在代偿性甲状腺肿大及甲状腺结节的情况，手术病理往往提示为甲状腺腺瘤。也有部分患者仅有部分器官中缺乏该酶，故甲状腺功能正常		
【特征表现】	1. 甲状腺功能减退症 2. 甲状腺肿 3. 智力低下 4. 矮小		

【综合征中文名】	甲状腺激素合成障碍综合征 5 型	【英文全名】	thyroid dyshormonogenesis 5
【中文别名】		【英文别名】	thyroid hormonogenesis，genetic defect in，5
【中文别名 2】		【英文别名 2】	hypothyroidism， congenital， due to dyshormonogenesis，5
【中文别名 3】		【英文别名 3】	
【OMIM】	274900	【英文缩写】 【英文缩写 2】 【英文缩写 3】	TDH5
【好发年龄】	婴儿期或儿童期		
【遗传方式】	常染色体隐性遗传		
【病因】	DUOXA2（dual oxidase maturation factor 2）基因是 DUOX 系统的组成部分。DUOX 系统负责甲状腺内过氧化氢合成，由 DUOX（dual oxidase）、DUOX2（dual oxidase 2）、DUOXA1（dual oxidase maturation Factor 1）、DUOXA2（dual oxidase maturation factor 2）组成。其中，DUOX1 和 DUOX2 是催化生成 H_2O_2 所必需的酶，DUOXA1 和 DUOXA2 能够辅助 DUOXs 的转运成熟及在细胞膜上的定位。甲状腺过氧化氢的生成是甲状腺激素合成的必要条件。DUOXA2 基因突变，可引起甲状腺内过氧化氢不能生成，使甲状腺激素不能合成，导致甲状腺激素合成障碍综合征 5 型		
【基因定位】	DUOXA2 基因（15q21.1）		
【临床表现】	患者均表现为不同程度的甲状腺功能减退和甲状腺肿		
【特征表现】	1. 甲状腺功能减退症 2. 甲状腺肿 3. 智力低下 4. 矮小		

【综合征中文名】	甲状腺激素合成障碍综合征 6 型	【英文全名】	thyroid dyshormonogenesis 6
【中文别名】		【英文别名】	thyroid hormonogenesis, genetic defect in, 6
【中文别名 2】		【英文别名 2】	hypothyroidism, congenital, due to dyshormonogenesis, 6
【中文别名 3】		【英文别名 3】	
【OMIM】	607200	【英文缩写】 【英文缩写 2】 【英文缩写 3】	TDH6
【好发年龄】	婴儿期或儿童期		
【遗传方式】	常染色体隐性遗传		
【病因】	DUOX2（dual oxidase 2）基因是 DUOX 系统的组成部分。DUOX 系统负责甲状腺内过氧化氢合成，由 DUOX（dual oxidase）、DUOX2（dual oxidase 2）、DUOXA1（dual oxidase maturation factor 1）、DUOXA2（dual oxidase maturation factor 2）组成。其中，DUOX1 和 DUOX2 是催化生成 H_2O_2 所必需的酶，DUOXA1 和 DUOXA2 能够辅助 DUOXs 的转运成熟及在细胞膜上的定位。甲状腺过氧化氢的生成是甲状腺激素合成的必要条件。DUOX2 基因突变，可引起甲状腺内过氧化氢不能生成，使甲状腺激素不能合成，导致甲状腺激素合成障碍综合征 6 型		
【基因定位】	DUOX2 基因（*15q15.3*)		
【临床表现】	患者均表现为不同程度的甲状腺功能减退和甲状腺肿		
【特征表现】	1. 甲状腺功能减退症 2. 甲状腺肿 3. 矮小 4. 智力低下		

【综合征中文名】	假假性甲旁减	【英文全名】	pseudopseudo hypoparathyroidism
【中文别名】	Albright 骨营养不良症	【英文别名】	albright hereditary osteodystrophy without multiple hormone resistance
【中文别名 2】		【英文别名 2】	
【中文别名 3】		【英文别名 3】	
【OMIM】	612463	【英文缩写】	PPHP
		【英文缩写 2】	
		【英文缩写 3】	
【好发年龄】	儿童期		
【遗传方式】	常染色体显性遗传		
【病因】	GNAS（GNAS complex locus）基因编码人的 Gsα 蛋白。Gsα 是 G 蛋白偶联受体非常重要的组成部分。G 蛋白是 G 蛋白偶联受体信号的下游转导分子，由 α、β 和 γ 3 个亚基组成。G 蛋白偶联受体在全身均有分布。基因突变可使 Gsα 亚基激活，而使 G 蛋白偶联受体激活，导致假假性甲旁减、假性甲旁减 1a 型、McCune-Albright 综合征等疾病		
【基因定位】	GNAS1 基因（20q13.2）		
【临床表现】	Albright 遗传性骨营养不良症的躯体表型：身材矮小，体型肥胖，脸圆，牙齿发育不全，颈短，盾状胸，短指（趾）畸形，多见于第四、五掌跖骨。皮下钙化及颅内基底节钙化，常伴有智力低下及嗅觉减退。血钙、磷水平正常，甲状旁腺功能检查正常。不伴有激素抵抗，对外源性 PTH 注射的反应与正常人相同		
【特征表现】	1. 矮小	7. 异位钙化	
	2. 圆脸	8. 智力低下	
	3. 短颈	9. 嗅觉减退	
	4. 盾状胸	10. 肥胖	
	5. 第 4 掌骨短	11. 短指（趾）	
	6. 牙齿发育不良	12. 骨畸形	

【综合征中文名】	假性甲旁减Ⅰa型	【英文全名】	pseudohypoparathyroidism，type Ⅰa
【中文别名】	Albright 遗传性骨营养不良症	【英文别名】	Albright hereditary osteodystrophy with multiple hormone resistance
【中文别名2】		【英文别名2】	
【中文别名3】		【英文别名3】	
【OMIM】	103580	【英文缩写】 【英文缩写2】 【英文缩写3】	PHP1a
【好发年龄】	儿童期		
【遗传方式】	常染色体显性或隐性遗传		
【病因】	GNAS（GNAS complex locus）基因编码人的 Gsα 蛋白，Gsα 是 G 蛋白偶联受体非常重要的组成部分，由 α、β 和 γ 3 个亚基组成的 G 蛋白是 G 蛋白偶联受体信号的下游转导分子。G 蛋白偶联受体在全身均有分布。GNAS 基因突变可产生不正常的 Gsα 蛋白而导致假性甲旁减Ⅰa型、假假性甲旁减、McCune-Albright 综合征等疾病		
【基因定位】	GNAS 基因（*20q13.2*）		
【临床表现】	患者出生后 1～5 年内出现双手抽搐、癫痫样发作，生化检查提示低血钙、高血磷、低尿钙、低尿磷、高 PTH 血症。患者可有 Albright 体型：身材矮小、盾状胸、肥胖、圆脸、掌趾骨短粗、指（趾）短宽和牙齿发育不良。头颅 CT 示双侧苍白球、额顶叶等处异位钙化，还可表现为白内障。智商测定显示，患者智力较同龄人低下，神经发育迟缓。该病患者注射 PTH 后，尿中 cAMP 没有反应。患者还对促甲状腺素、促性腺激素、生长激素释放激素等多种激素抵抗		
【特征表现】	1. 低钙血症 2. 癫痫 3. 高 PTH 血症 4. 矮小 5. 第4掌骨短 6. 高磷血症 7. 神经发育迟缓 8. 智力低下	9. 肥胖 10. 圆脸 11. 白内障 12. 牙齿发育不良 13. 甲状旁腺功能减退症 14. 盾状胸 15. 短指（趾） 16. 骨畸形	

【综合征中文名】	假性甲旁减Ⅰb型	【英文全名】	pseudohypoparathyroidism, type Ⅰb
【中文别名】		【英文别名】	
【中文别名2】		【英文别名2】	
【中文别名3】		【英文别名3】	
【OMIM】	603233	【英文缩写】	PHP1B
		【英文缩写2】	
		【英文缩写3】	
【好发年龄】	3~7岁		
【遗传方式】	常染色体显性遗传		
【病因】	STX16（syntaxin 16）基因编码突触融合蛋白。这些蛋白表达于细胞或囊泡膜表面，对生物膜融合起重要作用，而生物膜融合引发的出胞作用是突触囊泡循环的关键步骤之一。突触囊泡吐过程中的核心成分就是 SNARE 核心复合物（complex of soluble N-ethylmaleimide sensitive factor attachment protein receptors，SNAREs），SNARE 复合物是由稳定的三元 SNARE 复合物形成，包括位于突触前膜的突触融合蛋白、突触小体相关蛋白以及位于突触囊泡膜上的突触囊泡相关膜蛋白（synaptobrevin）。该复合物可以触发囊泡与胞膜的融合。STX16 基因突变可导致假性甲旁减Ⅰb型 GNAS-AS1 基因（GNAS antisense RNA 1）基因能调控 GNAS（GNAS complex locus）基因，GNAS 基因编码人的 Gsα 蛋白，Gsα 是 G 蛋白偶联受体非常重要的组成部分，由 α、β 和 γ 3 个亚基组成的 G 蛋白是 G 蛋白偶联受体信号的下游转导分子。G 蛋白偶联受体在全身均有分布。GNAS-AS1 基因突变可产生不正常的 Gsα 蛋白而致病，导致假性甲旁减Ⅰb型		
【基因定位】	STX16 基因（20q13.32），GNAS-AS1 基因（20q13.32）		
【临床表现】	患者可有：反复发作的手足搐搦，可伴意识丧失；骨质疏松及纤维囊性骨炎；低血钙、高血磷，低尿钙、尿磷，高甲状旁腺素血症；CT 示颅内多发钙化灶。Ⅰb型患者和Ⅰa型的区别在于Ⅰb型患者没有Ⅰa型的典型体征（Albright 遗传性骨营养不良症的畸形），特别是指（趾）不缩短。此外Ⅰb型患者甲状旁腺素抵抗仅限于肾，为骨反应肾不反应型，所以该病患者注射甲状旁腺素后，尿中 cAMP 无变化		
【特征表现】	1. 手足搐搦　　　　　　　　　　6. 骨质疏松 2. 低钙血症　　　　　　　　　　7. 异位钙化 3. 高磷血症　　　　　　　　　　8. 高 PTH 血症 4. 低尿钙症　　　　　　　　　　9. 甲状旁腺功能减退症 5. 低磷尿症　　　　　　　　　　10. 骨畸形		

【综合征中文名】	假性甲旁减Ⅰc型	【英文全名】	pseudohypoparathyroidism, type Ⅰc
【中文别名】		【英文别名】	
【中文别名2】		【英文别名2】	
【中文别名3】		【英文别名3】	
【OMIM】	612462	【英文缩写】	PHP1C
		【英文缩写2】	
		【英文缩写3】	
【好发年龄】	儿童期		
【遗传方式】	常染色体显性遗传		
【病因】	不详		
【基因定位】	不详		
【临床表现】	Ⅰc型患者和1a型一样，都有Albright体型，且同样存在甲状旁腺素（PTH）其他激素抵抗，但Ⅰc型患者Gsα活性正常。本病患者可出现的双手抽搐、癫痫样发作，生化检查提示低血钙、高血磷、低尿钙、低尿磷、高PTH血症。患者可有Albright体型：身材矮小、盾状胸、肥胖、圆脸、掌跖骨短粗、指（趾）短宽和牙齿发育不良。头颅CT示双侧苍白球、额顶叶等处异位钙化，还可表现为白内障。智商测定显示，患者智力较同龄人低下，神经发育迟缓。该病患者注射PTH后，尿中cAMP没有反应。患者对促甲状腺素、促性腺激素、生长激素释放激素等多种激素抵抗。但该病患者注射PTH后，尿中cAMP没有反应		
【特征表现】	1. 低钙血症 2. 癫痫 3. 高PTH血症 4. 矮小 5. 第4掌骨短 6. 高磷血症 7. 神经发育迟缓 8. 智力低下	9. 肥胖 10. 圆脸 11. 白内障 12. 牙齿发育不良 13. 甲状旁腺功能减退症 14. 盾状胸 15. 短指（趾） 16. 骨畸形	

【综合征中文名】	假性甲旁减Ⅱ型	【英文全名】	pseudohypoparathyroidism, type Ⅱ
【中文别名】		【英文别名】	
【中文别名2】		【英文别名2】	
【中文别名3】		【英文别名3】	
【OMIM】	203330	【英文缩写】	PHP2
		【英文缩写2】	
		【英文缩写3】	
【好发年龄】	儿童期		
【遗传方式】	散发		
【病因】	和Ⅰ型的区别在于，该病患者注射甲状旁腺素（PTH）后，尿中cAMP有反应而尿磷却没有反应，说明肾脏靶细胞膜受体可接受PTH及合成cAMP，但因存在受体后缺陷，肾脏靶细胞对cAMP无反应，因而cAMP不能进一步发生生理效应，尿磷排量不增加。可能由于细胞内钙离子浓度不足或蛋白激酶的缺陷，使血磷升高，抑制1,25 (OH)$_2$D$_3$，肠钙吸收减少。另一方面，PTH对骨吸收作用抑制，PTH对肾小管钙的重吸收作用抑制，尿钙增加。以上三个因素使血钙下降。所以是骨不反应肾反应型		
【基因定位】	不详		
【临床表现】	患者可有：反复发作的手足搐搦；低血钙，高血磷，低尿钙、尿磷，高PTH血症；CT示颅内多发钙化灶；即骨不反应肾反应型；无Albright体型		
【特征表现】	1. 低钙血症 2. 高磷血症 3. 异位钙化 4. 低尿钙症 5. 低磷尿症 6. 高PTH血症 7. 甲状旁腺功能减退症		

【综合征中文名】	假性醛固酮减少症2A型	【英文全名】	pseudohypoaldosteronism type ⅡA
【中文别名】	Gordon 综合征	【英文别名】	Gordon hyperkalemia-hypertension syndrome
【中文别名2】	Gordon 高血钾高血压综合征	【英文别名2】	
【中文别名3】		【英文别名3】	
【OMIM】	145260	【英文缩写】	PHA2A
		【英文缩写2】	
		【英文缩写3】	
【好发年龄】	儿童期		
【遗传方式】	常染色体显性遗传		
【病因】	不详，目前认为其基因定位于1q31~q42		
【基因定位】	1q31~q42		
【临床表现】	患者临床表现为高血压、高钾血症和高氯性代谢性酸中毒，但肾小球滤过率正常。因为高血压和高血容量，肾素-血管紧张素-醛固酮系统受抑制。高血压通常发生于青少年和成人，儿童时期主要表现为身材矮小，有的患者可出现肌无力和牙齿发育不良		
【特征表现】	1. 高钾血症 2. 代谢性酸中毒 3. 高血压 4. 高氯血症 5. 矮小 6. 乏力	7. 周期性麻痹 8. 低肾素血症 9. 低醛固酮血症 10. 肾结石 11. 牙齿发育不良	

【综合征中文名】	假性醛固酮减少症2B型	【英文全名】	pseudohypoaldosteronism type ⅡB
【中文别名】		【英文别名】	
【中文别名2】		【英文别名2】	
【中文别名3】		【英文别名3】	
【OMIM】	614491	【英文缩写】	PHA2B
		【英文缩写2】	
		【英文缩写3】	
【好发年龄】	儿童期		
【遗传方式】	常染色体显性遗传		
【病因】	WNK4（with no K kinase 4）基因编码相关蛋白。该蛋白可降低钠氯同向转运体在肾小管上皮细胞膜表面的表达，也可抑制肾小管髓襻$Na^+-K^+-2Cl^-$共转运子-1（$Na^+-K^+-2Cl^-$ cotransporter-1，NKCC1）功能。所以WNK4基因突变可引起钠氯同向转运体和NKCC1活化，引起高血容量、高血压、高钾血症等表现，导致假性醛固酮减少症2B型		
【基因定位】	WNK4基因（*17q21.31*）		
【临床表现】	临床表现为高血压、高钾血症和高氯性代谢性酸中毒，但肾小球滤过率正常。因为高血压和高血容量，肾素-血管紧张素-醛固酮系统受抑制，血浆肾素活性和醛固酮水平降低		
【特征表现】	1. 高钾血症 2. 高氯血症 3. 高血压 4. 代谢性酸中毒 5. 乏力 6. 周期性麻痹 7. 低肾素血症		

【综合征中文名】	假性醛固酮减少症 2C 型	【英文全名】	pseudohypoaldosteronism type ⅡC
【中文别名】		【英文别名】	
【中文别名 2】		【英文别名 2】	
【中文别名 3】		【英文别名 3】	
【OMIM】	614492	【英文缩写】	PHA2C
		【英文缩写 2】	
		【英文缩写 3】	
【好发年龄】	儿童期或成年期		
【遗传方式】	常染色体显性遗传		
【病因】	WNK1（with no K kinase 1）基因编码相关蛋白，能完全阻断 WNK4 对肾小管上皮细胞膜表面的钠氯同向转运体的作用。而 WNK4（with no K kinase 4）基因编码的蛋白可降低钠氯同向转运体在肾小管上皮细胞膜表面的表达，也可抑制肾小管髓襻 Na^+-K^+-$2Cl^-$共转运子-1（Na^+-K^+-$2Cl^-$cotransporter-1，NKCC1）功能。所以 WNK1 基因突变可引起钠氯同向转运体和 NKCC1 活化，引起高血容量、高血压、高钾血症表现，导致假性醛固酮减少症 2C 型		
【基因定位】	WNK1 基因（*12p13.3*）		
【临床表现】	患者临床表现为高血压、高钾血症和高氯性代谢性酸中毒，但肾小球滤过率正常。因为高血压和高血容量，肾素-血管紧张素-醛固酮系统受抑制，血浆肾素活性及醛固酮水平降低		
【特征表现】	1. 高钾血症 2. 高氯血症 3. 高血压 4. 代谢性酸中毒 5. 乏力 6. 周期性麻痹 7. 低肾素血症		

【综合征中文名】	假性醛固酮减少症 2D 型	【英文全名】	pseudohypoaldosteronism type ⅡD
【中文别名】		【英文别名】	
【中文别名 2】		【英文别名 2】	
【中文别名 3】		【英文别名 3】	
【OMIM】	614495	【英文缩写】	PHA2D
		【英文缩写 2】	
		【英文缩写 3】	
【好发年龄】	青年期		
【遗传方式】	常染色体显性遗传		
【病因】	KLHL3（kelch-like family member 3）基因编码 KLHL3 蛋白，它能和 cullin 3（CUL3）蛋白结合，形成 Cullin-Ring 连接酶复合物，使底物泛素化。泛素化是指泛素分子在一系列特殊的酶作用下，将细胞内的蛋白质分类，从中选出靶蛋白分子，并对靶蛋白进行特异性修饰的过程。由于 KLHL3 和 CUL3 蛋白在远端肾单位区域表达，KLHL3 基因突变可导致假性醛固酮减少症 2D 型		
【基因定位】	KLHL3 基因（5q31.2）		
【临床表现】	患者临床表现为高血压、高钾血症和高氯性代谢性酸中毒，但肾小球滤过率正常。因为高血压和高血容量，肾素-血管紧张素-醛固酮系统受抑制，血浆血浆肾素活性及醛固酮水平降低		
【特征表现】	1. 高钾血症 2. 高氯血症 3. 高血压 4. 代谢性酸中毒 5. 周期性麻痹 6. 低肾素血症		

【综合征中文名】	僵人综合征	【英文全名】	stiff-person syndrome
【中文别名】		【英文别名】	stiff-man syndrome
【中文别名2】		【英文别名2】	stiff-trunk syndrome
【中文别名3】		【英文别名3】	
【OMIM】	184850	【英文缩写】	SPS
		【英文缩写2】	SMS
		【英文缩写3】	
【好发年龄】	青壮年时期		
【遗传方式】	散发		
【病因】	目前认为这是一种自身免疫病。可能和谷氨酸脱羧酶（glutamate decarboxylase，GAD）抗体有关。GAD能将谷氨酸转化为γ氨基丁酸（γ-aminobutyric acid，GABA）。GAD抗体的存在导致GABA合成减少。儿茶酚胺神经系统与GABA能神经元系统之间失去平衡，导致持续性僵硬和阵发性肌痉挛发生		
【基因定位】	不详		
【临床表现】	患者通常急性亚急性或慢性起病，病前多有轻度感染史，病程为5天~4个月。躯体中轴部位肌肉进行性、波动性僵硬伴阵发性疼痛性肌痉挛，肌僵硬可全身弥漫性也可局灶性受累，可由物理刺激或情绪紧张诱发，睡眠和药效学试验时肌僵硬消失。常伴有其他自身免疫性疾病如恶性贫血、白斑、1型糖尿病、甲状腺功能亢进、垂体功能减退和肾上腺皮质功能减退等		
【特征表现】	1. 躯体中轴部位肌肉进行性波动性僵硬 2. 肌肉痉挛 3. 贫血 4. 白斑		5. 1型糖尿病 6. 甲状腺功能亢进症 7. 垂体功能减退 8. 肾上腺皮质功能减退症 9. 肿瘤倾向

【综合征中文名】	进行性骨化性肌炎	【英文全名】	myositis ossificansprogressiva
【中文别名】		【英文别名】	
【中文别名2】		【英文别名2】	
【中文别名3】		【英文别名3】	
【OMIM】	无	【英文缩写】 【英文缩写2】 【英文缩写3】	MOP
【好发年龄】	儿童期		
【遗传方式】	不详		
【病因】	主要病变部位位于间叶组织，间叶细胞增生导致局部颗粒形成，颗粒逐渐融合形成软组织包块，肌肉变性主因钙化组织压迫形成异位骨化块的包膜，随后包块逐渐转化为骨组织。一些学者认为形态发生蛋白发生了变异，另一些则认为是肌肉组织产生变异		
【基因定位】	不详		
【临床表现】	患者可表现为对称性双侧脚趾与手指畸形及进行性软组织异位骨化，骨化发生部位主要包括横纹肌、韧带、肌腱、筋膜及皮肤。患儿出生后全身骨骼系统通常正常，但随后迅速出现全身多处软组织骨化现象，并产生各种严重并发症。骨化可沿从头到脚、从背侧向腹侧、从中线向四肢方向发展。骨化过程可因轻微创伤、感染及手术而诱发加剧。病变部位早期表现为局部组织包块伴有红肿热痛，随后疼痛减轻，局部挛缩、僵硬感增加，关节僵硬，还可出现听力损害、青年性秃顶（妇女尤为严重）、牙齿异常、性腺发育晚、皮肤油腻、智力障碍		
【特征表现】	1. 异位钙化 2. 耳聋 3. 青春发育延迟 4. 智力低下 5. 脱发 6. 牙齿发育不良		

【综合征中文名】	抗利尿激素不适当分泌综合征	【英文全名】	syndrome of inappropriate secretion of antidiuretic hormone
【中文别名】		【英文别名】	
【中文别名2】		【英文别名2】	
【中文别名3】		【英文别名3】	
【OMIM】	无	【英文缩写】	SIADH
		【英文缩写2】	
		【英文缩写3】	
【好发年龄】	成人期		
【遗传方式】	不详		
【病因】	抗利尿激素由下丘脑视上核、室旁核分泌，可与肾远端小管 V2 受体结合，开放水通道，尿钠升高，血钠降低。抗利尿激素不适当分泌综合征的病因较复杂，主要有神经系统病变、肿瘤、药物、肺部病变等原因		
【基因定位】	不详		
【临床表现】	患者临床表现为低钠血症，血浆渗透压降低；尿钠增高，尿渗透压增高。低钠血症可表现为乏力、食欲减退、恶心、呕吐，严重时可有神经系统表现		
【特征表现】	1. 低钠血症 2. 乏力 3. 食欲不振 4. 恶心、呕吐 5. 头痛 6. 骨折		

【综合征中文名】	空泡蝶鞍综合征	【英文全名】	empty sella syndrome
【中文别名】		【英文别名】	
【中文别名2】		【英文别名2】	
【中文别名3】		【英文别名3】	
【OMIM】	无	【英文缩写】	ESS
		【英文缩写2】	
		【英文缩写3】	
【好发年龄】	成年		
【遗传方式】	不详		
【病因】	蛛网膜下隙从鞍隔与垂体柄相接处疝入蝶鞍内，脑脊液填充其中，使蝶鞍扩大、变形，垂体受压变扁。颅压增高可促进空泡蝶鞍发生。原发性空泡蝶鞍综合征主要由于鞍隔孔变大、先天性鞍隔发育缺陷、妊娠期垂体增生肥大、鞍内肿瘤囊性变、脑膜动-静脉畸形等引起。继发性空泡蝶鞍综合征主要由于垂体瘤手术或放疗后、垂体肿瘤梗死、卒中或退变、Sheehan 综合征、淋巴细胞性垂体炎、特发性颅内高压、应用促性腺激素释放激素等导致		
【基因定位】	不详		
【临床表现】	患者可有头痛和视野缺损、垂体功能减退、肥胖、月经稀少、高催乳素血症、溢乳、甲状腺功能减退、性腺功能低下、尿崩症，还可有精神紊乱或脑脊液鼻漏等		
【特征表现】	1. 头痛　　　　　　　　　　　5. 泌乳 2. 视野缺损　　　　　　　　　6. 尿崩症 3. 垂体功能减退　　　　　　　7. 矮小 4. 肥胖　　　　　　　　　　　8. 甲状腺功能减退症		

【综合征中文名】	蜡泪样骨硬化症	【英文全名】	melorheostosis，isolated
【中文别名】	流液状骨质增生	【英文别名】	
【中文别名2】	Leri 病	【英文别名2】	
【中文别名3】	肢骨纹状增生症	【英文别名3】	
【OMIM】	155950	【英文缩写】 【英文缩写2】 【英文缩写3】	MEL
【好发年龄】	青少年期		
【遗传方式】	散发		
【病因】	不详。可能与骨膜下毛细血管扩张所致的骨膜发育异常或交感神经过度兴奋、血管收缩引起循环障碍和组织缺血从而引发骨质增生有关。LEMD3（LEM domain containing 3）基因能产生 LEMD3 蛋白，这个蛋白能在细胞核内对抗转化生长因子 β 信号通路。LEMD3 基因缺陷可能导致蜡泪样骨硬化症		
【基因定位】	LEMD3 基因（*12q14.3*）		
【临床表现】	患者骨外硬化灶向外突出形如蜡泪，触诊病骨表面凹凸不平，坚硬，病变好发于四肢长骨，亦可见于短骨及扁平骨，多发于一侧肢体，以上肢较多见。邻近关节可有轻度活动障碍，少数可并发骨斑点症。患肢间歇性钝痛常为早期表现，劳累后疼痛加剧，休息后症状可减轻或消失		
【特征表现】	1. 骨质增生 2. 骨畸形 3. 骨占位		

【综合征中文名】	酪氨酸血症 1 型	【英文全名】	tyrosinemia, type Ⅰ
【中文别名】		【英文别名】	hepatorenal tyrosinemia
【中文别名 2】		【英文别名 2】	fumaryl acetoacetase deficiency
【中文别名 3】		【英文别名 3】	FAH deficiency
【OMIM】	276700	【英文缩写】 【英文缩写 2】 【英文缩写 3】	TYRSN1
【好发年龄】	婴儿期		
【遗传方式】	常染色体隐性遗传		
【病因】	FAH（fumaryl acetoacetate hydrolase）基因编码延胡索酸乙酰乙酸水解酶，表达在肝脏和肾脏，能将酪氨酸分解。FAH 基因突变可导致酪氨酸血症 1 型		
【基因定位】	FAH 基因（15q25.1）		
【临床表现】	患者可表现身材矮小，肥厚性心肌病，腹水，肝脾肿大，肝功能异常，胰岛细胞增生，肾近端小管损伤，范科尼综合征，低磷血症，肾功能衰竭，智力低下		
【特征表现】	1. 矮小 2. 肥厚型心肌病 3. 腹水 4. 肝大 5. 肝功能异常	6. 胰岛细胞增生 7. 范科尼综合征 8. 低磷血症 9. 肾功能不全 10. 智力低下	

【综合征中文名】	类癌综合征	【英文全名】	carcinoid syndrome
【中文别名】		【英文别名】	
【中文别名2】		【英文别名2】	
【中文别名3】		【英文别名3】	
【OMIM】		【英文缩写】 【英文缩写2】 【英文缩写3】	
【好发年龄】	不详		
【遗传方式】	不详		
【病因】	恶性类癌细胞分泌、释放一些生物活性物质，如5-羟色胺、缓解肽、儿茶酚胺、前列腺素、血管活性肠肽、组胺、生长抑素、神经降压素、胰多肽、胃动素、肠抑胃肽及胃泌素等，生物活性物质释放量超过肝、肺等灭活能力，引起一组具有多种复杂症状、体征的症候群		
【基因定位】	不详		
【临床表现】	患者临床表现随发病的脏器、部位不同而不同，可有腹泻、腹痛、吸收不良综合征、肝脏肿大、肠梗阻；皮肤黏膜发作性潮红；类癌性心脏病，心肌纤维化，缩窄性心包炎；少见二尖瓣和主动脉瓣损害，且多轻微；过度换气、哮喘、呼吸困难；胸、腹膜粘连，缩窄性心包炎；类癌危象；还可见直立性低血压、多汗、立毛肌收缩、血管神经性水肿、指间关节疼痛、情绪异常及精神失常等现象；男性可见性功能减退和阳痿		
【特征表现】	1. 腹泻 2. 腹痛 3. 面色潮红 4. 肝脾肿大 5. 性腺功能减退 6. 血管神经性水肿	7. 阳痿 8. 缩窄性心包炎 9. 直立性低血压 10. 呼吸困难 11. 多汗症	

【综合征中文名】	类固醇结合球蛋白缺乏症	【英文全名】	corticosteroid-binding globulin deficiency
【中文别名】		【英文别名】	CBG deficiency
【中文别名2】		【英文别名2】	transcortin deficiency
【中文别名3】		【英文别名3】	
【OMIM】	611489	【英文缩写】 【英文缩写2】 【英文缩写3】	
【好发年龄】	婴儿期		
【遗传方式】	常染色体显性或隐性遗传		
【病因】	SERPINA16（serpin peptidase inhibitor，clade A，member 6）基因编码由肝脏产生的皮质醇结合球蛋白。这个蛋白能与皮质醇结合，使游离皮质醇失活。正常情况下，80%～90%的皮质醇以结合形式存在。SERPINA16基因突变可导致体内皮质醇水平变化，导致类固醇结合球蛋白缺乏症		
【基因定位】	SERPINA16基因（14q32.13）		
【临床表现】	患者临床表现类似肾上腺皮质功能减退症，患者体内皮质醇水平极低，可出现恶心、呕吐、乏力、疲劳，血压可升高，也可能降低。检查提示血浆总皮质醇下降，但促皮质素水平和尿游离皮质醇正常		
【特征表现】	1. 乏力 2. 恶心、呕吐 3. 高血压 4. 低血压 5. 肾上腺皮质功能减退症		

【综合征中文名】	类脂质沉积性肾上腺病	【英文全名】	lipoid congenital adrenal hyperplasia
【中文别名】	类固醇激素合成急性调节蛋白缺乏症	【英文别名】	adrenal hyperplasia Ⅰ
【中文别名2】	StAR 缺乏症	【英文别名2】	lipoid hyperplasia, congenital, of adrenal cortex with male
【中文别名3】		【英文别名3】	pseudohermaphroditism
【OMIM】	201710	【英文缩写】 【英文缩写2】 【英文缩写3】	LCAH
【好发年龄】	婴儿期		
【遗传方式】	常染色体隐性遗传		
【病因】	StAR（steroidogenic acute regulatory protein）基因表达 StAR 蛋白。胆固醇是肾上腺类固醇激素合成的原料，该蛋白能将胆固醇从肾上腺皮质细胞外转运入细胞内。StAR 基因突变使胆固醇不能转运入细胞内，影响着机体类固醇激素的合成，导致类脂质沉积性肾上腺病		
【基因定位】	STAR 基因（*8p11.2*）		
【临床表现】	患者可有肾上腺糖皮质激素、盐皮质激素缺乏的表现，可表现为恶心、吐奶、食欲减退、低钠血症；性腺功能减退；若不及时治疗，常导致死亡		
【特征表现】	1. 低钠血症 2. 高钾血症 3. 肾上腺皮质功能减退症 4. 性腺功能减退 5. 尿道下裂 6. 皮肤色素沉积		

【综合征中文名】	类脂质渐进性坏死	【英文全名】	necrobiosis lipiodica
【中文别名】	糖尿病类脂质渐进性坏死	【英文别名】	necrobiosis lipiodica diabeticorum
【中文别名 2】		【英文别名 2】	
【中文别名 3】		【英文别名 3】	
【OMIM】		【英文缩写】	NLD
		【英文缩写 2】	
		【英文缩写 3】	
【好发年龄】	成年期		
【遗传方式】	不详		
【病因】	本病可能与糖尿病微血管病变、免疫复合物性血管炎和胶原变性有关		
【基因定位】	不详		
【临床表现】	本病是糖尿病并发的较独特皮肤损害。最常见于小腿胫前，也可发生于面部、头皮、躯干、手背和足背。初发损害为暗红色丘疹或结节，缓慢增大或融合成斑块，边缘呈紫红色，中心皮肤多呈黄色；后萎缩凹陷，常有毛细血管扩张；皮损迁延，呈渐进性发展		
【特征表现】	1. 胫前斑块 2. 糖尿病		

【综合征中文名】	硫胺素有反应性巨幼细胞性贫血综合征	【英文全名】	thiamine-responsive megaloblastic anemia syndrome
【中文别名】		【英文别名】	thiamine metabolism dysfunction syndrome 1
【中文别名 2】		【英文别名 2】	Rogers syndrome
【中文别名 3】		【英文别名 3】	megaloblastic anemia, thiamine-responsive, with diabetes mellitus and sensorineural deafness
【OMIM】	249270	【英文缩写】 【英文缩写 2】 【英文缩写 3】	TRMA
【好发年龄】	婴儿期		
【遗传方式】	常染色体隐性遗传		
【病因】	SLC19A2（solute carrier family 19, member 2）基因能产生硫胺素转运子 1。这个蛋白位于细胞膜，能把维生素 B_1（硫胺素）转入细胞内。维生素 B_1 在体内不能产生，只能靠饮食摄入，能帮助机体将碳水化合物转变为能量，对心脏、肌肉和神经系统发育十分必要。该基因缺失可引起巨幼细胞性贫血、糖尿病、耳聋，但具体机制尚不清楚。有研究认为，维生素 B_1 转运除了硫胺素转运子 1 之外，还有其他替代途径。但是，血细胞、胰岛素合成细胞和内耳细胞却没有这种替代途径		
【基因定位】	SLC19A2 基因（*1q23.3*）		
【临床表现】	患者身材矮小，还表现有神经性耳聋，视神经萎缩、视力丧失、眼球震颤；可有内脏发育异常，先天性心脏畸形，表现为房间隔缺损、室间隔缺损、传导缺陷、心律失常、心肌病，腹部左右转位；中枢神经系统异常，表现为发育迟缓，共济失调；血液系统表现为硫胺素有反应性巨幼红细胞性贫血；内分泌方面表现为糖尿病，隐睾症		
【特征表现】	1. 矮小 2. 耳聋 3. 视神经发育不全 4. 视力下降 5. 眼球震颤 6. 先天性心脏病 7. 房间隔缺损 8. 室间隔缺损		9. 心律失常 10. 心肌病 11. 腹部左右转位 12. 智力低下 13. 共济失调 14. 贫血 15. 糖尿病 16. 隐睾症

【综合征中文名】	马德隆病	【英文全名】	Madelung's disease
【中文别名】	良性对称性脂肪过多症	【英文别名】	Launois-Bensaude syndrome
【中文别名2】	多发性对称性脂肪过多症	【英文别名2】	multiple symmetric lipomatosis
【中文别名3】	Launois-Bensaude 综合征	【英文别名3】	
【OMIM】		【英文缩写】 【英文缩写2】 【英文缩写3】	
【好发年龄】	30~60 岁		
【遗传方式】	不详		
【病因】	不详		
【基因定位】	不详		
【临床表现】	患者的脂肪组织呈对称性的分布在皮下多个部位。通常可分为两型：1 型患者脂肪分布于颈部、肩膀、上肢和上背部，或锁骨上及三角肌区，可呈环形，即"马颈"或"驼峰"体征，也可呈"假运动员"外观；2 型患者脂肪均匀沉积，如上肢、大腿内侧，呈现肥胖体征。也有少部分患者的肿块分布呈非对称性。85%患者可有多神经炎，80%患者可有神经功能缺失，多在脂肪瘤发生多年后出现，可表现为感觉、运动和自主神经功能紊乱。还可有糖代谢异常、高尿酸血症、肾小管酸中毒，也可有甲状腺功能、肾上腺、垂体、睾丸功能的异常		
【特征表现】	1. 神经炎 2. 糖尿病 3. 酒精性肝炎 4. 肥胖 5. 高血压 6. 高尿酸血症	7. 甲状腺功能减退症 8. "马颈" 9. "驼峰" 10. "假运动员" 11. 高高密度脂蛋白血症	

【综合征中文名】	马方综合征	【英文全名】	Marfan syndrome
【中文别名】	马凡综合征	【英文别名】	
【中文别名2】		【英文别名2】	
【中文别名3】		【英文别名3】	
【OMIM】	154700	【英文缩写】	MFS
		【英文缩写2】	
		【英文缩写3】	
【好发年龄】	儿童期		
【遗传方式】	常染色体显性遗传		
【病因】	FBN1（fibrillin-1）基因由成骨细胞和骨细胞合成分泌。该蛋白是构成细胞外微纤维的主要蛋白之一，FBN1基因突变将影响纤维的结构与功能，从而导致马方综合征		
【基因定位】	FBN1基因（15q21.1）		
【临床表现】	患者临床表现常多样化，主要涉及心血管、骨骼和眼。心血管方面可有主动脉根部扩张、二尖瓣脱垂、主动脉反流等表现；四肢和骨骼方面可有身材高大、细长指、细长趾、胸廓畸形、脊椎侧凸、平足与关节囊松弛、关节过度伸展、复发性脱位（髋、膑、锁骨关节等）等表现；眼部可有为晶体异位、蓝巩膜、近视等表现		
【特征表现】	1. 身材高大　　　　　　5. 晶体半脱位 2. 二尖瓣脱垂　　　　　6. 近视 3. 手指细长　　　　　　7. 蓝巩膜 4. 关节过伸　　　　　　8. 握拳时大拇指屈入手掌		

【综合征中文名】	猫叫综合征	【英文全名】	Cri-du-chat syndrome
【中文别名】	5p 缺失综合征	【英文别名】	Deletion 5p syndrome
【中文别名 2】	5 号染色体短臂部分缺失综合征	【英文别名 2】	
【中文别名 3】		【英文别名 3】	
【OMIM】		【英文缩写】 【英文缩写 2】 【英文缩写 3】	
【好发年龄】	婴儿期		
【遗传方式】	散发		
【病因】	5 号染色体短臂部分缺失，猫叫的症状关键定位于缺失5p15.3，其他症状定位于5p15.2。CTNND2【catenin（cadherin-associated protein），delta 2】基因编码 δ-连环蛋白。这个蛋白在中枢神经系统表达，能帮助细胞连接，对细胞运动也起重要作用。CTNND2 基因突变可引起猫叫综合征相关临床表现		
【基因定位】	CTNND2 基因（5p15.2）		
【临床表现】	患者可有外形异常：圆脸、眼间距宽、内眦赘皮、眼裂下斜、斜视、耳位低和（或）耳形发育不全、面部不对称、通贯掌等；可有发声异常，表现为哭声似猫叫；可有生长发育异常，表现为生长缓慢、低出生体重、智力低下。此外，患者还可偶发唇裂和腭裂、近视、视神经萎缩、耳郭前有息肉、悬雍垂分叉、牙齿咬合错位、短颈、指屈曲、腹股沟疝、隐睾、肾和脾缺失、半脊椎畸形、脊柱侧凸、扁平足、少白头		
【特征表现】	1. 矮小 2. 哭声似猫叫 3. 低出生体重儿 4. 智力低下 5. 低耳位 6. 通贯掌 7. 内眦赘皮 8. 唇裂、腭裂	9. 近视 10. 小于胎龄儿 11. 宫内发育窘迫 12. 斜视 13. 宽眼距 14. 先天性心脏病 15. 脊柱侧弯 16. 隐睾症	

【综合征中文名】	苗勒管发育不全和高雄激素血症	【英文全名】	mullerian aplasia and hyperandrogenism
【中文别名】		【英文别名】	mullerian duct failure and hyperandrogenism
【中文别名 2】		【英文别名 2】	
【中文别名 3】		【英文别名 3】	
【OMIM】	158330	【英文缩写】 【英文缩写 2】 【英文缩写 3】	
【好发年龄】	婴儿期		
【遗传方式】	常染色体显性遗传		
【病因】	WNT4（wingless-type MMTV integration site family，member 4）基因编码相关蛋白，调控苗勒管、卵巢的发育，在女性生殖系统和肾脏发育起重要作用。WNT4 基因突变可引起两性畸形，可导致苗勒管发育不全和高雄激素血症，以及 46，XX 性反转合并肾脏、肾上腺和肺发育不全		
【基因定位】	WNT4 基因（*1p36. 12*）		
【临床表现】	患者基因型为 46XX，可有特殊外形表现：短人中、高腭弓、招风耳、颈短、短指、肘外翻和肩宽。女性外生殖器正常，但苗勒管发育异常引起内生殖器发育障碍，可表现为阴道、子宫或卵巢缺如或发育不全、单侧肾脏发育不全、高雄激素血症，多毛		
【特征表现】	1. 女性男性化 2. 原发闭经 3. 短人中 4. 高腭弓 5. 招风耳 6. 短颈	7. 短指（趾） 8. 肘外翻 9. 阴道发育不全 10. 子宫发育不全 11. 肾功能不全 12. 高雄激素血症	

【综合征中文名】	苗勒管抑制因子缺陷症	【英文全名】	persistent mullerian duct syndrome, types Ⅰ and Ⅱ
【中文别名】	永存苗勒管综合征	【英文别名】	pseudohermaphroditism, male internal
【中文别名2】		【英文别名2】	hernia uteri inguinale
【中文别名3】		【英文别名3】	persistent oviduct syndrome
【OMIM】	261550	【英文缩写】 【英文缩写2】 【英文缩写3】	PMDS
【好发年龄】	婴儿期		
【遗传方式】	常染色体隐性遗传		
【病因】	AMH（antimullerian hormone）抗苗勒管激素基因表达抗苗勒管激素，又称苗勒管抑制因子或苗勒管抑制物质（MIF）。由睾丸支持细胞分泌，可使苗勒管在胚胎6~10周时退化。AMH基因突变造成苗勒管抑制因子不能正常分泌，苗勒管不能萎缩退化而分化成子宫和输卵管。AMHR2（Antimullerian hormone receptor）基因表达抗苗勒管激素受体，是AMH（Antimullerian hormone）的配体。AMHR2基因突变可导致抗苗勒管激素不能作用，而导致两性畸形。AMH基因和AMHR2基因可导致苗勒管抑制因子缺陷症		
【基因定位】	AMH基因（19p13.3），AMHR2基因（12q13.13）		
【临床表现】	患者常睾丸发育正常，具有男性生殖管道和男性表现型，但体内有输卵管和子宫，有隐睾症和腹股沟疝。如胚胎期同时出现睾酮合成障碍，患者将有不同程度的女性化表现，甚至出现男性假两性畸形		
【特征表现】	1. 隐睾症 2. 假两性畸形 3. 男性女性化		

【综合征中文名】	男性更年期综合征	【英文全名】	male climacteric syndrome
【中文别名】		【英文别名】	
【中文别名2】		【英文别名2】	
【中文别名3】		【英文别名3】	
【OMIM】		【英文缩写】	
		【英文缩写2】	
		【英文缩写3】	
【好发年龄】	40~55岁		
【遗传方式】	不详		
【病因】	雄激素部分缺乏以及众多激素水平的改变、许多相关疾病、精神心理、环境等因素均参与了男性更年期综合征的发生和发展		
【基因定位】	不详		
【临床表现】	患者可表现为性欲和勃起功能减退，且常有情绪改变并伴有脑力和空间定向能力下降，容易疲乏、易怒和抑郁；消瘦体量减少，伴有肌肉体积和肌力下降；体毛减少和皮肤改变；骨密度下降，可引起骨量减少和骨质疏松；内脏脂肪沉积。上述症状不一定全部出现，其中可能以某一种或某几种症状更为明显，可伴有或无血清睾酮水平减低		
【特征表现】	1. 性腺功能减退 2. 情绪异常 3. 肥胖		

【综合征中文名】	囊性纤维化	【英文全名】	cystic fibrosis
【中文别名】		【英文别名】	
【中文别名2】		【英文别名2】	
【中文别名3】		【英文别名3】	
【OMIM】	219700	【英文缩写】	CF
		【英文缩写2】	
		【英文缩写3】	
【好发年龄】	儿童期		
【遗传方式】	常染色体隐性遗传		
【病因】	CFTR（cystic fibrosis transmembrane conductance regulator）基因能产生囊性纤维化跨膜传导调节蛋白。这种蛋白是产生黏液、汗液、唾液、泪液和消化酶的细胞表面的跨膜氯离子通道。这种氯离子通道能帮助组织内外的水移动，对黏液的分泌作用重要。CFTR蛋白也能调节其他通道的功能，如钠离子通道等。这些通道对保持肺部和胰腺的正常功能意义较大。CFTR基因突变可以引起患者体内黏液分泌障碍，肺、输精管和胰腺功能障碍，导致囊性纤维化		
【基因定位】	CFTR基因（7q31.2）		
【临床表现】	患者可表现为慢性支气管感染、支气管扩张、哮喘、胰腺功能不全、糖尿病、胆汁性肝硬化、新生儿胎粪性梗阻，汗液中钠离子升高，低钠血症，尿钙升高，男性不育，女性生育力下降		
【特征表现】	1. 男性不育 2. 支气管炎 3. 鼻窦炎 4. 囊性纤维化 5. 支气管扩张 6. 哮喘 7. 胰腺功能不全	8. 糖尿病 9. 胆汁性肝硬化 10. 胎粪性梗阻 11. 高钠汗症 12. 低钠血症 13. 高尿钙症	

【综合征中文名】	脑腱黄瘤病	【英文全名】	cerebrotendinous xanthomatosis
【中文别名】		【英文别名】	cerebral cholesterinosis
【中文别名2】		【英文别名2】	
【中文别名3】		【英文别名3】	
【OMIM】	213700	【英文缩写】	CTX
		【英文缩写2】	
		【英文缩写3】	
【好发年龄】	婴儿期		
【遗传方式】	常染色体隐性遗传		
【病因】	CYP27A1（cytochrome P450，family 27，subfamily A，polypeptide 1）基因编码线粒体固醇27-羟化酶。该酶属于细胞色素P450家族，是胆固醇合成胆汁酸过程的一个重要酶。CYP27A1基因突变使得线粒体固醇27-羟化酶活性缺失，胆汁酸合成障碍，鹅去氧胆酸对于7α羟化酶的负反馈消失，引起血浆内二氢胆固醇升高，且二氢胆固醇及7α胆固醇在全身各种组织沉积，尤其是神经系统和肌腱，可导致脑黄瘤病		
【基因定位】	CYP27A1基因（2q33~qter）		
【临床表现】	脑腱黄瘤病患者可表现为颅内出现黄色瘤、白内障、智力缺陷、早发冠心病，也有伴发腹泻的表现。婴儿起病的患者中，腹泻常为首发表现；小脑共济失调患者常死于逐渐加重的假性球麻痹。病理主要表现为小脑齿状核周围白质有脱髓鞘病变		
【特征表现】	1. 高脂血症 2. 早发冠心病 3. 高胆固醇血症 4. 白内障 5. 智力低下 6. 黄色瘤 7. 共济失调 8. 呼吸困难		

【综合征中文名】	脑桥中央髓鞘溶解症	【英文全名】	central pontinemyelinolysis
【中文别名】		【英文别名】	
【中文别名2】		【英文别名2】	
【中文别名3】		【英文别名3】	
【OMIM】		【英文缩写】	CPM
		【英文缩写2】	
		【英文缩写3】	
【好发年龄】	30~50 岁		
【遗传方式】	不详		
【病因】	该疾病可在慢性低钠血症中血钠纠正过快时出现。慢性低钠血症患者，因为脑细胞外渗透压下降，脑细胞内为适应这种变化，胶体渗透压也下降。过快纠正血钠时，细胞内蛋白不能迅速合成，胶体渗透压不能很快恢复，所以细胞皱缩，细胞功能减退		
【基因定位】	不详		
【临床表现】	患者此前常有慢性低钠血症，可表现恶心、呕吐，食欲不振，乏力，若补钠过快，可以出现进行性四肢瘫痪和假性球麻痹，也常出现谵妄和情感变化		
【特征表现】	1. 四肢瘫痪 2. 假性球麻痹 3. 低钠血症 4. 精神异常		

【综合征中文名】	皮质酮甲基氧化酶缺乏症Ⅰ型	【英文全名】	corticosterone methyloxidase type Ⅰ deficiency
【中文别名】	18-羟化酶缺陷症Ⅰ型	【英文别名】	18-hydroxylase deficiency
【中文别名2】	高肾素性低醛固酮血症	【英文别名2】	aldosterone deficiency Ⅰ
【中文别名3】		【英文别名3】	hyperreninemic hypoaldosteronism familial 1
【OMIM】	203400	【英文缩写】 【英文缩写2】 【英文缩写3】	CMO Ⅰ deficiency FHHA1A
【好发年龄】	婴儿期		
【遗传方式】	常染色体隐性遗传		
【病因】	CYP11B2（cytochrome P450，subfamily ⅪB，polypeptide 2）基因编码CYP11B2蛋白，该蛋白为醛固酮合成酶，具有11β-羟化酶、18-羟化酶和18-氧化酶的活性。CYP11B2基因突变后，产生了无功能的CYP11B2蛋白，造成18-羟化酶功能缺陷，使得皮质酮不能羟化为18-羟皮质酮，造成18-羟皮质酮及醛固酮合成障碍，可导致皮质酮甲基氧化酶缺乏症Ⅰ型和Ⅱ型		
【基因定位】	CYP11B2基因（8q24.3）		
【临床表现】	婴幼儿患者往往病情较重，可有严重失水、低钠血症、呕吐及代谢性酸中毒，血浆肾素活性升高，血和尿醛固酮降低，伴生长发育迟缓，严重者难以存活，但高钾血症可不明显。年长的儿童、青少年及成年人虽有上述激素水平变化，但其临床症状随年龄增长而减轻		
【特征表现】	1. 低钠血症 2. 脱水 3. 代谢性酸中毒 4. 低 18-羟皮质酮血症 5. 矮小 6. 低醛固酮血症 7. 高肾素血症		

【综合征中文名】	皮质酮甲基氧化酶缺乏症Ⅱ型	【英文全名】	corticosterone methyloxidase type Ⅱ deficiency
【中文别名】	18-羟化酶缺陷症Ⅱ型	【英文别名】	18-hydroxylase deficiency
【中文别名2】	高肾素性低醛固酮血症	【英文别名2】	aldosterone deficiency 2
【中文别名3】		【英文别名3】	
【OMIM】	610600	【英文缩写】	COM Ⅱ Deficiency
		【英文缩写2】	FHHA1B
		【英文缩写3】	
【好发年龄】	婴儿期		
【遗传方式】	常染色体隐性遗传		
【病因】	CYP11B2（cytochrome P450, subfamily ⅪB, polypeptide 2）基因编码CYP11B2蛋白，为醛固酮合成酶。这个酶具有11β-羟化酶、18-羟化酶和18-氧化酶的活性。突变后，产生了无功能的CYP11B2蛋白，造成18-氧化酶功能缺陷，血浆18-羟皮质酮转化为醛固酮减少，表现为血浆18-羟皮质酮水平增高，醛固酮降低，可导致皮质酮甲基氧化酶缺乏症Ⅰ型和Ⅱ型		
【基因定位】	CYP11B2基因（8q24.3）		
【临床表现】	婴幼儿患者往往病情较重，可有严重失水、低钠血症、呕吐及代谢性酸中毒，血浆血浆肾素活性升高，血和尿醛固酮降低，伴生长发育迟缓，严重者难以存活，但高钾血症可不明显。年长的儿童、青少年及成年人虽有上述激素水平变化，但其临床症状岁年龄增长而减轻。本型与皮质酮甲基氧化酶缺乏症Ⅰ型的区别在于，皮质酮甲基氧化酶缺乏症Ⅰ型患者血浆18-羟皮质酮水平降低，而本型患者血浆18-羟皮质酮增高，18-羟皮质酮与醛固酮之比常大于100		
【特征表现】	1. 低钠血症 2. 高18-羟皮质酮血症 3. 脱水 4. 代谢性酸中毒		

【综合征中文名】	葡萄糖转运蛋白 1 缺陷综合征	【英文全名】	glucose transporter-1 deficiency syndrome
【中文别名】	De Vivo 病	【英文别名】	glut1 deficiency syndrome 1, autosomal recessive
【中文别名 2】		【英文别名 2】	
【中文别名 3】		【英文别名 3】	
【OMIM】	606777	【英文缩写】	GLUT-1 DS
		【英文缩写 2】	
		【英文缩写 3】	
【好发年龄】	婴儿期		
【遗传方式】	常染色体显性遗传		
【病因】	SLC2A1（solute carrier family 2，member 1）基因编码葡萄糖转运蛋白 1（GLUT1）。该转运蛋白在脑内表达，如果 SLC2A1 基因突变，可导致转运蛋白缺陷，影响脑内葡萄糖的转运，从而使脑的能量代谢障碍而导致葡萄糖转运蛋白 1 缺陷综合征		
【基因定位】	SLC2A1 基因（*1p35*）		
【临床表现】	患者可有癫痫发作、小头畸形、生长发育迟缓、共济失调、脑性瘫痪等症状。患者在胎儿期和新生儿期无异常，出生后 1~4 个月开始出现症状，常先有呼吸暂停、眼球异常运动，而后逐渐出现典型的癫痫发作，可表现为全身强直阵挛发作、肌阵挛发作、不典型失神、失张力发作等。有些患儿每日都有发作，有些患儿可数天、数周、数月发作 1 次。此外，患儿还有一些其他发作性症状，如间歇性共济失调、精神模糊、昏睡、偏瘫、运动或姿势异常等。所有患儿都有不同程度的语言功能受损和智力低下。出生时头围正常，出生后头生长落后而致获得性小头畸形		
【特征表现】	1. 低脑脊液葡萄糖症 2. 癫痫 3. 小头畸形 4. 矮小 5. 智力低下 6. 共济失调 7. 低脑脊液乳酸症		

【综合征中文名】	葡萄糖转运蛋白2缺陷综合征	【英文全名】	glucose transporter-2 deficiency syndrome
【中文别名】		【英文别名】	Fanconi-Bickel syndrome
【中文别名2】		【英文别名2】	hepatorenal glycogenosis with renal Fanconi syndrome
【中文别名3】		【英文别名3】	hepatic glycogenosis with Fanconi nephropathy
【OMIM】	227810	【英文缩写】 【英文缩写2】 【英文缩写3】	GLUT-2 DS FBS
【好发年龄】	婴儿期		
【遗传方式】	常染色体隐性遗传		
【病因】	SLC2A2（solute carrier family 2，member 2）基因编码葡萄糖转运蛋白2（glucose transporters 2，GLUT-2)，表达于胰岛β细胞和肝、肠、肾上皮细胞。GLUT-2是葡萄糖传感器，可促进双向葡萄糖转运。SLC2A2基因突变可引起轻度葡萄糖及半乳糖吸收不良，血中转运入肝的葡萄糖量减少，葡萄糖至β细胞内的转运过程也受到影响，致使胰岛素分泌减少，餐后出现高血糖及高半乳糖血症。但在空腹时，患者则可表现为低血糖，这是因为肝细胞内的葡萄糖向外转运受阻，加之肾性糖尿丢失葡萄糖所致。患者肾小管上皮细胞不能有效地重吸收葡萄糖，致使患儿出现尿糖及肾小管上皮细胞内糖原沉积，可出现肾小管功能障碍。肝脏则可因为糖原累积而增大。SLC2A2基因突变可导致葡萄糖转运蛋白2缺陷综合征		
【基因定位】	SLC2A2基因（3q26.1~3q26.2)		
【临床表现】	主要表现为生长发育迟缓、佝偻病和代谢紊乱。出生时，肝脏大小正常或轻度增大，生后肝脏逐渐增大。随着年龄的增长，患儿逐渐表现为侏儒、腹部隆凸、满月脸；还有糖耐量低减，常有出牙延迟、牙齿不整、牙釉质发育不良，青春期延迟等症状；佝偻病及骨质疏松病常持续存在		
【特征表现】	1. 矮小 2. 佝偻病 3. 肝大 4. 满月脸		5. 牙齿发育不良 6. 骨质疏松 7. 肾性糖尿 8. 糖尿病

【综合征中文名】	前脑无裂畸形 9	【英文全名】	holoprosencephaly 9
【中文别名】		【英文别名】	pituitary anomalies with holo-prosencephaly-like features
【中文别名 2】		【英文别名 2】	
【中文别名 3】		【英文别名 3】	
【OMIM】	610829	【英文缩写】 【英文缩写 2】 【英文缩写 3】	HPE9
【好发年龄】	婴儿期		
【遗传方式】	常染色体显性遗传		
【病因】	GLI2（gli-kruppel family member 2）基因编码 C2H2 型锌指蛋白。这类蛋白能通过锌指序列和 DNA 结合。Gli 家族锌指蛋白是 SHH 信号通路的媒介，是一种潜在的癌基因。这种蛋白在细胞质中表达，对胚胎发生起重大作用。GLI2 基因基因突变能导致前脑无裂畸形 9		
【基因定位】	GLI2 基因（2q14）		
【临床表现】	患者可表现为身材矮小，外形畸形；表现为小头畸形，面中部发育异常，颞下颌关节异常，耳位低，耳朵发育不全，小眼球，塌鼻梁，唇裂，腭裂，隐睾症，多指（趾）畸形；智力低下；低促性腺激素性性腺功能减退症、多种垂体激素缺乏		
【特征表现】	1. 矮小 2. 小头畸形 3. 面中部发育不良 4. 颞下颌关节异常 5. 低耳位 6. 耳郭发育不良 7. 小眼 8. 鞍鼻 9. 唇裂、腭裂	10. 隐睾症 11. 多指（趾）畸形 12. 智力低下 13. 低促性腺激素性性腺功能减退症 14. 多种垂体激素缺乏症 15. 生长激素缺乏症 16. 性腺功能减退	

【综合征中文名】	青少年发病的成人型糖尿病 1 型	【英文全名】	maturity-onset diabetes of the young, type 1
【中文别名】		【英文别名】	mild juvenile diabetes mellitus
【中文别名 2】		【英文别名 2】	
【中文别名 3】		【英文别名 3】	
【OMIM】	125850	【英文缩写】	MODY1
		【英文缩写 2】	
		【英文缩写 3】	
【好发年龄】	青少年期		
【遗传方式】	常染色体显性遗传		
【病因】	HNF4α（hepatocyte nuclear factor 4α）基因是一种细胞特异性转录因子，它通过对靶基因的转录调节参与胰岛细胞和肝脏的发育、分化和正常功能的表达，并维持葡萄糖稳态。它在肝脏、肾脏、消化道上皮均有较多表达，同时在胰岛呈低水平表达。它还可调节 HNF1α 基因调节，与葡萄糖依赖性的胰岛素释放相关基因（如 GLUT2）有关。HNF4α 基因突变可导致青少年发病的成人型糖尿病 1 型		
【基因定位】	HNF4α 基因（20q13.12）		
【临床表现】	临床表现类似青少年发病的成人型糖尿病 3 型（maturity-onset diabetes of the young, type 3, MODY3）。10 岁以下多糖耐量正常，在青春期发展为糖尿病。随年龄发展，血糖进一步恶化；也可有胰腺外表现，表现为低甘油三酯血症，常见微血管并发症。MODY1 患者多为白种人，男女比例约为 1：1，肥胖患者少见。患者发生慢性并发症尤其是微血管并发症的可能性和 1 型、2 型糖尿病患者一样		
【特征表现】	1. 糖尿病 2. 低甘油三酯血症		

【综合征中文名】	青少年发病的成人型糖尿病2型	【英文全名】	maturity-onset diabetes of the young，type 2
【中文别名】		【英文别名】	
【中文别名2】		【英文别名2】	
【中文别名3】		【英文别名3】	
【OMIM】	125851	【英文缩写】	MODY2
		【英文缩写2】	
		【英文缩写3】	
【好发年龄】	幼儿期		
【遗传方式】	常染色体显性遗传		
【病因】	GCK（glucokinase）基因编码葡萄糖激酶，葡萄糖激酶能将胰岛β细胞中的6-磷酸葡萄糖酵解，产生ATP，关闭胰岛β细胞表面的ATP敏感的钾通道，促进胰岛素分泌释放。该基因失活突变，可使ATP减少，胰岛素分泌减少。GCK基因突变可导致青少年发病的成人型糖尿病2型		
【基因定位】	GCK基因（7p13）		
【临床表现】	空腹血糖增高，多在6~8mmol/L。随年龄增长，血糖轻度升高。常无微血管并发症。若为常染色体隐性遗传，可表现为一过性糖尿病		
【特征表现】	糖尿病		

【综合征中文名】	青少年发病的成人型糖尿病 3 型	【英文全名】	maturity-onset diabetes of the young，type 3
【中文别名】		【英文别名】	
【中文别名 2】		【英文别名 2】	
【中文别名 3】		【英文别名 3】	
【OMIM】	600496	【英文缩写】	MODY3
		【英文缩写 2】	
		【英文缩写 3】	
【好发年龄】	青少年期		
【遗传方式】	常染色体显性遗传		
【病因】	HNF1α（hepatocyte nuclear factor 1α）基因在肝脏、肾脏、胰腺中表达，其中 HNF1α 至少能与肝脏中 200 余基因的启动子区结合，其中包括胰岛素释放的基因，其所调控的基因参与包括血清蛋白合成、脂代谢、碳水化合物的合成与代谢、脱毒作用等多个生物过程。HNF1α 基因突变可引起糖尿病和肾性糖尿等表现，导致青少年发病的成人型糖尿病 3 型		
【基因定位】	HNF1α 基因（12q24.31）		
【临床表现】	大多数患者 10 岁以前空腹血糖正常，糖耐量正常，在青春期和成人早期，本病患者可有很轻微的空腹血糖升高，但是餐后血糖常可达到糖尿病诊断标准，糖尿病可进行性加重；本病还有胰腺外表现为肾性糖尿，这可能因为钠/葡萄糖转运子-2（SGLT-2）表达的降低导致。患者常见微血管并发症		
【特征表现】	1. 糖尿病 2. 肾性糖尿		

【综合征中文名】	青少年发病的成人型糖尿病4型	【英文全名】	maturity-onset diabetes of the young，type 4
【中文别名】		【英文别名】	
【中文别名2】		【英文别名2】	
【中文别名3】		【英文别名3】	
【OMIM】	606392	【英文缩写】	MODY4
		【英文缩写2】	
		【英文缩写3】	
【好发年龄】	新生儿期		
【遗传方式】	常染色体显性遗传		
【病因】	PDX1（pancreas/duodenum homeobox protein 1）基因表达一种转录因子，这种因子能调控多种基因，比如胰岛素、生长抑素、葡萄糖激酶、胰多肽和葡萄糖转运蛋白2。它对胰腺早期发生有作用，对葡萄糖依赖性胰岛素基因表达调控也有重要作用。PDX1基因缺陷可以引起胰腺发育异常，导致青少年发病的成人型糖尿病4型		
【基因定位】	PDX1基因（13q12.2）		
【临床表现】	患者可表现为糖尿病外，纯合子患者还可引起胰腺发育不良。患者还可能有宫内发育窘迫、恶心、呕吐、营养不良等表现		
【特征表现】	1. 糖尿病 2. 胰腺功能不全 3. 宫内发育窘迫 4. 小于胎龄儿 5. 低出生体重儿		

【综合征中文名】	青少年发病的成人型糖尿病 5 型	【英文全名】	maturity-onset diabetes of the young，type 5
【中文别名】	糖尿病和肾囊肿综合征	【英文别名】	renal cysts and diabetes syndrome
【中文别名 2】		【英文别名 2】	hyperuricemic nephropathy，familial juvenile，atypical
【中文别名 3】		【英文别名 3】	glomerulocystic kidney disease，hypoplastic type
【ONIM】	137920	【英文缩写】 【英文缩写 2】 【英文缩写 3】	MODY5 RCAD
【好发年龄】	青少年期		
【遗传方式】	常染色体显性遗传		
【病因】	HNF1β（HNF1 homeoboxβ）基因编码一种转录因子，可以与 HNF1α 形成异源二聚体，它在肾脏和胰腺早期发育中起作用，HNF1β 基因突变可引起胰腺和肾脏病变，导致青少年发病的成人型糖尿病 5 型		
【基因定位】	HNF1β 基因（*17q12*）		
【临床表现】	患者糖尿病症状往往较轻，除糖尿病外，还可以有肾脏功能不全和肾脏囊肿。肾脏的异常形态在妊娠早期即可出现，成年后往往肾脏发育不良，组织学上包括肾单位稀少、囊性肾脏发育不良和家族性发育不全性肾小球肾病；约 50% 的患者在 45 岁前可出现终末期肾病。此外患者还可有子宫畸形、尿道下裂、下颌突出和幽门狭窄，以及胰腺发育不良，胎儿可伴有宫内窘迫。统计表明，约 20% 的患者伴有身材矮小，约 20% 患者伴有高尿酸血症		
【特征表现】	1. 糖尿病 2. 肾囊肿 3. 胰腺功能不全 4. 肾功能不全 5. 宫内发育窘迫 6. 小于胎龄儿 7. 低出生体重儿	8. 子宫畸形 9. 下颌前突 10. 幽门狭窄 11. 矮小 12. 尿道下裂 13. 高尿酸血症 14. 痛风	

【综合征中文名】	青少年发病的成人型糖尿病6型	【英文全名】	maturity-onset diabetes of the young, type 6
【中文别名】		【英文别名】	
【中文别名2】		【英文别名2】	
【中文别名3】		【英文别名3】	
【ONIM】	606394	【英文缩写】	MODY6
		【英文缩写2】	
		【英文缩写3】	
【好发年龄】	青年期		
【遗传方式】	常染色体显性遗传		
【病因】	NEUROD1（neuronal differentiation 1）基因编码 HLH 蛋白家族成员。该蛋白作为一种转录因子识别顺式元件中的特异靶序列并与之结合，对靶基因的转录起激活或阻遏作用；也可与其他转录因子相互作用，协同调节靶基因的最终活性状态。它可在胰岛细胞、肠道内分泌细胞和中枢神经系统中表达，可以调控胰岛素基因的表达。NEUROD1 基因突变可导致青少年发病的成人型糖尿病6型		
【基因定位】	NEUROD1 基因（2q32）		
【临床表现】	患者多偏胖，且有胰岛 β 细胞功能不全。多数患者需用胰岛素或口服降糖药治疗，个别患者饮食控制有效。多数突变携带者未见糖尿病并发症，但也有较早出现的糖尿病微血管并发症的报道		
【特征表现】	糖尿病		

【综合征中文名】	青少年发病的成人型糖尿病 7 型	【英文全名】	maturity-onset diabetes of the young, type 7
【中文别名】		【英文别名】	
【中文别名 2】		【英文别名 2】	
【中文别名 3】		【英文别名 3】	
【ONIM】	610508	【英文缩写】	MODY7
		【英文缩写 2】	
		【英文缩写 3】	
【好发年龄】	青少年期		
【遗传方式】	常染色体显性遗传		
【病因】	KLF11（kruppel-like factor 11）基因编码转录因子。该转录因子是一个锌指蛋白，可以和目的基因特定序列结合，促进细胞分化，并在转化生长因子 β 家族（transforming growth factor-β，TGF-β）介导下抑制外分泌腺细胞生长，并诱发凋亡。在高糖作用下，KLF11 与胰岛素基因启动子结合，调节胰岛 beta 细胞功能。KLF11 还可调节胰腺 β 细胞的胰腺－十二指肠同源盒 1 活性（pancreatic-duodenal homeobox-1，PDX-1），从而调节胰腺发育及胰岛 β 细胞的功能。KLF11 基因突变后可引起胰腺内外分泌功能障碍，导致青少年发病的成人型糖尿病 7 型		
【基因定位】	KLF11 基因（2q25）		
【临床表现】	患者可有糖尿病和胰腺外分泌功能缺陷，如脂肪泻、消化不良等症状		
【特征表现】	1. 糖尿病 2. 胰腺功能不全 3. 脂肪泻		

【综合征中文名】	青少年发病的成人型糖尿病8型	【英文全名】	maturity-onset diabetes of the young, type 8, with exocrine dysfunction
【中文别名】		【英文别名】	diabetes and pancreatic exocrine dysfunction
【中文别名2】		【英文别名2】	diabetes-pancreatic exocrine dysfunction syndrome
【中文别名3】		【英文别名3】	
【ONIM】	609812	【英文缩写】	MODY8
		【英文缩写2】	DPED
		【英文缩写3】	
【好发年龄】	中年期		
【遗传方式】	常染色体显性遗传		
【病因】	CEL（carboxyl-ester lipase，羧基酯脂肪酶）基因编码一个糖蛋白，该糖蛋白主要作用是水解、吸收胆固醇和脂溶性维生素，能由胰腺分泌入消化道。CEL蛋白释放到消化道后由胆盐激活，促进胆固醇及脂溶性维生素的水解与吸收，促进肠道乳糜颗粒的生成。在血浆中，CEL蛋白与胆固醇及氧化的脂蛋白相互作用，促进动脉粥样硬化。CEL基因突变可导致胰腺脂肪蓄积，从而导致青少年发病的成人型糖尿病8型		
【基因定位】	CEL基因（9q34.3）		
【临床表现】	患者胰腺外分泌功能缺陷，如脂肪泻、消化不良等症状，约50岁时发生糖尿病。还可导致神经脱髓鞘病变，使外周神经传导功能下降，但与糖尿病病程及症状严重程度无关		
【特征表现】	1. 糖尿病 2. 胰腺功能不全 3. 脂肪泻 4. 腹泻 5. 周围神经病		

【综合征中文名】	青少年发病的成人型糖尿病9型	【英文全名】	maturity-onset diabetes of the young, type 9
【中文别名】		【英文别名】	
【中文别名2】		【英文别名2】	
【中文别名3】		【英文别名3】	
【ONIM】	612225	【英文缩写】 【英文缩写2】 【英文缩写3】	MODY9
【好发年龄】	青少年期		
【遗传方式】	常染色体显性遗传		
【病因】	PAX4（paired box gene 4）基因属于转录因子 PAX 家族，可促进胰岛祖细胞分化为胰岛 β 细胞，在胰岛细胞增殖中也起重要作用。PAX4 基因突变时，胰腺 β 细胞减少，α 细胞增多，可导致青少年发病的成人型糖尿病9型		
【基因定位】	PAX4 基因（7q32）		
【临床表现】	患者表现为糖尿病及胰腺肥大		
【特征表现】	糖尿病		

【综合征中文名】	青少年发病的成人型糖尿病 10 型	【英文全名】	maturity-onset diabetes of the young, type 10
【中文别名】		【英文别名】	
【中文别名 2】		【英文别名 2】	
【中文别名 3】		【英文别名 3】	
【ONIM】	613370	【英文缩写】	MODY10
		【英文缩写 2】	
		【英文缩写 3】	
【好发年龄】	青年期		
【遗传方式】	常染色体显性遗传		
【病因】	INS（Insulin）基因编码胰岛素，INS 基因突变导致胰岛素不能生成，引起青少年发病的成人型糖尿病 10 型		
【基因定位】	INS 基因（11p15.5）		
【临床表现】	患者出生体重略重，多数患儿糖尿病发病时间稍晚，常需小剂量胰岛素治疗		
【特征表现】	糖尿病		

【综合征中文名】	青少年发病的成人型糖尿病 11 型	【英文全名】	maturity-onset diabetes of the young，type 11
【中文别名】		【英文别名】	
【中文别名 2】		【英文别名 2】	
【中文别名 3】		【英文别名 3】	
【ONIM】	613375	【英文缩写】 【英文缩写 2】 【英文缩写 3】	MODY11
【好发年龄】	青年期		
【遗传方式】	常染色体显性遗传		
【病因】	BLK（tyrosine kinase，B-lymphocyte specific）基因编码的蛋白是酪氨酸激酶家族成员，对 B 淋巴细胞发育和分化起重要作用，还能促进胰岛素的合成和分泌。BLK 基因突变可导致青少年发病的成人型糖尿病 11 型		
【基因定位】	BLK 基因（8p23~p22）		
【临床表现】	患者表现为超重、肥胖、糖尿病。有些患者需要胰岛素治疗		
【特征表现】	1. 糖尿病 2. 肥胖		

【综合征中文名】	青少年型 Paget 病	【英文全名】	juvenile Paget disease
【中文别名】	青少年皮质性骨质增生	【英文别名】	osteoectasia，familial
【中文别名 2】	慢性先天性特发性高磷酸酶症	【英文别名 2】	hyperostosis corticalis deformans juvenilis
【中文别名 3】		【英文别名 3】	hyperphosphatasemia，chronic congenial idiopathic
【OMIM】	239000	【英文缩写】【英文缩写 2】【英文缩写 3】	JPD
【好发年龄】	儿童期及青少年期发病		
【遗传方式】	常染色体隐性遗传		
【病因】	TNFRSF11B（umor necrosis factor receptor superfamily member 11B gene）基因，编码护骨素（osteoprotegerin，OPG）。OPG 可通过阻止破骨细胞的分化而降低破骨细胞的活动，故这种蛋白在骨重建中有重要作用。TNFRSF11B 基因突变导致 OPG 的减少，从而导致青少年型 Paget 病		
【基因定位】	TNFRSF11B 基因（8q24. 12）		
【临床表现】	患者常在儿童期发病，随着骨骼生长，患儿乏力越加明显；患者还可有骨痛症状，由于疼痛可造成行走困难或者骨折；骨畸形也较常见，可有四肢骨骼畸形，如 X 形腿或 O 形腿；以及其他不规则畸形，如下颌骨畸形、颅骨畸形等；颅骨受累时，可因颅骨变形而出现头痛，听力下降；病变还可以累及脊柱骨骼，导致脊柱后突或侧弯畸形并影响站立和行走		
【特征表现】	1. 高碱性磷酸酶血症　　　　　6. 肌无力 2. 巨颅　　　　　　　　　　　7. 矮小 3. 骨折　　　　　　　　　　　8. 肾结石 4. 脊柱侧弯　　　　　　　　　9. 耳聋 5. 骨质疏松		

【综合征中文名】	肉碱/酰基肉碱转运酶缺陷症	【英文全名】	carnitine-acylcarnitine translocase deficiency
【中文别名】		【英文别名】	CACT deficiency
【中文别名2】		【英文别名2】	
【中文别名3】		【英文别名3】	
【OMIM】	212138	【英文缩写】 【英文缩写2】 【英文缩写3】	CACTD
【好发年龄】	婴儿期		
【遗传方式】	常染色体隐性遗传		
【病因】	SLC25A20【solute carrier family 25（carnitine/acylcarnitine translocase），member 20】基因表达肉碱脂酰基转移酶（CACT），它是脂肪酸氧化的关键酶。长链脂肪酸需要和肉碱结合才能进入线粒体进行脂肪酸氧化，这个过程需要肉碱脂酰基转移酶协助。胰岛素能促进脂肪酸氧化。SLC25A20基因突变可造成脂肪酸氧化障碍，引起低血糖症，导致肉碱/酰基肉碱转运酶缺陷症		
【基因定位】	SLC25A20基因（*3p21.31*）		
【临床表现】	患者可表现为高胰岛素血症、低血糖症、低血酮症、高氨血症；常伴肝功能异常、肌溶解和心肌炎，但智力发育常正常。患儿血浆总肉碱低下，其中大部分为长链酯化肉碱；给予肉碱治疗和高碳水化合物饮食期间，其血浆总肉碱水平基本正常，但均为长链酯化肉碱		
【特征表现】	1. 呼吸困难 2. 低血糖症 3. 高氨血症 4. 心肌病 5. 肌炎 6. 肌溶解 7. 肝功能异常		

【综合征中文名】	肉碱棕榈酰转移酶 I 缺陷症	【英文全名】	carnitine palmitoyl transferase I deficiency
【中文别名】		【英文别名】	carnitine palmitoyl transferase I A deficiency
【中文别名2】		【英文别名2】	CPT I deficiency
【中文别名3】		【英文别名3】	CPT deficiency, hepatic, type I
【OMIM】	255120	【英文缩写】 【英文缩写2】 【英文缩写3】	CPT I D
【好发年龄】	婴儿期或儿童早期		
【遗传方式】	常染色体隐性遗传		
【病因】	CPT1A（carnitine palmitoyl transferase I）基因编码肝型肉碱棕榈酰胺转移酶 I。线粒体脂肪酸 β 氧化是人体运动时能量的主要来源，脂肪酸必须通过由肉碱、CPT I、CPT II 和脂酰肉碱转位酶（CACT）组成的肉碱依赖的转运系统运输到线粒体基质内才能被氧化。CPT I 通过转脂作用把酰基辅酶 A 转变成为酰基肉碱，是线粒体脂肪酸 β 氧化的限速酶。CPT I 分为肝型和心脏肌肉型。CPT1A 基因突变导致长链脂肪酸氧化代谢障碍，在疾病或空腹状态下容易诱发低血糖、低酮状态，导致肉碱棕榈酰转移酶 1 缺陷症		
【基因定位】	CPT1A 基因（11q13.3）		
【临床表现】	患者多在饥饿或者感染、腹泻后出现症状，以昏迷、惊厥、肝大、低血糖症为特征。患者的低血糖为非酮性低血糖症，伴有轻度高氨血症，血浆游离脂肪酸升高、高甘油三酯血症、肾小管酸中毒、Reye 综合征样表现，妊娠时可有妊娠急性脂肪肝表现		
【特征表现】	1. 低血糖症 2. 肝大 3. 高氨血症 4. 血游离脂肪酸升高 5. 高脂血症 6. 肾小管酸中毒 7. 妊娠急性脂肪肝		

【综合征中文名】	肉碱棕榈酰转移酶2缺陷症儿童/成人型	【英文全名】	carnitine palmitoyl transferase Ⅱ deficiency，late-onset
【中文别名】		【英文别名】	carnitine palmitoyl transferase Ⅱ deficiency，myopathic
【中文别名2】		【英文别名2】	carnitine palmitoyl transferase Ⅱ deficiency，adult-onset
【中文别名3】		【英文别名3】	
【OMIM】	255110	【英文缩写】 【英文缩写2】 【英文缩写3】	CPT Ⅱ D
【好发年龄】	儿童期		
【遗传方式】	常染色体隐性遗传		
【病因】	CPT2（carnitine palmitoyl transferase Ⅱ）基因编码肉碱棕榈酰胺转移酶Ⅱ。线粒体脂肪酸β氧化是人体运动时能量的主要来源，脂肪酸必须通过由肉碱、CPT Ⅰ、CPT Ⅱ和脂酰肉碱转位酶（CACT）组成的肉碱依赖的转运系统运到线粒体基质内才能被氧化。CPT Ⅱ在长链脂肪酸转运至线粒体过程中发挥了重要作用。CPT2基因突变可引起CPT Ⅱ的功能缺陷，肉碱依赖的转运系统功能遭到破坏，脂酰肉碱不能转化成脂酰辅酶A，线粒体中脂酰肉碱大量聚集，从而引起一系列生化反应紊乱，导致肉碱棕榈酰转移酶2缺陷症		
【基因定位】	CPT2基因（1p32.2）		
【临床表现】	本型在肉碱转运障碍的遗传性疾病中最常见。本病多见于男性，可表现为发作性肌无力、肌痛、肌痉挛、肌强直和横纹肌溶解伴肌红蛋白尿，若患者反复发作肌红蛋白尿，可导致肾衰竭。诱因常为运动、感染、寒冷、饥饿或使用某些药物（如大剂量地西泮、丙戊酸盐等）。临床表型存在较大的异质性，轻者可无症状，重者可致死		
【特征表现】	1. 乏力 2. 肌痛 3. 肌溶解 4. 肝大		

【综合征中文名】	肉碱棕榈酰转移酶2缺陷症新生儿型	【英文全名】	carnitine palmitoyl transferase Ⅱ deficiency，lethal neonatal
【中文别名】		【英文别名】	carnitine palmitoyl transferase Ⅱ deficiency，neonatal
【中文别名2】		【英文别名2】	
【中文别名3】		【英文别名3】	
【OMIM】	608836	【英文缩写】 【英文缩写2】 【英文缩写3】	CPTⅡD
【好发年龄】	新生儿期		
【遗传方式】	常染色体隐性遗传		
【病因】	CPT2（carnitine palmitoyl transferase Ⅱ）基因编码肉碱棕榈酰胺转移酶Ⅱ。线粒体脂肪酸β氧化是人体运动时能量的主要来源，脂肪酸必须通过由肉碱、CPTⅠ、CPTⅡ和脂酰肉碱转位酶（CACT）组成的肉碱依赖的转运系统运输到线粒体基质内才能被氧化。CPTⅡ在长链脂肪酸转运至线粒体过程中发挥了重要作用。CPT2基因突变可引起CPTⅡ的功能缺陷，肉碱依赖的转运系统功能遭到破坏，脂酰肉碱不能转化成脂酰辅酶A，线粒体中脂酰肉碱大量聚集，从而引起一系列生化反应紊乱，导致肉碱棕榈酰转移酶2缺陷症		
【基因定位】	CPT2基因（1p32.3）		
【临床表现】	患者出生数小时至数日内即出现症状，患者临床表现重于婴儿型，临床可有低血糖症、代谢性酸中毒、呼吸窘迫、癫痫发作、神智改变、肝大、心脏扩大伴心律失常等，多于出生后1个月内死亡。患者还可有先天性畸形，如肾、脑及心脏发育异常		
【特征表现】	1. 低血糖症 2. 昏迷 3. 癫痫 4. 肝大 5. 心律失常	6. 肥厚型心肌病 7. 高氨血症 8. 代谢性酸中毒 9. 低酮血症	

【综合征中文名】	肉碱棕榈酰转移酶2缺陷症婴儿型	【英文全名】	carnitine palmitoyl transferase Ⅱ deficiency，infantile
【中文别名】	肉碱棕榈酰转移酶2缺陷症严重的婴儿型	【英文别名】	carnitine palmitoyl transferaseⅡ deficiency with hypoketotic hypoglycemia
【中文别名2】		【英文别名2】	carnitine palmitoyl transferase Ⅱ deficiency，hepatocardiomuscular
【中文别名3】		【英文别名3】	CPT Ⅱ deficiency，hepatic
【OMIM】	600649	【英文缩写】 【英文缩写2】 【英文缩写3】	CPT Ⅱ D
【好发年龄】	婴儿期		
【遗传方式】	常染色体隐性遗传		
【病因】	CPT2（carnitine palmitoyl transferase Ⅱ）基因编码肉碱棕榈酰胺转移酶Ⅱ。线粒体脂肪酸β氧化是人体运动时能量的主要来源，脂肪酸必须通过由肉碱、CPT Ⅰ、CPT Ⅱ和脂酰肉碱转位酶（CACT）组成的肉碱依赖的转运系统运输到线粒体基质内才能被氧化。CPT Ⅱ在长链脂肪酸转运至线粒体过程中发挥了重要作用。CPT2基因突变可引起CPT Ⅱ的功能缺陷，肉碱依赖的转运系统功能遭到破坏，脂酰肉碱不能转化成脂酰辅酶A，线粒体中脂酰肉碱大量聚集，从而引起一系列生化紊乱，导致肉碱棕榈酰转移酶2缺陷症。婴儿型和新生儿型多为纯合子突变		
【基因定位】	CPT2基因（1p32.3）		
【临床表现】	患者无明显性别差异，患者可有发作性低血糖、低血酮，且有神经系统表现，如昏迷、癫痫发作等；也可有急性肝功能衰竭，或肌病表现；半数患者可有心脏受累，出现肥厚型心肌病或者心脏扩大。感染、发热或禁食可以诱发发作，心脏受累者可因心律失常或传导阻滞而猝死（多在1岁以内）		
【特征表现】	1. 低血糖症 2. 昏迷 3. 癫痫 4. 肝大 5. 心律失常	6. 肥厚型心肌病 7. 高氨血症 8. 代谢性酸中毒 9. 低酮血症	

【综合征中文名】	软骨发育不全综合征	【英文全名】	achondroplasia
【中文别名】	软骨不发育症	【英文别名】	
【中文别名2】		【英文别名2】	
【中文别名3】		【英文别名3】	
【OMIM】	100800	【英文缩写】 【英文缩写2】 【英文缩写3】	ACH
【好发年龄】	婴儿期		
【遗传方式】	常染色体显性遗传		
【病因】	FGFR3（fibroblast growth factor receptor 3）基因表达成纤维细胞生长因子受体3蛋白。这种蛋白在调节细胞生长分化，血管形成，伤口愈合，和胚胎发育方面起作用，该蛋白对软骨骨化也有作用。FGFR3基因突变引起骨细胞生成和骨胶原基质生成及骨特殊结构生成异常，导致软骨发育不全综合征		
【基因定位】	FGFR3基因（4p16.3）		
【临床表现】	患者常累及肌肉骨骼系统，引起四肢短小、巨颅、鼻梁下陷、前额突出等表现，并可出现长骨的长径、颅底和椎弓前后径变短。骨骼发育畸形使患儿显得不匀称、矮小、面部狭小而躯干长，但四肢短，有时出现O形腿。有些病人可伴有脊髓或神经根受压表现，偶见脑积水和颅高压		
【特征表现】	1. 四肢短小 2. 巨颅 3. 鞍鼻 4. 前额突出 5. 矮小	6. 身材不匀称 7. 面小 8. 躯干长 9. 脊柱侧弯 10. 智力低下	

【综合征中文名】	三 A 综合征	【英文全名】	achalasia-alacrima-ACTH insensitivity syndrome
【中文别名】	贲门失弛缓-无泪-促肾上腺皮质激素不敏感综合征	【英文别名】	triple A Syndrome
【中文别名 2】	Allgrove 综合征	【英文别名 2】	Allgrove Syndrome
【中文别名 3】		【英文别名 3】	
【OMIM】	231550	【英文缩写】 【英文缩写 2】 【英文缩写 3】	AAAS
【好发年龄】	幼儿期		
【遗传方式】	常染色体隐性遗传		
【病因】	AAAS（achalasia, adrenocortical insufficiency, alacrimia）编码 ALADIN 蛋白, 这是一个 DNA 修复蛋白, 对氧化应激敏感, 可介导细胞凋亡。AAAS 基因突变可能引起多器官功能改变, 导致三 A 综合征		
【基因定位】	AAAS 基因（12q13）		
【临床表现】	患者临床表现为原发性肾上腺皮质功能减退症, 多在 10 岁内起病, 可表现为单纯糖皮质激素缺乏, 也可合并盐皮质激素缺乏。患者常以低血糖症为首发表现, 同时有皮肤色素沉着、全身乏力、容易感染; 也可有部分患者存在无泪症状, 常出生后即起病, 也可有贲门痉挛; 患者还可有进行性神经系统症状, 表现为运动、感觉和自主神经功能紊乱, 远端肌无力, 下段颅神经异常（可导致发音困难）, 还可有反射亢进、共济失调、视力下降、视神经萎缩等表现。自主神经功能紊乱可表现为直立性低血压和瞳孔调节异常, 可有轴突性运动神经元病, 尺神经常首先受累		
【特征表现】	1. 无泪 2. 低钠血症 3. 低血糖症 4. 皮肤色素沉积 5. 乏力 6. 感觉异常 7. 自主神经功能紊乱	8. 视力下降 9. 共济失调 10. 肾上腺皮质功能减退症 11. 感染倾向 12. 直立性低血压 13. 发音障碍	

【综合征中文名】	肾结石、骨质疏松合并低磷血症1型	【英文全名】	nephrolithiasis/osteoporosis, hypophosphatemic, 1
【中文别名】		【英文别名】	
【中文别名2】		【英文别名2】	
【中文别名3】		【英文别名3】	
【OMIM】	612286	【英文缩写】	NPHLOP1
		【英文缩写2】	
		【英文缩写3】	
【好发年龄】	婴儿期		
【遗传方式】	常染色体显性遗传		
【病因】	SLC34A1（solute carrier family 34，member 1）基因编码Ⅱ型钠-磷同向转运蛋白，其主要表达于肾脏近端小管，能通过钠-磷同向转运，重吸收磷。SLC34A1基因突变可导致肾结石、骨质疏松合并低磷血症1型		
【基因定位】	SLC34A1基因（5q35.3）		
【临床表现】	患者可表现出骨质疏松、肾结石、高尿磷、肾磷阈下降、低血磷症、肾结石、高尿钙症、佝偻病等症状，骨盆、四肢、头颅均可见相关畸形		
【特征表现】	1. 骨质疏松 2. 低磷血症 3. 肾结石 4. 高尿钙症 5. 佝偻病		

【综合征中文名】	肾结石、骨质疏松合并低磷血症2型	【英文全名】	nephrolithiasis/osteoporosis, hypophosphatemic, 2
【中文别名】		【英文别名】	
【中文别名2】		【英文别名2】	
【中文别名3】		【英文别名3】	
【OMIM】	612287	【英文缩写】	NPHLOP2
		【英文缩写2】	
		【英文缩写3】	
【好发年龄】	婴儿期		
【遗传方式】	常染色体显性遗传		
【病因】	SLC9A3R1 (solute carrier family 9, subfamily A, member 3 regulator 1) 基因编码一种钠/氢交换的辅因子。它能调节并影响多种蛋白,包括囊型纤维化跨膜转导蛋白和G蛋白偶联受体。其中,它也能调节SLC9A3基因表达和调控。SLC9A3基因编码钠-磷同向转运蛋白,其主要表达于肾脏近端小管,能通过钠-磷同向转运,重吸收磷。SLC9A3R1基因突变可导致肾结石、骨质疏松合并低磷血症2型		
【基因定位】	SLC9A3R1 基因 (17q25.1)		
【临床表现】	患者可表现出骨质疏松、肾结石、高尿磷、肾磷阈下降、低血磷症、肾结石、高尿钙症、佝偻病等症状,骨盆、四肢、头颅均可见相关畸形		
【特征表现】	1. 骨质疏松 2. 低磷血症 3. 肾结石 4. 高尿钙症 5. 佝偻病		

【综合征中文名】	肾母细胞瘤、无虹膜、泌尿生殖异常和智力低下综合征	【英文全名】	Wilms tumor, aniridia, genito-urinary anomalies, and mental retardation syndrome
【中文别名】	WAGR 综合征	【英文别名】	WAGR syndrome
【中文别名 2】		【英文别名 2】	chromosome *11p13* deletion syndrome
【中文别名 3】		【英文别名 3】	
【OMIM】	194072	【英文缩写】【英文缩写 2】【英文缩写 3】	WAGR
【好发年龄】	婴儿期		
【遗传方式】	常染色体显性遗传		
【病因】	致病基因位于*11p13*，包含 PAX6（paired box 6）基因，WT1（Wilms tumor 1）基因和 BDNF（brain derived neurophic factor）基因。 PAX6 基因在所有类型的胰岛细胞内均有表达，参与胰岛 α 细胞分化成熟、细胞的分化及胰岛素的表达，还对肠促胰岛素的表达和调控具有重要作用。PAX6 基因对眼睛发育也非常重要。PAX6 基因突变会导致先天性无虹膜。 WT1 基因可调节各种靶基因的转录，并识别、结合特异的目标 DNA 并调节转录，在胚胎发育时期，WT1 仅表达在肾脏、脾脏、性腺、腹腔的间充质细胞等组织中。WT1 基因突变可导致 Wilms 瘤和多种内脏器官病变。 BDNF 基因是在脑内合成的一种蛋白质，它广泛分布于中枢神经系统内，它对神经元的存活、分化、生长发育起重要作用，并具有防止神经元受损伤死亡、改善神经元的病理状态、促进受损伤神经元再生及分化等生物效应。BDNF 基因突变可导致智力低下		
【基因定位】	PAX6 基因（*11p13*），WT1 基因（*11p13*），BDNF 基因（*11p13*）		
【临床表现】	患者的主要表现为肥胖、尿道下裂、隐睾症、子宫畸形、Wilms 瘤（肾母细胞瘤）、肾功能衰竭、无虹膜症、智力障碍		
【特征表现】	1. Wilms 瘤 2. 无虹膜症 3. 泌尿道畸形 4. 智力低下 5. 尿道下裂 6. 隐睾症 7. 肾功能不全		

【综合征中文名】	肾上腺脑白质营养不良	【英文全名】	adrenoleukodystrophy
【中文别名】		【英文别名】	adrenomyeloneuropathy
【中文别名 2】		【英文别名 2】	siemerling-creutzfeldt disease
【中文别名 3】		【英文别名 3】	bronze schilder disease
【OMIM】	300100	【英文缩写】 【英文缩写 2】 【英文缩写 3】	ALD AMN
【好发年龄】	20~40 岁		
【遗传方式】	X 连锁隐性遗传		
【病因】	ABCD1【ATP-binding cassette, sub-family D (ALD), member 1】基因编码 ALD 蛋白（ALD protein, ALDP），它是一种过氧化物酶体膜蛋白，在心脏、肌肉、肝、肾脏和内分泌系统等高能量需求的组织中表达最高；同时在脑（下丘脑和基底核）、皮肤（外分泌腺、毛囊和成纤维细胞）、结肠（神经节细胞和上皮细胞）、肾上腺（网状带和束状带）、睾丸（滋养细胞和间质细胞）中也有表达。ALDP 在核糖体合成，可结合到位于过氧化物酶体膜上的相关蛋白，促进脂肪酸 β-氧化。ABCD1 基因突变导致极长链脂肪酸过氧化酶体内 β-氧化发生障碍，以致极长链脂肪酸在血、脑白质、肾上腺皮质等器官和组织内大量聚积，引起中枢神经系统脱髓鞘。在肾上腺皮质细胞中聚集可引起肾上腺皮质细胞膜表面的促肾上腺素受体功能下降，造成肾上腺萎缩或发育不良，导致肾上腺脑白质营养不良		
【基因定位】	ABCD1 基因（Xq28）		
【临床表现】	该病可分为：肾上腺脊髓神经病型（进行性下肢痉挛性瘫痪、括约肌及性功能障碍，可伴周围神经病）；脑型（临床初期表现为注意力不集中、记忆力减退、学习困难，约数年后，病情迅速发展，出现视、听力下降、共济失调、痴呆、瘫痪、构音障碍等症状，晚期出现抽搐、去皮层状态）；中间型（脑型 ALD 患者在 10 年以后可有脊髓受累，35% 的 AMN 患者可以继发脑部脱髓鞘改变，在脑或脊髓受损的进程中有很明显的变化）；皮质功能不全型（可以在神经系统症状出现前数年，甚至 10 年前就有症状，有近 7% 的患者肾上腺皮质功能不全是唯一的症状，主要有皮肤发黑、低血糖、厌食、呕吐、腹泻和腹痛等，男性多见）；杂合子发病（女性杂合子中 20%~30% 可有轻微的神经系统症状，多表现为类似 AMN 的痉挛性截瘫）		
【特征表现】	1. 肾上腺皮质功能减退症 2. 智力低下 3. 周围神经病 4. 视力下降 5. 耳聋 6. 皮肤色素沉积	7. 低钠血症 8. 低血糖症 9. 乏力 10. 感染倾向 11. 构音障碍 12. 共济失调	

【综合征中文名】	肾性抗利尿激素不适当分泌综合征	【英文全名】	nephrogenic syndrome of inappropriate antidiuresis
【中文别名】		【英文别名】	
【中文别名2】		【英文别名2】	
【中文别名3】		【英文别名3】	
【OMIM】	300539	【英文缩写】 【英文缩写2】 【英文缩写3】	NSIAD
【好发年龄】	成人期		
【遗传方式】	X连锁隐性遗传		
【病因】	AVPR2（arginine vasopressin receptor 2）基因表达肾远端小管V2受体，可与抗利尿激素结合，开放水通道，升高尿钠，降低血钠。AVPR2基因突变后可表现为低钠血症，导致肾性抗利尿激素不适当分泌综合征		
【基因定位】	AVPR2基因（Xq28）		
【临床表现】	患者临床表现为低钠血症、低血渗、高尿渗、高尿钠。低钠血症可表现为乏力、食欲减退、恶心、呕吐，严重时可有神经系统表现如癫痫等		
【特征表现】	1. 低钠血症　　　　　5. 头痛 2. 乏力　　　　　　　6. 骨折 3. 食欲不振　　　　　7. 癫痫 4. 恶心、呕吐		

【综合征中文名】	生长激素不敏感合并免疫缺陷综合征	【英文全名】	growth hormone insensitivity with immunodeficiency
【中文别名】	受体后通路异常引起的 Laron 综合征	【英文别名】	Laron syndrome due to postreceptor defect
【中文别名 2】		【英文别名 2】	growth hormone insensitivity due to postreceptor defect
【中文别名 3】		【英文别名 3】	
【OMIM】	245590	【英文缩写】	GH Ⅱ
		【英文缩写 2】	
		【英文缩写 3】	
【好发年龄】	新生儿期		
【遗传方式】	常染色体隐性遗传		
【病因】	STAT5B（signal transducer and activator of transcription 5B）基因编码相关蛋白，它受许多细胞因子、激素、生长因子调控，参与它们的信号转导。它可通过生长激素信号途径参与细胞、组织及机体的生长和发育调控，也可参与胰岛素信号传导。STAT5B 基因突变可导致生长激素不敏感合并免疫缺陷综合征		
【基因定位】	STAT5B 基因（17q21.2）		
【临床表现】	患者可有生后严重的身材矮小、生长落后伴特殊面容，外表有前额突出，塌鼻梁，小下颌，体型肥胖，小阴茎，可有低血糖症，还可能有智力下降；有容易感染倾向，易罹患肺部、消化道、皮肤、眼部感染；查血生长激素升高，生长激素结合蛋白不低，但胰岛样生长因子常降低，胰岛素样生长因子结合蛋白 3 水平正常		
【特征表现】	1. 矮小 6. 低血糖症 2. 前额突出 7. 肥胖 3. 鞍鼻 8. 小下颌 4. 颜面畸形 9. 小阴茎 5. 智力低下 10. 感染倾向		

【综合征中文名】	髓质海绵肾	【英文全名】	medullary sponge kidney
【中文别名】	海绵肾	【英文别名】	Lenarduzz-Cacch-Ricci disease
【中文别名2】		【英文别名2】	
【中文别名3】		【英文别名3】	
【OMIM】		【英文缩写】 【英文缩写2】 【英文缩写3】	
【好发年龄】	中老年期		
【遗传方式】	常染色体隐性遗传		
【病因】	发病原因不明。感染或阻塞可能是该病病因，现认为感染是继发的。许多学者将该病看成是肾髓质的先天畸形		
【基因定位】	不详		
【临床表现】	早期无临床症状。反复发作的肾结石和肾钙质沉着是海绵肾最常见的临床表现，也可表现为反复发作的肉眼或镜下血尿、尿路感染症状、腰痛、肾绞痛，个别表现为无痛性肉眼血尿，肾功能一般正常，很少发展到终末期肾功能衰竭		
【特征表现】	1. 肾钙化 2. 肾结石		

【综合征中文名】	糖尿病性大疱病	【英文全名】	bullosis diabeticorum
【中文别名】		【英文别名】	
【中文别名2】		【英文别名2】	
【中文别名3】		【英文别名3】	
【OMIM】		【英文缩写】	BD
		【英文缩写2】	
		【英文缩写3】	
【好发年龄】	成年		
【遗传方式】	不详		
【病因】	糖尿病性大疱病病因复杂,存在以下多种学说:①高血糖时,组织内山梨醇代谢途径活跃引起结构改变而出现水疱;②肾病变钙镁离子平衡失调,导致皮肤结构脆弱,在紫外线、受热、摩擦等物理损伤后激发皮肤分离形成水疱;③损伤导致皮肤营养障碍,末梢神经受损,引起远端血管舒缩功能低下,在应激状态下便可导致细胞液化变性最终形成大疱		
【基因定位】	不详		
【临床表现】	皮疹好发于手、足及四肢。水疱分为三种类型,最常见的一种为自发性、张力性水疱,疱液清晰,直径数毫米至数厘米,多发生在手足部位尤其是趾(指)端,其次是小腿、前臂、胸、腹等,患者无自觉症状,在2~5周可自行愈合,不遗留瘢痕或萎缩,常有反复发作病史;第2种水疱愈合后有瘢痕和轻度萎缩,偶有疱液呈血性;第3种类型为非瘢痕性疼痛性水疱		
【特征表现】	1. 糖尿病 2. 水疱		

【综合征中文名】	糖尿病性皮肤增厚	【英文全名】	Scleredema diabeticorum
【中文别名】	糖尿病性硬化病	【英文别名】	diabetic scleredema
【中文别名2】		【英文别名2】	
【中文别名3】		【英文别名3】	
【OMIM】		【英文缩写】 【英文缩写2】 【英文缩写3】	SD DS
【好发年龄】	成年期		
【遗传方式】	不详		
【病因】	本病的确切病因不明，有文献认为糖尿病患者非酶的胶原糖基化导致胶原的交联，胶原不能被胶原酶的降解，使得真皮层过多的胶原异常堆积。也有文献报道由于真皮层微血管病变引起局部氧分压的下降可能促进成纤维细胞合成过多的胶原和葡萄糖胺聚糖所致		
【基因定位】	不详		
【临床表现】	本病是一种发生在颈部、上背及肩部的弥漫性、对称性、非凹陷性皮肤硬化。起病常隐匿，通常起始于颈部后面并逐渐累及到上背部和肢体，导致肢体活动受限，极少累及下肢。在受累部位，患者的轻触觉及痛觉敏感性下降		
【特征表现】	1. 糖尿病 2. 皮肤硬化		

【综合征中文名】	糖皮质激素抵抗综合征	【英文全名】	glucocorticoid resistance, generalized
【中文别名】		【英文别名】	glucocorticoid receptor deficiency
【中文别名 2】		【英文别名 2】	cortisol resistance from glucocorticoid receptor defect
【中文别名 3】		【英文别名 3】	
【OMIM】	615962	【英文缩写】	GCCR
		【英文缩写 2】	
		【英文缩写 3】	
【好发年龄】	不详		
【遗传方式】	常染色体显性遗传		
【病因】	NR3C1（nuclear receptor subfamily 3，group C，member 1）基因编码糖皮质激素受体。NR3C1 基因突变可导致糖皮质激素受体抵抗		
【基因定位】	NR3C1 基因（*5q31*）		
【临床表现】	临床表现多样，表现为全身性、部分性及器官特异性地对糖皮质激素不敏感，与机体糖皮质激素抵抗程度、肾上腺盐皮质激素和雄激素代偿性分泌增多及靶组织对二者的敏感程度不同有关。临床特点为血清皮质醇水平升高，但缺乏库欣综合征的临床表现，甚至患者出现肾上腺皮质功能低下的表现。但大部分病人无临床症状而只有实验室指标的异常，部分患者可能只有慢性疲乏、无力。由于盐皮质激素分泌过多有些患者出现高血压、低血钾、代谢性碱中毒；而肾上腺雄激素分泌过多的临床表现因性别而异：在女性中可出现多毛、痤疮、秃顶、月经紊乱、肌肉发达、不孕、女性假两性畸形等症状；在男性中可出现生精功能障碍、不育等症状，男童则可出现生长发育提前（骨龄、第二性征及外生殖器）但睾丸大小与实际年龄相符等假性性早熟的临床表现		
【特征表现】	1. 高血压 2. 低钾血症 3. 代谢性碱中毒 4. 多毛症 5. 痤疮	6. 月经紊乱 7. 不孕 8. 假两性畸形 9. 假性性早熟	

【综合征中文名】	糖皮质激素可调节性醛固酮增多症	【英文全名】	glucocorticoid-remediable aldosteronism
【中文别名】	糖皮质激素可抑制性醛固酮增多症	【英文别名】	glucocorticoid-suppressible hyperaldosteronism
【中文别名2】	糖皮质激素可治疗性醛固酮增多症	【英文别名2】	aldosteronism, sensitive to dexamethasone
【中文别名3】		【英文别名3】	hyperaldosteronism, familial, type Ⅰ
【OMIM】	103900	【英文缩写】 【英文缩写2】 【英文缩写3】	GRA GSH FH1
【好发年龄】	20岁前		
【遗传方式】	常染色体显性遗传		
【病因】	CYP11B1基因和CYP11B2基因（cytochrome P450 subfamily ⅪB polypeptide 1&2 gene）均具有9个外显子，其中CYP11B1基因可编码11/18-β羟化酶，而CYP11B2基因能够编码11β羟化酶。当CYP11B1基因和CYP11B2基因发生不等交换后，导致醛固酮的分泌不受血管紧张素Ⅱ调节，而是受到ACTH的调节，从而导致糖皮质激素可调节性醛固酮增多症		
【基因定位】	CYP11B1和CYP11B2基因（8q24.3）		
【临床表现】	患者多于20岁前发病，主要表现早发高血压、低钾血症、代谢性碱中毒		
【特征表现】	1. 原发性醛固酮增多症 2. 高血压 3. 低钾血症		

【综合征中文名】	糖皮质激素缺乏症1型	【英文全名】	glucocorticoid deficiency 1
【中文别名】	家族性糖皮质激素缺乏症1型	【英文别名】	familial glucocorticoid deficiency 1
【中文别名2】	ACTH不敏感性肾上腺皮质功能减退	【英文别名2】	adrenal unresponsiveness to acth
【中文别名3】		【英文别名3】	acth resistance
【OMIM】	202200	【英文缩写】	GCCD1
		【英文缩写2】	FGD1
		【英文缩写3】	
【好发年龄】	婴儿期		
【遗传方式】	常染色体隐性遗传		
【病因】	MC2R基因（melanocortin 2 receptor）编码促肾上腺皮质素（ACTH）受体。MC2R基因突变可引起糖皮质激素缺乏，血清ACTH水平升高，肾上腺来源雄激素增加，导致糖皮质激素不敏感综合征1型		
【基因定位】	MC2R基因（18p11.21）		
【临床表现】	患者可有反复低血糖发作、癫痫、昏迷、皮肤色素沉着、食欲减退、容易感染等表现，且可有骨龄增快、雄性化表现、但血钠常正常		
【特征表现】	1. 低血糖症 2. 皮肤色素沉积 3. 食欲不振 4. 癫痫	5. 感染倾向 6. 身材高大 7. 女性男性化 8. 假性性早熟	

【综合征中文名】	糖皮质激素缺乏症 2 型	【英文全名】	glucocorticoid deficiency 2
【中文别名】	家族性糖皮质激素缺乏症 2 型	【英文别名】	familial glucocorticoid deficiency 2
【中文别名 2】		【英文别名 2】	
【中文别名 3】		【英文别名 3】	
【OMIM】	607398	【英文缩写】	GCCD2
		【英文缩写 2】	FGD2
		【英文缩写 3】	
【好发年龄】	婴儿期		
【遗传方式】	常染色体隐性遗传		
【病因】	MRAP 基因（melanocortin 2 receptor accessory protein）编码促皮质素（ACTH）受体辅助蛋白。MRAP 基因突变可使糖皮质激素水平降低，ACTH 水平明显升高，导致糖皮质激素不敏感综合征 2 型		
【基因定位】	MRAP 基因（21q22）		
【临床表现】	患者可表现为低血糖、皮肤色素沉着、食欲减退，化验检查血 ACTH 升高，血皮质醇降低，血浆肾素活性和醛固酮活性正常		
【特征表现】	1. 低血糖症 2. 皮肤色素沉积		

【综合征中文名】	糖皮质激素缺乏症 3 型	【英文全名】	glucocorticoid deficiency 3
【中文别名】	家族性糖皮质激素缺乏症 3 型	【英文别名】	familial glucocorticoid deficiency 3
【中文别名 2】		【英文别名 2】	
【中文别名 3】		【英文别名 3】	
【OMIM】	609197	【英文缩写】 【英文缩写 2】 【英文缩写 3】	GCCD3 FGD3
【好发年龄】	婴儿期		
【遗传方式】	不详		
【病因】	不详		
【基因定位】	定位于 8q11.2~q13.2		
【临床表现】	患者表现为低血糖、皮肤色素沉着		
【特征表现】	1. 低血糖症 2. 皮肤色素沉积		

【综合征中文名】	糖皮质激素缺乏症 4 型	【英文全名】	glucocorticoid deficiency 4
【中文别名】	家族性糖皮质激素缺乏症 4 型	【英文别名】	familial glucocorticoid deficiency 4
【中文别名 2】		【英文别名 2】	
【中文别名 3】		【英文别名 3】	
【OMIM】	614736	【英文缩写】 【英文缩写 2】 【英文缩写 3】	GCCD4 FGD4
【好发年龄】	婴儿期		
【遗传方式】	常染色体隐性遗传		
【病因】	NNT 基因（nicotinamide nucleotide transhydrogenase）编码一个位于线粒体内膜的蛋白。这个蛋白在 NAD 和 NADP 间进行质子转运，可促进肾上腺皮质激素分泌。NNT 基因突变可引起肾上腺糖皮质激素缺乏，导致糖皮质激素不敏感综合征 4 型		
【基因定位】	NNT 基因（*5p12*）		
【临床表现】	患者可表现为低血糖、癫痫、皮肤色素沉着、感染倾向、食欲减退，化验检查血 ACTH 升高、血皮质醇降低，血浆肾素活性和醛固酮活性正常		
【特征表现】	1. 低血糖症 2. 皮肤色素沉积 3. 癫痫 4. 感染倾向		

【综合征中文名】	糖原累积症 1a 型	【英文全名】	glycogen storage disease Ⅰa
【中文别名】	冯·吉尔克病	【英文别名】	glycogen storage disease Ⅰ
【中文别名 2】	葡萄糖-6-磷酸酶缺乏症	【英文别名 2】	von Gierke disease
【中文别名 3】		【英文别名 3】	glucose-6-phosphatase deficiency
【OMIM】	232200	【英文缩写】 【英文缩写 2】 【英文缩写 3】	GSD 1a
【好发年龄】	婴儿期		
【遗传方式】	常染色体隐性遗传		
【病因】	G6PC（glucose-6-phosphatase, catalytic subunit）基因编码葡萄糖 6 磷酸酶。该酶表达在糖原分解过程中，能使 6-磷酸葡萄糖生成葡萄糖。G6PC 基因突变可引起葡萄糖 6 磷酸酶（G-6-P 酶）缺失，过多的糖原积聚于肝脏，使肝脏体积增大，因肝糖输出减少，常致严重低血糖，同时由于糖酵解、戊糖旁路增强，蛋白、脂肪分解加速导致血中三酰甘油、胆固醇增多，脂肪淤积，生长迟缓，大量乳酸及酮酸经肾脏排出，抑制了尿酸排出，以至引起高尿酸血症，导致糖原累积症 1a 型		
【基因定位】	G6PC 基因（17q21.31）		
【临床表现】	患者表现严重低血糖，并因此而于婴幼儿期夭折；肝脏体积增大，还可有肝脏腺瘤，并可能恶变；痛风、肾结石，肾功能减退；由于血小板黏附、聚集功能降低，出血时间延长，易发生鼻出血等出血现象		
【特征表现】	1. 矮小 2. 低血糖症 3. 高乳酸血症 4. 高尿酸血症 5. 高脂血症	6. 肾结石 7. 肝大 8. 肾功能不全 9. 出血倾向	

【综合征中文名】	糖原累积症 1b 型	【英文全名】	glycogen storage disease Ⅰb
【中文别名】		【英文别名】	glucose-6-phosphate transport defect
【中文别名 2】		【英文别名 2】	
【中文别名 3】		【英文别名 3】	
【OMIM】	232220	【英文缩写】 【英文缩写 2】 【英文缩写 3】	GSD1b
【好发年龄】	婴儿期		
【遗传方式】	常染色体隐性遗传		
【病因】	SLC37A4（solute carrier family 37，member 4）基因表达葡萄糖-6-磷酸转移酶。在糖原分解过程中，该酶能使 6-磷酸葡萄糖由细胞质转运到内质网中。SLC37A4 基因突变可导致葡萄糖-6-磷酸转移酶缺失，过多的糖原积聚于肝脏，使肝脏体积增大，因肝糖输出减少，常致严重低血糖，同时由于糖酵解，戊糖旁路增强，蛋白、脂肪分解加速导致血中三酰甘油、胆固醇增多，脂肪淤积，生长迟缓，大量乳酸及酮酸经肾脏排出，抑制了尿酸排出，以至引起高尿酸血症，葡萄糖-6-磷酸转移酶缺陷还可致中性粒细胞数量减少、功能缺陷、凋亡增加，所以 SLC37A4 基因突变可导致糖原累积症Ⅰb 型		
【基因定位】	SLC37A4 基因（11q23.3）		
【临床表现】	患者表现严重低血糖，并因此而于婴幼儿期夭折；肝脏体积增大，还可有肝脏腺瘤，并可能恶变；痛风、肾结石，肾功能减退；由于血小板黏附、聚集功能降低，出血时间延长，易发生鼻出血等出血现象。患者还伴有反复感染症状，Ⅰb 型和Ⅰa 型的主要区别在于Ⅰb 型患者有粒细胞缺乏症，而Ⅰa 型患者没有此种表现		
【特征表现】	1. 矮小 2. 低血糖症 3. 高乳酸血症 4. 高尿酸血症 5. 高脂血症 6. 肝大 7. 粒细胞减少		

【综合征中文名】	糖原累积症2型	【英文全名】	glycogen storage disease Ⅱ
【中文别名】	蓬普氏病	【英文别名】	acid α-glucosidase deficiency
【中文别名2】		【英文别名2】	Pompe disease
【中文别名3】		【英文别名3】	glycogenosis, generalized, cardiac form
【OMIM】	232300	【英文缩写】 【英文缩写2】 【英文缩写3】	GSD2
【好发年龄】	婴儿至成人		
【遗传方式】	常染色体隐性遗传		
【病因】	GAA（glucosidase，alpha acid）基因编码酸性α-糖苷酶，α-糖苷酶能使糖原分解为葡萄糖。GAA基因突变可以使糖原沉积于骨骼肌、心肌和平滑肌，导致糖原累积症2型		
【基因定位】	GAA基因（17q25.3）		
【临床表现】	本病可分为婴儿型、青少年型和成人型。婴儿型，1岁以内发病，该型酸性α-糖苷酶活性很低，症状比较严重，常为致死性。患者在出生后的几个月内即可出现心肌肥大、全身肌肉无力、肌张力减退、肝脾大和呼吸困难，伴有营养障碍和发育停滞、耳聋、巨舌、大脑中动脉瘤，大多在1岁时死于心肺功能衰竭。青少年型，1至19岁发病，表现为进行性肌营养不良，近端对称性肌无力，可伴腓肠肌假性肥大，后期可出现呼吸肌麻痹，而肝肿大和心肌肥大少见，甚至不受累。成人型，20岁以后发病，症状比较轻微，仅表现骨骼肌无力，疾病进展速度缓慢，一般心脏不受累		
【特征表现】	1. 矮小 2. 肌无力 3. 肝脾肿大 4. 耳聋 5. 巨舌		

【综合征中文名】	糖原累积症 3 型	【英文全名】	glycogen storage disease Ⅲ
【中文别名】	糖原脱支酶缺乏症	【英文别名】	Forbes disease
【中文别名 2】	柯里病	【英文别名 2】	Cori disease
【中文别名 3】		【英文别名 3】	limit dextrinosis
【OMIM】	232400	【英文缩写】 【英文缩写 2】 【英文缩写 3】	GSD3
【好发年龄】	婴儿期		
【遗传方式】	常染色体隐性遗传		
【病因】	AGL（amylo-α-1,6-glucosidase，4-alpha-glucanotransferase）基因编码糖原脱支酶。AGL 基因突变会引起糖原支链不能完全被分解，带短支链的异常糖原（极限糊精）堆积在肝脏、骨骼肌和心肌中，导致糖原累积症 3 型。糖原累积症 3 型有 a、b、c、d 四种亚型，其中 a 型与 c 型为肝脏、肌肉中糖原脱支酶缺陷，b 型与 d 型仅为肝脏中的糖原脱支酶缺陷		
【基因定位】	AGL 基因（*1p21.2*）		
【临床表现】	患者可有肝脾肿大、反复低血糖、生长发育迟缓、身材矮小、高血脂、肌无力等症状，但无肾肿大，饥饿时易发生低血糖、抽搐、晕厥和鼻出血等症状。少数患者会有进行性肝纤维化、肝硬化、肝细胞癌和肝功能衰竭等		
【特征表现】	1. 肝大 2. 低血糖症 3. 鼻出血 4. 肝硬化 5. 矮小 6. 肌无力 7. 高脂血症		

【综合征中文名】	糖原累积症 4 型	【英文全名】	glycogen storage disease Ⅳ
【中文别名】	支链淀粉病	【英文别名】	glycogen branching enzyme deficiency
【中文别名 2】	糖原分支酶缺乏症	【英文别名 2】	GBE1 deficiency
【中文别名 3】	安德森病	【英文别名 3】	Andersen disease
【OMIM】	232500	【英文缩写】 【英文缩写 2】 【英文缩写 3】	GSD4
【好发年龄】	幼儿		
【遗传方式】	常染色体隐性遗传		
【病因】	GBE1【glucan（1,4-alpha），branching enzyme 1】基因编码糖原分支酶。GBE1 基因突变后，糖原分支酶缺乏，不成熟的异常糖原（类似葡聚糖小体）在组织或器官中积聚，而出现相应的症状和体征，导致糖原累积症 4 型		
【基因定位】	GBE1 基因（3p12.2）		
【临床表现】	患者主要以肝脏、脾脏、心肌以及骨骼肌受累表现为主。大部分患者出生时正常，随后很快出现生长发育迟缓及肝脾肿大，进展为肝硬化门脉高压、腹水以及食管静脉曲张，最后出现肝功能衰竭，一般于出生后 3~5 年死亡，但未发现空腹低血糖发作		
【特征表现】	1. 矮小 2. 肝脾肿大 3. 肝硬化 4. 心肌病 5. 腹水 6. 肌无力 7. 羊水过多		

【综合征中文名】	糖原累积症 5 型	【英文全名】	glycogen storage disease V
【中文别名】	麦卡德尔病	【英文别名】	Mcardle disease
【中文别名 2】	肌糖原磷酸化酶缺乏症	【英文别名 2】	myophosphorylase deficiency
【中文别名 3】		【英文别名 3】	muscle glycogen phosphorylase deficiency
【OMIM】	232600	【英文缩写】 【英文缩写 2】 【英文缩写 3】	GSD5
【好发年龄】	青年期		
【遗传方式】	常染色体隐性遗传		
【病因】	PYGM（phosphorylase，glycogen，muscle）基因编码肌糖原磷酸化酶，是糖原分解过程中的酶，PYGM 基因突变可导致糖原累积症 5 型		
【基因定位】	PYGM 基因（*11q13.1*）		
【临床表现】	成年早期肌肉痉挛、活动耐力差，活动后的横纹肌溶解导致的肌红蛋白尿，严重者出现肾衰。患者主诉从儿童或青春期开始的肌无力、肌痛，之后又进展性的肌无力、肌萎缩、脂肪增多		
【特征表现】	1. 肌肉痉挛 2. 肌红蛋白尿 3. 肌无力 4. 肌萎缩 5. 肌痛		

【综合征中文名】	糖原累积症 6 型	【英文全名】	glycogen storage disease Ⅵ
【中文别名】		【英文别名】	hers disease
【中文别名 2】		【英文别名 2】	phosphorylase deficiency glycogen-storage disease of liver
【中文别名 3】		【英文别名 3】	
【OMIM】	232700	【英文缩写】 【英文缩写 2】 【英文缩写 3】	GSD6
【好发年龄】	婴儿期		
【遗传方式】	常染色体隐性遗传		
【病因】	PYGL（phosphorylase，glycogen，liver）基因编码肝糖原磷酸化酶，是糖原分解过程中的酶，PYGL 基因突变可导致糖原累积症 6 型		
【基因定位】	PYGL 基因（*14q22.1*）		
【临床表现】	患者表现为轻中度的低血糖、轻度酮症、生长迟缓、明显的肝大，心脏和骨骼肌一般不受累		
【特征表现】	1. 低血糖症 2. 矮小 3. 肝大		

【综合征中文名】	糖原累积症 7 型	【英文全名】	glycogen storage disease Ⅶ
【中文别名】	肌磷酸果糖激酶缺乏症	【英文别名】	muscle phosphofructokinase deficiency
【中文别名 2】		【英文别名 2】	PFKM deficiency
【中文别名 3】		【英文别名 3】	tarui disease
【OMIM】	232800	【英文缩写】 【英文缩写 2】 【英文缩写 3】	GSD7
【好发年龄】	幼儿期		
【遗传方式】	常染色体隐性遗传		
【病因】	PFKM（phosphofructokinase，muscle）基因编码肌肉磷酸果糖激酶，这是肌糖原分解的重要酶。PFKM 基因突变可引起肌肉痉挛，肌肉疼痛，导致糖原累积症 7 型		
【基因定位】	PFKM 基因（*12q13.11*）		
【临床表现】	患者可表现为活动耐量下降、肌痛性痉挛、劳累性肌病、代偿性溶血，也可有肌红蛋白尿		
【特征表现】	1. 肌肉痉挛 2. 肌痛 3. 肌红蛋白尿		

【综合征中文名】	糖原累积症 9a1 型	【英文全名】	glycogen storage disease IX a1
【中文别名】		【英文别名】	liver glycogenosis, X-linked, type I
【中文别名 2】		【英文别名 2】	glycogen storage disease VIII
【中文别名 3】		【英文别名 3】	GSD VIII
【OMIM】	306000	【英文缩写】	GSD9a1
		【英文缩写 2】	XLG1
		【英文缩写 3】	
【好发年龄】	幼儿期		
【遗传方式】	X 连锁隐性遗传		
【病因】	PHKA2【phosphorylase kinase, alpha 2（liver）】基因编码肝磷酸化激酶 α 亚基, 磷酸化酶激酶可通过来自 ATP 的磷酸转移, 使非活性的糖原磷酸酶 b 型磷酸化成为活性型。PHKA2 基因突变可导致肝糖原分解障碍, 引起低血糖, 导致糖原累积症 9a1 型		
【基因定位】	PHKA2 基因（*Xp22.13*）		
【临床表现】	患者临床症状较轻, 包括低血糖症、肝大、生长迟缓、高脂血症、空腹酮体过多, 症状随着年龄增加逐渐消失, 成人可无症状		
【特征表现】	1. 肝大 2. 矮小 3. 高脂血症 4. 低血糖症		

【综合征中文名】	糖原累积症9b型	【英文全名】	glycogen storage disease Ⅸb
【中文别名】		【英文别名】	glycogenosis of liver and muscle, autosomal recessive
【中文别名2】		【英文别名2】	phosphorylase kinase deficiency of liver and muscle, autosomal recessive
【中文别名3】		【英文别名3】	
【OMIM】	261750	【英文缩写】 【英文缩写2】 【英文缩写3】	GSD9b
【好发年龄】	幼儿期		
【遗传方式】	常染色体隐性遗传		
【病因】	PHKB【phosphorylase kinase, beta (liver)】基因编码肝磷酸化激酶β亚基，磷酸化酶激酶可通过来自 ATP 的磷酸转移，使非活性的糖原磷酸酶 b 型磷酸化成为活性型。PHKB 基因突变可导致肝糖原不能分解，而引起低血糖症和肝肿大，导致糖原累积症 9b 型		
【基因定位】	PHKB 基因（16q12. 1）		
【临床表现】	患者常表现出身材矮小、肝大、肝功能异常、腹泻、低血糖、肌张力减低等症状		
【特征表现】	1. 肝大 2. 矮小 3. 低血糖症 4. 肌张力低 5. 腹泻		

【综合征中文名】	糖原累积症 9c 型	【英文全名】	glycogen storage disease Ⅸc
【中文别名】		【英文别名】	
【中文别名 2】		【英文别名 2】	
【中文别名 3】		【英文别名 3】	
【OMIM】	613027	【英文缩写】 【英文缩写 2】 【英文缩写 3】	GSD9C
【好发年龄】	儿童期		
【遗传方式】	常染色体隐性遗传		
【病因】	PHKG2（phosphorylase kinase，gamma 2）基因编码肝磷酸化酶激酶 γ 亚基，磷酸化酶激酶可通过来自 ATP 的磷酸转移，使非活性的糖原磷酸酶 b 型磷酸化成为活性型。PHKG2 基因突变可导致肝糖原不能分解，而引起低血糖症和肝肿大，导致糖原累积症 9c 型		
【基因定位】	PHKG2 基因（*16p11.2*）		
【临床表现】	患者生长迟缓、肝脾肿大、肝功能异常、肌张力减退、低血糖症、高脂血症，大多数患者症状随年龄增加而减轻，但仍有一部分患者发展为肝纤维化或肝硬化		
【特征表现】	1. 肝脾肿大 2. 肌张力低 3. 矮小 4. 肝硬化 5. 低血糖症 6. 高脂血症		

【综合征中文名】	糖原累积症 9d 型	【英文全名】	glycogen storage disease Ⅸd
【中文别名】		【英文别名】	muscle phosphorylase kinase deficiency
【中文别名 2】		【英文别名 2】	muscle phosphorylase kinase deficiency
【中文别名 3】		【英文别名 3】	muscle glycogenosis，X-linked
【OMIM】	300559	【英文缩写】	GSD9D
		【英文缩写 2】	
		【英文缩写 3】	
【好发年龄】	幼儿期		
【遗传方式】	X 连锁隐性遗传		
【病因】	PHKA1【phosphorylase kinase，alpha 1（muscle）】基因编码肌肉磷酸化激酶 α 亚基，磷酸化酶激酶可通过来自 ATP 的磷酸转移，使非活性的糖原磷酸酶 b 型磷酸化为活性型。PHKA1 基因突变可导致肌肉糖原不能分解，而引起肌痛，导致糖原累积症 9d 型		
【基因定位】	PHKA1 基因（*Xq13.1~q13.2*）		
【临床表现】	患者主要表现为活动耐量下降、肌肉痉挛伴疼痛		
【特征表现】	1. 肌肉痉挛 2. 肌痛		

【综合征中文名】	特发性骨溶解症	【英文全名】	idiopathic osteolysis
【中文别名】	大块骨溶解症	【英文别名】	Gorham-Stout syndrome
【中文别名 2】	鬼怪骨	【英文别名 2】	massive osteolysis
【中文别名 3】	Gorham-Stout 综合征	【英文别名 3】	vanishing bone disease
【OMIM】		【英文缩写】 【英文缩写 2】 【英文缩写 3】	GSD MO Gorham syndrome
【好发年龄】	多见于儿童和青少年，也有中年后起病		
【遗传方式】	不详		
【病因】	病因不明的小血管或淋巴管局部增殖导致渐进性骨破坏和骨基质吸收		
【基因定位】	不详		
【临床表现】	临床表现多样，主要取决于受累部位，可影响骨盆、肩带、脊椎、肋骨、颅骨，可有受累部位钝痛、乏力、病理性骨折、活动受限等，并发胸腔积液及乳糜胸者可出现呼吸功能不全		
【特征表现】	1. 大块骨溶解 2. 骨痛 3. 骨折		

【综合征中文名】	特发性两侧对称性基底节钙化症 1 型	【英文全名】	basal ganglia calcification，idiopathic，1
【中文别名】	Fahr 综合征	【英文别名】	striopallidodentate calcinosis，bilateral
【中文别名 2】	大脑对称性钙化综合征	【英文别名 2】	striopallidodentate calcinosis，autosomal dominant，adult-onset
【中文别名 3】	基底节钙化症	【英文别名 3】	Fahr disease，familialy
【OMIM】	213600	【英文缩写】	IBGC1
		【英文缩写 2】	BSPDC
		【英文缩写 3】	
【好发年龄】	30~40 岁		
【遗传方式】	常染色体显性遗传		
【病因】	SLC20A2（solute carrier family 20，member 2）基因产生 PiT-2 蛋白，这个蛋白对调控机体磷平衡关系密切。SLC20A2 基因突变能导致 PiT-2 蛋白产生减少，使机体不能把磷转入细胞内。血磷水平升高，导致颅内钙磷沉积，导致特发性两侧对称性基底节钙化症 1 型		
【基因定位】	SLC20A2 基因（8p11.21）		
【临床表现】	患者表现为异常基底节钙化，临床表现包括运动障碍和精神行为异常，常在 30 多岁出现；运动异常包括肌张力障碍，共济失调和手足徐动，还可能有癫痫；精神行为异常包括失忆、人格改变、智力下降等，20%~30%的特发性两侧对称性基底节钙化症 1 型患者有上述一种精神异常，也可没有症状		
【特征表现】	1. 癫痫 2. 智力低下 3. 精神异常 4. 异位钙化	5. 共济失调 6. 肌无力 7. 癫痫 8. 基底节钙化	

【综合征中文名】	特发性两侧对称性基底节钙化症 2 型	【英文全名】	basal ganglia calcification, idiopathic, 2
【中文别名】		【英文别名】	
【中文别名 2】		【英文别名 2】	
【中文别名 3】	基底节钙化症	【英文别名 3】	
【OMIM】	606656	【英文缩写】	IBGC2
		【英文缩写 2】	
		【英文缩写 3】	
【好发年龄】	30~40 岁		
【遗传方式】	常染色体显性遗传		
【病因】	具体基因尚不清楚，但定位于 2q37		
【基因定位】	2q37		
【临床表现】	患者表现为异常基底节钙化，临床表现包括运动障碍和精神行为异常，常在 30 至 40 岁出现；运动异常包括肌张力障碍、共济失调和手足徐动，还可能有癫痫；精神行为异常包括舞蹈症，老年痴呆等		
【特征表现】	1. 癫痫 2. 智力低下 3. 精神异常 4. 共济失调 5. 基底节钙化		

【综合征中文名】	特发性两侧对称性基底节钙化症 4 型	【英文全名】	basal ganglia calcification, idiopathic, 4
【中文别名】	基底节钙化症	【英文别名】	
【中文别名 2】		【英文别名 2】	
【中文别名 3】		【英文别名 3】	
【OMIM】	615007	【英文缩写】	IBGC4
		【英文缩写 2】	
		【英文缩写 3】	
【好发年龄】	成年期		
【遗传方式】	常染色体显性遗传		
【病因】	PDGFRB（platelet-derived growth factor receptor β）基因编码血小板生长因子受体 β（PDGFRβ）蛋白。该蛋白是酪氨酸激酶受体的一种，起细胞周期调控作用。PDGFRB 基因引起特发性两侧对称性基底节钙化 4 型机制不明，可能该基因突变后导致脑部细胞内血管内皮细胞异常，钙负荷过量，导致血管钙化		
【基因定位】	PDGFRB 基因（5q33.1）		
【临床表现】	患者表现为基底节异位钙化，运动障碍，精神行为异常，人格障碍，痴呆，抑郁，偏头痛		
【特征表现】	1. 癫痫 2. 智力低下 3. 精神异常 4. 基底节钙化	5. 异位钙化 6. 共济失调 7. 头痛 8. 眼球震颤	

【综合征中文名】	特发性两侧对称性基底节钙化症 5 型	【英文全名】	basal ganglia calcification, idiopathic, 5
【中文别名】		【英文别名】	
【中文别名 2】		【英文别名 2】	
【中文别名 3】		【英文别名 3】	
【OMIM】	615483	【英文缩写】	IBGC5
		【英文缩写 2】	
		【英文缩写 3】	
【好发年龄】	成年期		
【遗传方式】	常染色体显性遗传		
【病因】	PDGFB（platelet-derived growth factor beta polypeptide）基因表达血小板生长因子（platelet-derived growth factor，PDGF）蛋白。PDGF 蛋白能形成二聚体，这是一种活性物质，参与细胞生长、分裂、成熟、分化和运动。活性 PDGF 蛋白能和 PDGF 受体结合，可以引发细胞信号转导。PDGFB 基因引起特发性两侧对称性基底节钙化症 5 型机制不明。可能突变后导致脑部细胞内血管内皮细胞异常，钙负荷过量，导致血管钙化		
【基因定位】	PDGFB 基因（22q12）		
【临床表现】	患者表现为基底节异位钙化，运动障碍，精神行为异常，人格障碍，痴呆，抑郁，偏头痛		
【特征表现】	1. 癫痫 2. 智力低下 3. 精神异常 4. 基底节钙化		

【综合征中文名】	特发性两侧对称性基底节钙化症儿童起病型	【英文全名】	basal ganglia calcification，idiopathic，childhood-onset
【中文别名】		【英文别名】	cerebral calcification，no narteriosclerotic，idiopathic，childhood-onset
【中文别名 2】		【英文别名 2】	striopallidodentate calcinosis，bilateral，childhood-onset
【中文别名 3】		【英文别名 3】	
【OMIM】	114100	【英文缩写】 【英文缩写 2】 【英文缩写 3】	IBGC，childhood-onset
【好发年龄】	婴儿至 10 岁前		
【遗传方式】	常染色体显性遗传或常染色体隐性遗传		
【病因】	不详		
【基因定位】	不详		
【临床表现】	表现为异常基底节钙化、颅内广泛钙化、小头畸形、矮小、舞蹈症、青光眼，血钙、血磷均正常		
【特征表现】	1. 癫痫　　　　　　　　　　5. 矮小 2. 智力低下　　　　　　　　6. 青光眼 3. 精神异常　　　　　　　　7. 颅内钙化 4. 小头畸形　　　　　　　　8. 基底节钙化		

【综合征中文名】	特纳综合征	【英文全名】	Turner syndrome
【中文别名】	性腺发育障碍症	【英文别名】	
【中文别名2】	生殖腺侏儒	【英文别名2】	
【中文别名3】		【英文别名3】	
【OMIM】		【英文缩写】	TS
		【英文缩写2】	
		【英文缩写3】	
【好发年龄】	儿童期女性		
【遗传方式】	性染色体畸变		
【病因】	正常女性有两条X染色体，特纳综合征患者其中一条X染色体缺失或结构异常。有部分特纳综合征患者仅有一部分细胞的染色体缺失，而剩余的另一部分细胞染色体却完全正常，这称为嵌合体		
【基因定位】	X性染色体缺失		
【临床表现】	特纳综合征患者有特殊面容：面部多黑痣、内眦赘皮、眼距过宽、颈蹼、后发际低、腭弓高，听力下降、传导性耳聋；且有身材矮小，成年后身高一般为135~140cm；典型的体征包括颈短、盾状胸、肘外翻、第4及5掌（跖）骨短、通贯掌、脊柱侧弯、骨质疏松、第二性征不发育及不孕、大部分患者无青春期自主发育。超声检查提示：性腺呈条索状，始基子宫；常伴有桥本甲状腺炎、甲状腺功能减退症、糖耐量减低等内分泌代谢异常表现。部分病人可有先天肾脏畸形如马蹄肾；部分病人有脊柱侧凸，代谢综合征；部分患者伴有不同程度智力低下。婴儿期可见手和足背淋巴水肿		
【特征表现】	1. 矮小 2. 皮肤色素痣 3. 短颈 4. 颈蹼 5. 发迹低 6. 盾状胸 7. 肘外翻	8. 第4掌骨短 9. 高腭弓 10. 骨质疏松 11. 甲状腺功能减退症 12. 不孕 13. 通贯掌 14. 性幼稚	

【综合征中文名】	天使人综合征	【英文全名】	Angelman syndrome
【中文别名】	安格曼综合征	【英文别名】	
【中文别名 2】	快乐木偶综合征	【英文别名 2】	
【中文别名 3】	—	【英文别名 3】	
【OMIM】	105830	【英文缩写】	AS
		【英文缩写 2】	
		【英文缩写 3】	
【好发年龄】	婴儿期		
【遗传方式】	母源性印记基因缺失		
【病因】	AS 的多数缺失为新发的母源性 15q11.13 缺失，15q11.13 其中包括 UBE3A 基因。该基因表达 UBE3A 蛋白，UBE3A 蛋白广泛分布于整个脑组织细胞中，包括树突和轴突，它是甾体激素受体的共激活因子，参与下游基因转录调控并影响神经元发育。UBE3A 基因突变造成了弓形纤维处白质发育早期崩解，可导致天使人综合征		
【基因定位】	UBE3A 基因（15q11.2~q13）		
【临床表现】	患者可有严重运动障碍、智力低下、皮肤色素脱失、共济失调、肌张力低下、癫痫、语言障碍。患者可有特征面容，表现为大笑、伸舌不正常及特征性脑电图放电		
【特征表现】	1. 矮小 2. 大笑 3. 肌张力低 4. 智力低下 5. 色素脱失 6. 共济失调 7. 癫痫 8. 语言障碍		

【综合征中文名】	条纹状骨病	【英文全名】	osteopathiastriata with cranial sclerosis
【中文别名】		【英文别名】	hyperostosis generalisata with striations
【中文别名2】		【英文别名2】	
【中文别名3】		【英文别名3】	
【OMIM】	300373	【英文缩写】 【英文缩写2】 【英文缩写3】	OSCS
【好发年龄】	婴儿期、儿童期		
【遗传方式】	X染色体显性遗传		
【病因】	AMER1（APC membrane recruitment protein 1）基因编码蛋白WTXs1。该蛋白参与Wnt通路的信号转导。Wnt通路作用于骨，表现为对骨组织细胞如成骨细胞、软骨细胞及破骨细胞等功能的调节。AMER1基因突变可引起骨骼畸形，导致条纹状骨病		
【基因定位】	AMER1基因（*Xq11.2*)		
【临床表现】	患者可身材矮小，也可无症状时偶然发现，典型表现为巨颅、额部隆起、眼距宽、鼻梁宽大、腭裂、听力损伤、智力低下、生长迟缓，还可伴有心血管、胃肠道和泌尿道畸形等症状，心血管畸形表现为室间隔缺损、房间隔缺损和动脉导管未闭，胃肠道畸形表现为脐膨出、肠旋转不良、肛门狭窄、胃食管反流，泌尿道畸形表现为多囊肾		
【特征表现】	1. 条纹状骨 2. 骨硬化症 3. 大头畸形 4. 宽眼距 5. 宽鼻 6. 唇裂、腭裂 7. 耳聋 8. 智力低下 9. 矮小	10. 室间隔缺损 11. 房间隔缺损 12. 动脉导管未闭 13. 脐疝 14. 肠旋转不良 15. 肛门狭窄 16. 胃食管反流 17. 多囊肾	

【综合征中文名】	痛性脂肪增生	【英文全名】	adiposis dolorosa
【中文别名】	Anders 综合征	【英文别名】	dercum disease
【中文别名 2】	风湿性脂肪痛	【英文别名 2】	
【中文别名 3】		【英文别名 3】	
【OMIM】	103200	【英文缩写】 【英文缩写 2】 【英文缩写 3】	
【好发年龄】	30~50 岁		
【遗传方式】	常染色体显性遗传		
【病因】	不详		
【基因定位】	不详		
【临床表现】	患者表现为疼痛脂肪组织增生和多发性良性脂肪瘤。多发肥胖或者超重女性，在 35~50 岁间症状明显。患者异常脂肪增生可发生于任何部位，多发于躯干、臀部、上臂。脂肪瘤常似坚硬皮下结节，其生长能导致严重疼痛和烧灼感。挤压后疼痛可加重。其他表现包括乏力、抑郁、易怒、癫痫甚至痴呆		
【特征表现】	1. 肥胖 2. 脂肪瘤 3. 痛性皮下结节 4. 皮下结节	5. 抑郁症 6. 焦虑 7. 癫痫 8. 痴呆	

【综合征中文名】	腕管综合征	【英文全名】	carpal tunnel syndrome
【中文别名】	腕管狭窄症	【英文别名】	
【中文别名2】	鼠标手	【英文别名2】	
【中文别名3】		【英文别名3】	
【OMIM】		【英文缩写】 【英文缩写2】 【英文缩写3】	CTS
【好发年龄】	30~50岁		
【遗传方式】	不详		
【病因】	大部分病因不明。腕部外伤、骨折、脱位、扭伤或腕部劳损等原因引起腕横韧带增厚，管内肌腱肿胀，使组织变性，或腕骨退变增生，使管腔内周径缩小，从而压迫正中神经。其他如糖尿病、肢端肥大症、甲状腺功能减退、妊娠、肥胖等亦是腕管综合征的危险因素。有一些家族性病例与基因突变有关		
【基因定位】	不详		
【临床表现】	患者桡侧3个半手指麻木或刺痛，夜间加剧，寐而痛醒，温度高时疼痛加重，活动或甩手后可减轻；寒冷季节患指发凉、发绀、手指活动不灵敏，拇指外展肌力差；病情严重者患侧大小鱼际肌肉萎缩，甚至出现患指溃疡等神经营养障碍症状		
【特征表现】	1. 手指疼痛 2. 手指麻木		

【综合征中文名】	威尔逊病	【英文全名】	Wilson disease
【中文别名】	肝豆状核变性	【英文别名】	hepatolenticular degeneration
【中文别名2】		【英文别名2】	
【中文别名3】		【英文别名3】	
【OMIM】	277900	【英文缩写】 【英文缩写2】 【英文缩写3】	WND WD
【好发年龄】	青少年期		
【遗传方式】	常染色体隐性遗传		
【病因】	ATP7B（ATPase，Cu^{2+} transporting，beta polypeptide）基因编码相关蛋白，这是体内重金属转运蛋白家族中的一员。ATP7B 基因突变可引起 ATP7B 蛋白不能将细胞内的铜转出细胞外，导致铜过量并沉积于肝、脑和眼角膜，引起相应的器官脏器损害，导致威尔逊病。PRNP（prion protein）基因在脑部和其他组织表达 prion 蛋白。prion 蛋白对细胞信号、细胞保护和神经细胞连接起重要作用，可能对铜离子转运也起到一定作用，但其明确作用尚不明确。PRNP 基因突变可导致威尔逊病		
【基因定位】	ATP7B 基因（*13q14.3*），PRNP 基因（*20p13*）		
【临床表现】	本病患者主要有肝脏损害、神经病学以及精神病学方面的临床表现。肝脏方面表为：急性肝炎和急性肝衰竭，慢性肝炎和肝硬化；神经病学方面表现为：构音困难、张力失调、震颤、帕金森症、舞蹈病、小脑性共济失调；精神病学方面表现为：抑郁症、个性改变、易怒、冲动性行为、情绪波动、漏阴症、双向情感障碍等；此外还可有角膜色素环、食管静脉曲张、骨质疏松、甲状旁腺功能减退症、贫血、肾小管功能不全、肾脏结石		
【特征表现】	1. 肝功能异常 2. 精神异常 3. 食管静脉曲张 4. 甲状旁腺功能减退症 5. 贫血 6. 智力低下 7. 骨质疏松	8. 肾结石 9. 甲状腺功能减退症 10. 代谢性酸中毒 11. 角膜色素环 12. 关节炎 13. 范科尼综合征	

【综合征中文名】	维生素 D 依赖性佝偻病 1A 型	【英文全名】	vitamin D hydroxylation-deficient rickets，type 1A
【中文别名】	选择性 1, 25 羟化维生素 D_3 缺陷症	【英文别名】	vitamin D-dependent rickets，type 1A
【中文别名 2】		【英文别名 2】	1-alpha，25-hydroxyvitamin D_3 deficiency，selective
【中文别名 3】		【英文别名 3】	vitamin D dependency，type 1
【OMIM】	264700	【英文缩写】 【英文缩写 2】 【英文缩写 3】	VDDR1A
【好发年龄】	婴儿期		
【遗传方式】	常染色体隐性遗传		
【病因】	CYP27B1（cytochrome P450，family 27，subfamily B，polypeptide 1）基因编码 1α 羟化酶。该酶在肾脏表达，是 1, 25 双羟维生素 D 合成中的关键酶。1, 25 双羟维生素 D 是骨骼形成所必需的酶。CYP27B1 基因突变可引起骨软化症，导致维生素 D 依赖性佝偻病 1A 型		
【基因定位】	CYP27B1 基因（*12q14.1*）		
【临床表现】	患者可表现身材矮小、前额突出、牙齿发育不全、低钙血症、继发性甲旁亢、低血磷症、骨质疏松、佝偻病；骨盆、四肢、头颅均可见相关畸形；智力低下、运动异常		
【特征表现】	1. 矮小 2. 低磷血症 3. 肾功能不全 4. 佝偻病	5. 骨质疏松 6. 前额突出 7. 甲状旁腺功能亢进症 8. 低钙血症	

【综合征中文名】	维生素 D 依赖性佝偻病 1B 型	【英文全名】	vitamin D hydroxylation-deficient rickets，type 1B
【中文别名】	选择性 25 羟维生素 D_3 缺陷症	【英文别名】	vitamin D-dependent rickets，type 1B
【中文别名 2】		【英文别名 2】	25-hydroxyvitamin D3 deficiency，selective
【中文别名 3】		【英文别名 3】	
【OMIM】	600081	【英文缩写】	VDDR1B
		【英文缩写 2】	
		【英文缩写 3】	
【好发年龄】	婴儿期		
【遗传方式】	常染色体隐性遗传		
【病因】	CYP2R1（cytochrome P450，family 2，subfamily R polypeptide 1）基因编码 25 羟化酶。该酶表达在肝脏，是 1,25 双羟维生素 D 合成中的关键酶。1,25 双羟维生素 D 是骨骼形成所必需的。CYP2R1 基因突变可引起骨软化症，导致维生素 D 依赖性佝偻病 1B 型		
【基因定位】	CYP2R1 基因（12q14.1）		
【临床表现】	患者可表现身材矮小，生长发育迟缓，前额突出，低钙血症，继发性甲状旁腺功能亢进，低血磷症，佝偻病；骨盆、四肢、头颅均可见相关畸形；肌肉无力		
【特征表现】	1. 矮小 2. 低磷血症 3. 肾功能不全 4. 佝偻病 5. 骨质疏松	6. 前额突出 7. 甲状旁腺功能亢进症 8. 低钙血症 9. 肌无力	

【综合征中文名】	维生素 D 依赖性佝偻病 2A 型	【英文全名】	vitamin D-dependent rickets, type 2A
【中文别名】		【英文别名】	
【中文别名 2】		【英文别名 2】	
【中文别名 3】		【英文别名 3】	
【OMIM】	277440	【英文缩写】	VDDR2A
		【英文缩写 2】	
		【英文缩写 3】	
【好发年龄】	婴儿期		
【遗传方式】	常染色体隐性遗传		
【病因】	VDR（vitamin D receptor）基因编码 1, 25 双羟维生素 D 受体。1, 25 双羟维生素 D 是骨骼形成所必需的。VDR 基因突变可引起骨软化症，导致维生素 D 依赖性佝偻病 2A 型		
【基因定位】	VDR 基因（*12q13.11*）		
【临床表现】	患者可表现身材矮小、前额突出，牙齿发育不全，脱发，皮肤丘疹，耳聋，低钙血症，继发性甲状旁腺功能亢进，低血磷症，骨质疏松，佝偻病；骨盆、四肢、头颅均可见相关畸形；智力低下，运动异常		
【特征表现】	1. 矮小 2. 低磷血症 3. 肾功能不全 4. 佝偻病 5. 骨质疏松 6. 前额突出	7. 甲状腺功能亢进症 8. 低钙血症 9. 脱发 10. 脱毛 11. 皮肤丘疹	

【综合征中文名】	维生素 D 依赖性佝偻病 2B 型	【英文全名】	vitamin D-dependent rickets, type 2B, with normal vitamin D receptor
【中文别名】		【英文别名】	
【中文别名 2】		【英文别名 2】	
【中文别名 3】		【英文别名 3】	
【OMIM】	600785	【英文缩写】	VDDR2B
		【英文缩写 2】	
		【英文缩写 3】	
【好发年龄】	婴儿期		
【遗传方式】	散发		
【病因】	不详		
【基因定位】	不详		
【临床表现】	患者可表现身材矮小，脱发，佝偻病，低钙血症；骨盆、四肢、头颅均可见相关畸形		
【特征表现】	1. 矮小 2. 脱发 3. 佝偻病 4. 低钙血症		

【综合征中文名】	无精症 1 型	【英文全名】	spermatogenic failure1
【中文别名】		【英文别名】	oligosynaptic infertility
【中文别名 2】		【英文别名 2】	oligochiasmatic infertility
【中文别名 3】		【英文别名 3】	
【OMIM】	258150	【英文缩写】	SPGF1
		【英文缩写 2】	
		【英文缩写 3】	
【好发年龄】	成年期		
【遗传方式】	常染色体隐性遗传		
【病因】	可能与精子减数分裂障碍有关		
【基因定位】	不详		
【临床表现】	男性不育症		
【特征表现】	无精症		

【综合征中文名】	无精症 2 型	【英文全名】	spermatogenic failure 2
【中文别名】		【英文别名】	aspermiogenesis factor
【中文别名 2】		【英文别名 2】	
【中文别名 3】		【英文别名 3】	
【OMIM】	108420	【英文缩写】 【英文缩写 2】 【英文缩写 3】	SPGF2 ASG
【好发年龄】	成年期		
【遗传方式】	不详		
【病因】	不详		
【基因定位】	定位于 1 号染色体		
【临床表现】	男性不育症、无精症、少精症		
【特征表现】	无精症		

【综合征中文名】	无精症 3 型	【英文全名】	spermatogenic failure 3
【中文别名】		【英文别名】	
【中文别名 2】		【英文别名 2】	
【中文别名 3】		【英文别名 3】	
【OMIM】	606766	【英文缩写】	SPGF3
		【英文缩写 2】	
		【英文缩写 3】	
【好发年龄】	成年期		
【遗传方式】	常染色体显性遗传		
【病因】	SLC26A8（solute carrier family 26, member 8）基因在精母细胞表达，编码 DIDS（4,4'-diisothiocyanostilbene-2,2'-disulfonic acid）敏感性氯离子通道，在精子生成中起重要作用。SLC26A8 基因突变可导致无精症 3 型		
【基因定位】	SLC26A8 基因（*6p21.31*）		
【临床表现】	男性不育症、无精症、少精症		
【特征表现】	无精症		

【综合征中文名】	无精症 4 型	【英文全名】	spermatogenic failure 4
【中文别名】		【英文别名】	azoospermia due to perturbations of meiosis
【中文别名 2】		【英文别名 2】	spermatogenesis arrest
【中文别名 3】		【英文别名 3】	pregnancy loss, recurrent, susceptibility to, 4
【OMIM】	270960	【英文缩写】 【英文缩写 2】 【英文缩写 3】	SPGF4 RPRGL4
【好发年龄】	成年期		
【遗传方式】	常染色体显性遗传		
【病因】	SYCP3（synaptonemal complex protein 3）基因编码的蛋白是联会复合体（synaptonemal complex，SC）的主要组成部分，这个复合体参加染色体重组和减数分裂。SYCP3 基因突变可导致无精症 4 型		
【基因定位】	SYCP3 基因（*12q23.2*）		
【临床表现】	男性患者表现为不育症、无精症、少精症。睾丸组织学提示精子停滞在初级精母细胞。女性患者可有习惯性流产，胎儿常于 6～10 周龄流产		
【特征表现】	1. 无精症 2. 习惯性流产		

【综合征中文名】	无精症 5 型	【英文全名】	spermatogenic failure 5
【中文别名】		【英文别名】	male infertility with large-headed, multiflagellar, polyploid spermatozoa
【中文别名 2】		【英文别名 2】	infertility associated with multi-tailed spermatozoa and excessive DNA
【中文别名 3】		【英文别名 3】	
【OMIM】	243060	【英文缩写】	SPGF5
		【英文缩写 2】	
		【英文缩写 3】	
【好发年龄】	成年期		
【遗传方式】	常染色体隐性遗传		
【病因】	AURKC（aurora kinase C）基因编码丝氨酸/苏氨酸蛋白激酶，在有丝分裂过程中微管组织构成中发挥作用。AURKC 基因突变可导致无精症 5 型		
【基因定位】	AURKC 基因（*19q13.43*）		
【临床表现】	男性不育症、无精症、少精症。精液常规提示大精子、形状不规则精子、多倍体精子头等畸形		
【特征表现】	无精症		

【综合征中文名】	无精症 6 型	【英文全名】	spermatogenic failure 6
【中文别名】		【英文别名】	male infertility with large-headed, multiflagellar, polyploid spermatozoa
【中文别名 2】		【英文别名 2】	infertility associated with multi-tailed spermatozoa and excessive DNA
【中文别名 3】		【英文别名 3】	
【OMIM】	102530	【英文缩写】 【英文缩写 2】 【英文缩写 3】	SPGF6
【好发年龄】	成年期		
【遗传方式】	常染色体显性遗传		
【病因】	SPATA16（spermatogenesis associated 16）基因编码一个睾丸特异性蛋白，参与组建精子的顶体。SPATA16 基因突变可导致无精症 6 型		
【基因定位】	SPATA16 基因（3q26.31）		
【临床表现】	男性不育症、无精症、少精症。精液常规提示精子顶体畸形		
【特征表现】	无精症		

【综合征中文名】	无精症 7 型	【英文全名】	spermatogenic failure 7
【中文别名】		【英文别名】	
【中文别名 2】		【英文别名 2】	
【中文别名 3】		【英文别名 3】	
【OMIM】	612997	【英文缩写】 【英文缩写 2】 【英文缩写 3】	SPGF7
【好发年龄】	成年期		
【遗传方式】	常染色体隐性遗传		
【病因】	CATSPER1（cation channel，sperm associated 1）基因编码一种精子尾部鞭毛的钙离子通道，能引起精子过度活化。CATSPER1 基因突变可导致无精症 7 型		
【基因定位】	CATSPER1 基因 （*11q13. 1*）		
【临床表现】	男性不育症、无精症、少精症		
【特征表现】	无精症		

【综合征中文名】	无精症 8 型	【英文全名】	spermatogenic failure 8
【中文别名】		【英文别名】	
【中文别名 2】		【英文别名 2】	
【中文别名 3】		【英文别名 3】	
【OMIM】	613957	【英文缩写】	SPGF8
		【英文缩写 2】	
		【英文缩写 3】	
【好发年龄】	成年期		
【遗传方式】	常染色体隐性遗传		
【病因】	NR5A1（nuclear receptor subfamily 5，group A，member 1）基因表达的蛋白是核受体超家族的转录因子，可调控类固醇激素和性激素作用。NR5A1 基因突变可导致 46，XY 性反转综合征 3 型和无精症 8 型		
【基因定位】	NR5A1 基因（9q33.3）		
【临床表现】	男性不育症、无精症、少精症		
【特征表现】	无精症		

【综合征中文名】	无精症 9 型	【英文全名】	spermatogenic failure 9
【中文别名】	圆头精子症	【英文别名】	globozoospermia, complete
【中文别名 2】		【英文别名 2】	
【中文别名 3】		【英文别名 3】	
【OMIM】	613958	【英文缩写】	SPGF9
		【英文缩写 2】	
		【英文缩写 3】	
【好发年龄】	成年期		
【遗传方式】	常染色体隐性遗传		
【病因】	DPY19L2（DPY-19-like 2）基因表达在睾丸和精子发生过程中，在顶体生成过程中起重要作用。DPY19L2 基因突变可导致无精症 9 型		
【基因定位】	DPY19L2 基因（*12q14.2*）		
【临床表现】	男性不育症、无精症、少精症，精液常规检查提示圆头精子症		
【特征表现】	无精症		

【综合征中文名】	无精症 10 型	【英文全名】	spermatogenic failure 10
【中文别名】		【英文别名】	spermatogenic failure with defective sperm annulus
【中文别名 2】		【英文别名 2】	
【中文别名 3】		【英文别名 3】	
【OMIM】	614822	【英文缩写】	SPGF10
		【英文缩写 2】	
		【英文缩写 3】	
【好发年龄】	成年期		
【遗传方式】	常染色体显性遗传		
【病因】	SEPT12（septin 12）基因编码的蛋白属于细胞骨架 G 蛋白的 septin 家族，在细胞分裂、胞吐、胚胎发育起重要作用。SEPT12 基因突变可导致无精症 10 型		
【基因定位】	SEPT12 基因（16p13.3）		
【临床表现】	男性不育症、无精症、少精症		
【特征表现】	无精症		

【综合征中文名】	无精症 11 型	【英文全名】	spermatogenic failure 11
【中文别名】		【英文别名】	
【中文别名 2】		【英文别名 2】	
【中文别名 3】		【英文别名 3】	
【OMIM】	615081	【英文缩写】	SPGF11
		【英文缩写 2】	
		【英文缩写 3】	
【好发年龄】	成年期		
【遗传方式】	常染色体显性遗传		
【病因】	KLHL10（septin 12）基因编码的蛋白表达在延伸和拉长精子细胞的胞质中。KLHL10 基因突变可导致无精症 11 型		
【基因定位】	KLHL10 基因（17q21.2）		
【临床表现】	男性不育症、无精症、少精症		
【特征表现】	无精症		

【综合征中文名】	无精症 12 型	【英文全名】	spermatogenic failure 12
【中文别名】		【英文别名】	
【中文别名 2】		【英文别名 2】	
【中文别名 3】		【英文别名 3】	
【OMIM】	615413	【英文缩写】	SPGF12
		【英文缩写 2】	
		【英文缩写 3】	
【好发年龄】	成年期		
【遗传方式】	常染色体显性遗传		
【病因】	不详		
【基因定位】	NANOS1 基因 （10q26.11）		
【临床表现】	男性不育症、无精症、少精症		
【特征表现】	无精症		

【综合征中文名】	无精症 13 型	【英文全名】	spermatogenic failure 13
【中文别名】		【英文别名】	
【中文别名 2】		【英文别名 2】	
【中文别名 3】		【英文别名 3】	
【OMIM】	615814	【英文缩写】	SPGF13
		【英文缩写 2】	
		【英文缩写 3】	
【好发年龄】	成年期		
【遗传方式】	常染色体隐性遗传		
【病因】	TAF4B （TAF4b RNA polymerase Ⅱ，TATA box binding protein-associated factor）基因表达 TATA 结合蛋白与 TBP 相关因子形成相关蛋白复合物，这是 RNA 聚合酶的组成部分，在精子形成中起重要作用。TAF4B 基因突变可引起无精症 13 型		
【基因定位】	TAF4B 基因（18q11.2）		
【临床表现】	男性不育症、无精症、少精症、小睾丸，实验室检查提示，促卵泡激素（FSH）水平升高，但黄体生成激素、泌乳素、睾酮水平正常		
【特征表现】	1. 无精症 2. 小睾丸		

【综合征中文名】	无精症 14 型	【英文全名】	spermatogenic failure 14
【中文别名】		【英文别名】	
【中文别名 2】		【英文别名 2】	
【中文别名 3】		【英文别名 3】	
【OMIM】	615842	【英文缩写】 【英文缩写 2】 【英文缩写 3】	SPGF14
【好发年龄】	成年期		
【遗传方式】	常染色体隐性遗传		
【病因】	ZMYND15 (zinc finger, MYND-type containing 15) 基因表达一个锌指蛋白，是一个睾丸特异性的转录抑制因子。ZMYND15 基因突变可引起无精症 14 型		
【基因定位】	ZMYND15 基因 (*17p13.2*)		
【临床表现】	男性不育症、无精症、少精症，实验室检查提示，精子细胞不能成熟，促卵泡激素 (FSH) 水平升高，但黄体生成激素、泌乳素、睾酮水平正常		
【特征表现】	无精症		

【综合征中文名】	希佩尔-林道综合征	【英文全名】	von Hippel-Lindau Syndrome
【中文别名】	VHL 综合征	【英文别名】	
【中文别名 2】	VHL 病	【英文别名 2】	
【中文别名 3】		【英文别名 3】	
【OMIM】	193300	【英文缩写】 【英文缩写 2】 【英文缩写 3】	VHL
【好发年龄】	青年期		
【遗传方式】	常染色体显性遗传		
【病因】	VHL（von Hippel-Lindau tumor suppressor）基因是一个抑癌基因，编码的蛋白参与构成一个多蛋白复合体：VCB-Cul2 复合体。这个复合体能下调血管内皮生长因子（VEGF）表达。VHL 基因突变可造成 VEGF 表达升高而发生相关肿瘤，导致希佩尔-林道综合征		
【基因定位】	VHL 基因（3p25.3）		
【临床表现】	患者临床表现多样，主要表现为肿瘤发生，受累器官的病变可同时或先后出现，间隔时间可长达数年或数十年。可表现为视网膜、中枢神经系统和腹腔脏器的多发肿瘤，脑及脊髓血管母细胞瘤，视网膜血管瘤，透明细胞性肾细胞癌，嗜铬细胞瘤，中耳内淋巴囊肿瘤，胰腺浆液性囊腺瘤，胰腺神经内分泌瘤，附睾和阔韧带的乳头状囊腺瘤等		
【特征表现】	1. 嗜铬细胞瘤 2. 视网膜母细胞瘤 3. 小脑及脊髓血管母细胞瘤 4. 肾囊肿 5. 肾癌	6. 胰腺囊肿 7. 中耳内淋巴囊肿瘤 8. 胰腺浆液性囊腺瘤 9. 附睾和阔韧带的乳头状囊腺瘤	

【综合征中文名】	细胞色素 P450 氧化还原酶缺陷症	【英文全名】	disordered steroidogenesis due to cytochrome P450 oxidoreductase deficiency
【中文别名】		【英文别名】	adrenal hyperplasia, congenital, due to cytochrome P450 oxidoreductase deficiency
【中文别名 2】		【英文别名 2】	Antley-Bixler syndrome
【中文别名 3】		【英文别名 3】	
【OMIM】	613571	【英文缩写】 【英文缩写 2】 【英文缩写 3】	
【好发年龄】	婴儿期		
【遗传方式】	常染色体隐性遗传		
【病因】	POR【P450（cytochrome）oxidoreductase】基因表达细胞色素 P450 氧化还原酶。它是定位在内质网膜上一个重要的黄素蛋白，能将电子传递给人细胞色素 P450（cytochrome P450，CYP）酶系并帮助其氧化底物。它从电子供体获得电子之后，传递给 17α 羟化酶或 21 羟化酶，而后 17α 羟化酶或 21 羟化酶与氧化型底物、氧分子反应，生成还原型底物和水。所以，POR 基因突变可导致 17α 羟化酶或 21 羟化酶等一系列类固醇激素合成酶缺陷		
【基因定位】	POR 基因（7q11.2）		
【临床表现】	女性患者出生时可有外生殖器雄性化表现，可表现为阴蒂肥大、尿道下裂等，但出生后，患者雄激素水平却不高，且雄性化表现不进展，男性患者外生殖器可保持男性，但青春期常因为雄激素分泌不足而需要替代治疗；除了性腺异常外，重症患者还可有骨畸形和外形异常，也叫 Antley-Bixler 综合征。Antley-Bixler 综合征患者除了外生殖器难辨外，还可导致青春发育延迟，导致不育。Antley-Bixler 综合征也可有骨改变，特别是头面骨，包括颅缝早闭、面中部扁平、前额突出和低耳位。其他骨改变包括关节变形、挛缩、活动受限和肱桡骨融合。关节挛缩会使肘部固定于弯曲位。Antley-Bixler 综合征还可有鼻后孔闭锁、智力下降的表现		
【特征表现】	1. 两性畸形　　　6. 皮肤色素沉积　　　11. 低耳位 2. 女性男性化　　7. 颅缝早闭　　　　12. 关节挛缩 3. 男性假两性畸形　8. 面中部发育不良　13. 桡骨融合 4. 青春发育延迟　9. 鞍鼻　　　　　14. 颜面畸形 5. 尿道下裂　　　10. 前额突出　　　15. 骨畸形		

【综合征中文名】	下丘脑综合征	【英文全名】	hypothalamus syndrome
【中文别名】		【英文别名】	
【中文别名2】		【英文别名2】	
【中文别名3】		【英文别名3】	
【OMIM】		【英文缩写】 【英文缩写2】 【英文缩写3】	
【好发年龄】	任何年龄		
【遗传方式】	不详		
【病因】	多种病因累及下丘脑所致的疾病，可以因先天遗传或后天性、器质性（如颅咽管瘤）或功能性（如各种原因导致严重精神创伤）等多种原因引发		
【基因定位】	不详		
【临床表现】	患者有内分泌代谢功能紊乱，自主神经功能紊乱，以及睡眠、体温调节和性功能障碍，尿崩症，多食肥胖或厌食消瘦，精神失常，癫痫等症群		
【特征表现】	1. 垂体前叶功能减退　　　　7. 多尿 2. 性早熟　　　　　　　　　8. 癫痫 3. 肥胖　　　　　　　　　　9. 心悸 4. 情绪异常　　　　　　　　10. 性腺功能减退 5. 记忆障碍　　　　　　　　11. 消瘦 6. 发热　　　　　　　　　　12. 晕厥		

【综合征中文名】	先天性双侧输精管缺如	【英文全名】	vas deferens，congenital bilateral aplasia of
【中文别名】		【英文别名】	
【中文别名2】		【英文别名2】	
【中文别名3】		【英文别名3】	
【OMIM】	277180	【英文缩写】 【英文缩写2】 【英文缩写3】	CBAVD
【好发年龄】	婴儿期		
【遗传方式】	常染色体隐性遗传		
【病因】	CFTR（cystic fibrosis transmembrane conductance regulator）基因能产生囊性纤维化跨膜传导调节蛋白。这种蛋白是产生黏液、汗液、唾液、泪液和消化酶的细胞表面的跨膜氯离子通道。这种氯离子通道能帮助组织内外的水移动，对黏液的分泌起重要作用。CFTR蛋白也能调节其他通道的功能，如钠离子通道等。这些通道对保持肺部和胰腺的正常功能意义较大。CFTR基因突变可以导致患者体内黏液分泌障碍，附睾的分泌物浓缩、潴留，附睾头增大或呈囊性扩张，附睾管渐进性梗阻，从而导致先天性双侧输精管缺如		
【基因定位】	CFTR基因（7q31.2）		
【临床表现】	患者可表现为先天性双侧输精管缺如和肺部、消化道囊性纤维化。患者多在幼年期反复鼻塞、流涕、咳嗽、多痰等，后确诊为慢性鼻窦炎、支气管炎；成年期后呼吸道感染症状逐渐好转，若有发作经抗生素及对症治疗后便可缓解。患者生长发育正常，第二性征及性功能正常，双侧附睾头增大或呈囊性感，无变硬及压痛，其他部位正常，因精液中无精子而不育。患者可有胰腺功能不足，通常在出生早期出现，以后逐渐加重；临床表现包括大便次数频繁、恶臭、油状便、腹部膨隆，尽管食欲正常或旺盛，但生长发育欠佳。部分患者可发展成胰岛素依赖型糖尿病		
【特征表现】	1. 男性不育 2. 无精症 3. 支气管炎 4. 鼻窦炎 5. 囊性纤维化 6. 糖尿病		

【综合征中文名】	线粒体糖尿病	【英文全名】	diabetes and deafness, maternally inherited
【中文别名】	糖尿病耳聋综合征	【英文别名】	diabetes-deafness syndrome, maternally transmitted
【中文别名 2】	母系遗传糖尿病耳聋综合征	【英文别名 2】	ballinger-wallace syndrome
【中文别名 3】		【英文别名 3】	diabetes mellitus, type Ⅱ, with deafness
【OMIM】	520000	【英文缩写】 【英文缩写 2】 【英文缩写 3】	MIDD
【好发年龄】	45 岁前		
【遗传方式】	母系遗传		
【病因】	MTTL1（transfer RNA, mitochondrial, leucine, 1）基因，MTTE（transfer RNA, mitochondrial, glutamic acid）基因，MTTK（transfer RNA, mitochondrial, lysine）基因均为线粒体 DNA，线粒体是细胞的供能器官。MTTL1（*mtDNA*）基因，MTTE（*mtDNA*）基因，MTTK（*mtDNA*）基因突变可使 ATP 生成不足，β 细胞分泌胰岛素功能下降，影响骨骼肌氧化磷酸化，糖无氧酵解增强，乳酸生成增多，三羧酸循环糖生成亢进，最终导致血糖升高		
【基因定位】	MTTL1（*mtDNA*）基因，MTTE（*mtDNA*）基因，MTTK（*mtDNA*）基因		
【临床表现】	患者可表现为**糖尿病**，患者体型不胖或较消瘦，胰岛素抵抗较轻，多需胰岛素治疗；还可表现为**神经性耳聋**，周围神经病变（四肢麻木、疼痛），MELAS（线粒体脑肌病、乳酸酸中毒、癫痫样发作综合征）；智力、运动发育延迟，小脑共济失调，构音困难，精神异常；骨骼肌萎缩、面部、近端肌肉消瘦无力，肌张力低；心肌病、自发性流产		
【特征表现】	1. 糖尿病 2. 耳聋 3. 肌萎缩 4. 肌痛 5. 精神异常 6. 共济失调 7. 癫痫	8. 乳酸酸中毒 9. 构音障碍 10. 自发性流产 11. 心悸 12. 色素性视网膜炎 13. 视神经发育不全	

【综合征中文名】	小头，矮小合并糖尿病	【英文全名】	microcephaly，short stature，and impaired glucose metabolism
【中文别名】		【英文别名】	
【中文别名2】		【英文别名2】	
【中文别名3】		【英文别名3】	
【OMIM】	616033	【英文缩写】	MSSGM
		【英文缩写2】	
		【英文缩写3】	
【好发年龄】	婴儿期		
【遗传方式】	常染色体隐性遗传		
【病因】	TRMT10A（tRNAmethyltransferase 10 homolog A）基因编码 tRNA 转甲基化酶，该基因敲除可引起胰岛 beta 细胞凋亡。TRMT10A 基因突变可以引起矮小和糖尿病，导致小头，矮小合并糖尿病		
【基因定位】	TRMT10A 基因（4q23）		
【临床表现】	患者表现为身材矮小、小头畸形、低发迹、宽鼻、短颈、骨质疏松、胰岛素抵抗、糖尿病；部分患者可有高胰岛素性低血糖症、脊柱侧弯、智力低下、青春发育延迟、原发性闭经		
【特征表现】	1. 矮小　　　　　　　　　　8. 糖尿病 2. 小头畸形　　　　　　　　9. 低血糖症 3. 发迹低　　　　　　　　　10. 脊柱侧弯 4. 宽鼻　　　　　　　　　　11. 智力低下 5. 短颈　　　　　　　　　　12. 青春发育延迟 6. 骨质疏松　　　　　　　　13. 原发闭经 7. 胰岛素抵抗		

【综合征中文名】	小头畸形矮小综合征 2 型	【英文全名】	microcephalic osteodysplastic primordial dwarfism, type Ⅱ
【中文别名】		【英文别名】	osteodysplastic primordial dwarfism, type Ⅱ
【中文别名 2】		【英文别名 2】	
【中文别名 3】		【英文别名 3】	
【OMIM】	210720	【英文缩写】	MOPD2
		【英文缩写 2】	
		【英文缩写 3】	
【好发年龄】	婴儿期		
【遗传方式】	常染色体隐性遗传		
【病因】	PCNT（pericentrin）基因编码中心粒周蛋白，在细胞中，该蛋白位于染色体的中心体结构，对于细胞分裂起重要作用。PCNT 基因突变可引起骨骼畸形、矮小，导致小头畸形矮小综合征 2 型		
【基因定位】	PCNT 基因（21q22.3）		
【临床表现】	患者出生时有胎儿宫内发育迟缓，出生后身材不对称矮小，躯干肥胖，小头畸形，小耳，宽鼻，牙齿发育不全，音调高，窄胸，尿道下裂，蝶鞍扩大，短指，骨盆窄小，牛奶咖啡斑，头发稀疏，智力多低下，糖尿病，性早熟		
【特征表现】	1. 宫内发育窘迫 2. 小于胎龄儿 3. 低出生体重儿 4. 矮小 5. 肥胖 6. 小头畸形 7. 小耳 8. 宽鼻 9. 牙齿发育不良 10. 音调高		11. 窄胸 12. 尿道下裂 13. 短指（趾） 14. 骨盆窄小 15. 牛奶咖啡斑 16. 头发稀疏 17. 智力低下 18. 糖尿病 19. 性早熟

【综合征中文名】	小眼综合征 3 型	【英文全名】	microphthalmia，syndromic 3
【中文别名】		【英文别名】	microphthalmia and esophageal atresia syndrome
【中文别名 2】		【英文别名 2】	optic nerve hypoplasia and abnormalities of the central nervous system
【中文别名 3】		【英文别名 3】	AEG syndrome
【OMIM】	206900	【英文缩写】 【英文缩写 2】 【英文缩写 3】	MCOPS3
【好发年龄】	婴儿期		
【遗传方式】	常染色体显性遗传		
【病因】	SOX2（sry-box2）基因能编码 SOX2 蛋白，这是一种在胚胎发育中影响许多不同组织和器官的转录因子。SOX2 蛋白能调控其他基因与 DNA 特定区域结合的能力，对眼发育有独特作用。SOX2 基因突变可导致小眼综合征 3 型		
【基因定位】	SOX2 基因（3q26.3~q27）		
【临床表现】	患者可有身材矮小、小头畸形、前额突出、无眼、小眼畸形、食管闭锁、生殖道异常、下丘脑错构瘤、感音神经性耳聋、智力低下、双侧瘫痪、多种垂体激素缺乏（低促腺激素性性腺功能减退和生长激素缺乏）、动脉导管未闭、尿道下裂、隐睾等症状		
【特征表现】	1. 低促性腺激素性性腺功能减退症 2. 矮小 3. 无眼 4. 小眼 5. 食管闭锁 6. 智力低下	7. 动脉导管未闭 8. 尿道下裂 9. 隐睾症 10. 耳聋 11. 瘫痪 12. 多种垂体激素缺乏症	

【综合征中文名】	小眼综合征 5 型	【英文全名】	microphthalmia, syndromic, 5
【中文别名】		【英文别名】	retinal dystrophy, early-onset, and pituitary dysfunction
【中文别名 2】		【英文别名 2】	
【中文别名 3】		【英文别名 3】	
【OMIM】	610125	【英文缩写】	MCOPS5
		【英文缩写 2】	
		【英文缩写 3】	
【好发年龄】	婴儿期		
【遗传方式】	常染色体显性遗传		
【病因】	OTX2（orthodenticle homeobox 2）基因编码 OTX2 蛋白。这是一种转录因子，在早期胚胎发育中控制眼睛、大脑和垂体发育。在人类中，OTX2 基因突变引起严重的眼部畸形杂合突变及垂体发育不良，可导致小眼综合征 5 型		
【基因定位】	OTX2 基因（14q22.3）		
【临床表现】	患者可表现为矮小，小眼球，白内障，视网膜萎缩，视神经发育不全，腭裂，隐睾，小阴茎，关节松弛，肌张力减低，胼胝体发育不全，垂体发育不全，神经垂体异位		
【特征表现】	1. 矮小 2. 小眼 3. 白内障 4. 视力下降 5. 视神经发育不全 6. 唇裂、腭裂 7. 隐睾症 8. 小阴茎	9. 关节松弛 10. 肌张力低 11. 浓眉 12. 垂体发育不良 13. 甲状腺功能减退症 14. 生长激素缺乏症 15. 神经垂体异位	

【综合征中文名】	小眼综合征6型	【英文全名】	microphthalmia, syndromic, 6
【中文别名】		【英文别名】	microphthalmia and pituitary anomalies
【中文别名2】		【英文别名2】	
【中文别名3】		【英文别名3】	
【OMIM】	607932	【英文缩写】	MCOPS6
		【英文缩写2】	
		【英文缩写3】	
【好发年龄】	婴儿期		
【遗传方式】	常染色体显性遗传		
【病因】	BMP4（bone morphogenetic protein4）基因表达骨形态发生蛋白家族成员。骨形态发生蛋白家族是转化生长因子超家族，包括生长和分化的一系列因子。骨形态发生蛋白可以促进体内软骨内成骨，BMP4基因突变可引起骨形态发生蛋白表达水平下降，可导致小眼综合征6型		
【基因定位】	BMP4基因（*14q22~q23*）		
【临床表现】	患者表现为身材矮小，小头畸形，颅缝早闭，高额头，面中部发育不全，小下颌，大耳，耳位低，小眼，高腭弓，腭裂，小阴囊，尿道下裂，隐睾，肾脏发育不全，并指畸形，肌张力低下，精神运动性迟滞，多种垂体功能减低，甲状腺功能减退		
【特征表现】	1. 矮小 2. 小头畸形 3. 前额突出 4. 面中部发育不良 5. 小下颌 6. 大耳 7. 低耳位 8. 小眼 9. 高腭弓 10. 唇裂、腭裂		11. 小阴囊 12. 尿道下裂 13. 隐睾症 14. 肾功能不全 15. 并指 16. 肌张力低 17. 精神运动性迟滞 18. 智力低下 19. 多种垂体激素缺乏症 20. 甲状腺功能减退症

【综合征中文名】	小眼综合征 13 型	【英文全名】	microphthalmia, syndromic, 13
【中文别名】		【英文别名】	
【中文别名 2】		【英文别名 2】	
【中文别名 3】		【英文别名 3】	
【OMIM】	300915	【英文缩写】	MCOPS13
		【英文缩写 2】	
		【英文缩写 3】	
【好发年龄】	婴儿期		
【遗传方式】	X 连锁遗传		
【病因】	HMGB3（high mobility group box 3）基因编码相关蛋白，在维持干细胞迁移起重要作用。HMGB3 基因突变可引起小眼球和身材矮小，导致小眼综合征 13 型		
【基因定位】	HMGB3 基因（*Xq28*）		
【临床表现】	患者可表现为矮小，小头畸形，小耳，小眼球，虹膜缺损，视网膜、脉络膜和上睑下垂，眼震，内斜视，脊柱侧突，智力低下		
【特征表现】	1. 矮小 2. 小头畸形 3. 小耳 4. 小眼 5. 虹膜缺损	6. 上睑下垂 7. 眼球震颤 8. 斜视 9. 脊柱侧弯 10. 智力低下	

【综合征中文名】	新生儿糖尿病伴先天性甲状腺功能减退症	【英文全名】	diabetes mellitus, neonatal, with congenital hypothyroidism
【中文别名】		【英文别名】	NDH syndrome
【中文别名2】		【英文别名2】	
【中文别名3】		【英文别名3】	
【ONIM】	610199	【英文缩写】	NDH
		【英文缩写2】	
		【英文缩写3】	
【好发年龄】	婴儿期		
【遗传方式】	常染色体隐性遗传		
【病因】	GLIS3（GLIS family zinc finger protein 3）基因编码一种核蛋白，有五个 C2H2 锌指区域。该蛋白是一个锌指蛋白家族成员。这个蛋白既有激活又有抑制转录的功能，它与胰岛 β 细胞、甲状腺、眼、肝脏和肾脏发育有关。GLIS3 基因突变和先天性糖尿病和先天性甲状腺功能减退有关，可导致新生儿糖尿病伴先天性甲状腺功能减退症		
【基因定位】	GLIS3 基因（9p24.2）		
【临床表现】	患者表现为轻微的面部异常、胎儿宫内发育迟缓、新生儿糖尿病、严重的先天性甲状腺功能减退症、胆汁淤积、先天性青光眼、耳聋，以及肝硬化、多囊肾综合征		
【特征表现】	1. 宫内发育窘迫　　　　　6. 胆汁淤积 2. 小于胎龄儿　　　　　　7. 青光眼 3. 低出生体重儿　　　　　8. 耳聋 4. 糖尿病　　　　　　　　9. 肝硬化 5. 甲状腺功能减退症　　　10. 多囊肾		

【综合征中文名】	新生儿吸收不良性腹泻 4 型	【英文全名】	diarrhea 4, malabsorptive, congenital
【中文别名】		【英文别名】	
【中文别名 2】		【英文别名 2】	
【中文别名 3】		【英文别名 3】	
【ONIM】	610370	【英文缩写】	DIAR4
		【英文缩写 2】	
		【英文缩写 3】	
【好发年龄】	婴儿期		
【遗传方式】	常染色体隐性遗传		
【病因】	NEUROG3（neurogenin-3）基因表达 neurog3 蛋白，它是碱性环-螺旋-环转录因子家族（basic helix-loop-helix，bHLH）成员，能和其他 bHLH 蛋白形成异源二聚体，在中枢神经系统和发育中的胰腺中表达，是胰腺内分泌发育的调节因子，NEUROG3 基因突变可导致新生儿吸收不良性腹泻 4 型		
【基因定位】	NEUROG3 基因（10q21.3）		
【临床表现】	患者可表现为新生儿糖尿病，有胰腺小、恶心、呕吐，食欲不振，极度宫内发育不良等症状。患者对胰酶治疗反应不佳		
【特征表现】	1. 糖尿病 2. 食欲不振 3. 恶心、呕吐 4. 宫内发育窘迫	5. 小于胎龄儿 6. 低出生体重儿 7. 胰腺功能不全 8. 腹泻	

【综合征中文名】	新生儿重症甲状旁腺功能亢进	【英文全名】	hyperparathyroidism, neonatal severe
【中文别名】		【英文别名】	hyperparathyroidism, neonatal severe primary
【中文别名2】		【英文别名2】	
【中文别名3】		【英文别名3】	
【OMIM】	239200	【英文缩写】 【英文缩写2】 【英文缩写3】	NSHPT
【好发年龄】	新生儿		
【遗传方式】	常染色体隐性遗传		
【病因】	CASR（calcium-sensing receptor）基因编码钙敏感受体蛋白，该蛋白监控和调节血钙水平。当血钙低至一定水平时，激活受体发出信号，使细胞分泌甲状旁腺素，升高血钙。CASR也在肾脏细胞中表达，可重吸收肾小管滤液中的钙。CASR突变可引起高血钙和低尿钙，该基因纯合突变者可导致新生儿重症甲状旁腺功能亢进		
【基因定位】	CASR基因（3q21.1）		
【临床表现】	患者出生后不久出现呼吸窘迫，严重需要长期机械通气；有喂养问题，肌张力低下；佝偻病，骨和胸部畸形，自发多发骨折；高钙血症、低磷血症、高甲状旁腺素血症（可达正常值10倍以上）		
【特征表现】	1. 高钙血症 2. 低磷血症 3. 肌无力 4. 骨畸形 5. 骨折 6. 佝偻病 7. 呼吸困难		

【综合征中文名】	雄激素不敏感综合征	【英文全名】	androgen insensitivity syndrome
【中文别名】	睾丸女性化综合征	【英文别名】	testicular feminization syndrome
【中文别名2】	雄激素抵抗综合征	【英文别名2】	androgen receptor deficiency
【中文别名3】		【英文别名3】	dihydrotestosterone receptor deficiency
【OMIM】	300068	【英文缩写】 【英文缩写2】 【英文缩写3】	AIS TFM
【好发年龄】	婴幼儿期（常易被漏诊，一般要等到青春期无月经时才能明确诊断）		
【遗传方式】	X连锁隐性遗传		
【病因】	AR（androgen receptor）基因编码雄激素受体。AR基因突变引起的病症是男性假两性畸形中常见的类型，可能引起雄激素受体数量缺乏或功能障碍。这些患者睾丸间质细胞分泌的睾酮由于雄激素受体异常而不能刺激午菲管发育形成男性内生殖器，双氢睾酮对泌尿生殖窦和外生殖器不起作用导致分化成女性外阴和阴道下段。睾丸支持细胞能分泌正常副中肾管抑制因子，可以抑制副中肾管上皮增殖，从而使副中肾管退化，而没有输卵管、子宫、宫颈及阴道上段，导致两性畸形。由于睾酮能通过芳香化酶转为雌激素，体内雌激素受体正常，而雄激素不敏感综合征患者对雌激素的敏感性是正常男性的10倍，故青春期后患者可显示女性特征		
【基因定位】	AR基因（Xq12）		
【临床表现】	本病可分为三型：完全性雄激素不敏感综合征（CAIS）和部分性雄激素不敏感综合征（PAIS）、和轻度雄激素不敏感综合征（MAIS）。CAIS患者外生殖器为正常女性型，但阴道短或呈盲端，没有女性内生殖器，青春期呈女性体态乳房发育，但阴毛、腋毛缺如。PAIS表型轻重不同，可有偏向女性的会阴阴蒂，尿道下裂、阴唇融合大阴蒂和隐睾等；或为正常男性外观，而仅有青春期乳房增大；亦可为无生殖能力的男性。MAIS表现相对较轻。各型AIS的共同现象是没有苗勒管（由于睾丸-苗勒管抑制物质的作用），而沃夫管发育不良		
【特征表现】	1. 原发闭经 2. 男性假两性畸形 3. 隐睾症 4. 尿道下裂 5. 腹股沟疝 6. 不孕		

【综合征中文名】	胰岛素样生长因子1缺陷症	【英文全名】	insulin-like growth factor I deficiency
【中文别名】		【英文别名】	growth retardation with sensorineural deafness and mental retardation
【中文别名2】		【英文别名2】	
【中文别名3】		【英文别名3】	
【OMIM】	608747	【英文缩写】 【英文缩写2】 【英文缩写3】	IGF1 deficiency
【好发年龄】	出生前即发病		
【遗传方式】	常染色体隐性遗传		
【病因】	IGF-1（insulin-like growth factor Ⅰ）基因编码类胰岛素生长因子-1，这是一种在分子结构上与胰岛素类似的多肽蛋白物质。生长激素能刺激 IGF-1 产生。IGF-1 在婴儿的生长和在成人体内持续进行合成代谢作用上具有重要意义。IGF-1 基因部分缺失致 IGF-1 合成不足，从而导致胰岛素样生长因子1缺陷症		
【基因定位】	IGF1 基因（*12q23.2*）		
【临床表现】	患者可表现为宫内及出生后生长发育缓慢，身材矮小，小头畸形，小下颌；感音神经性耳聋，智力低下；青春期延迟，月经稀发；骨质疏松；对生长激素治疗不敏感		
【特征表现】	1. 矮小 2. 小于胎龄儿 3. 低出生体重儿 4. 智力低下 5. 小头畸形 6. 骨质疏松 7. 耳聋		

【综合征中文名】	胰岛素样生长因子-1受体缺陷症	【英文全名】	insulin-like growth factor Ⅰ, resistance to
【中文别名】		【英文别名】	somatomedin, end-organ insen-sitivity to
【中文别名2】		【英文别名2】	somatomedin-C, resistance to
【中文别名3】		【英文别名3】	insulin-like growth factor Ⅰ, resistance to, due to increased binding protein
【OMIM】	270450	【英文缩写】 【英文缩写2】 【英文缩写3】	IGF-Ⅰ resistance
【好发年龄】	婴儿期		
【遗传方式】	常染色体隐性遗传		
【病因】	IGF-1R（insulin-like growth factor Ⅰ receptor）编码胰岛素样生长因子-1受体。胰岛素样生长因子-1（IGF-1）是一种在分子结构上与胰岛素类似的多肽蛋白物质。生长激素能刺激 IGF-1 产生。IGF-1 在婴儿的生长和在成人体内持续进行合成代谢作用上具有重要意义。IGF1R 基因缺陷能导致 IGF-1 受体数目和功能下降，从而引起 IGF-1 不敏感，导致胰岛素样生长因子-1受体缺陷症		
【基因定位】	IGF1R 基因（15q26.3）		
【临床表现】	患者可表现为出生体重小、出生前及生后生长延迟、面部畸形、小头畸形、轻度眼距窄、耳朵突出、轻度认知障碍、女性初潮延迟、血浆胰岛素样生长因子-1升高、少数出现漏斗胸和精神神经异常		
【特征表现】	1. 小于胎龄儿 2. 低出生体重儿 3. 矮小 4. 小头畸形 5. 眼距窄	6. 耳突出 7. 糖尿病 8. 漏斗胸 9. 精神障碍	

【综合征中文名】	胰升糖素瘤综合征	【英文全名】	glucagonoma syndrome
【中文别名】		【英文别名】	
【中文别名 2】		【英文别名 2】	
【中文别名 3】		【英文别名 3】	
【OMIM】		【英文缩写】 【英文缩写 2】 【英文缩写 3】	
【好发年龄】	40~60 岁		
【遗传方式】	常染色体显性遗传		
【病因】	MEN1（multiple endocrine neoplasia1）基因编码含 610 个氨基酸的蛋白质分子，称为"多发性内分泌腺瘤蛋白（menin）"，为一抑癌基因。Menin 蛋白在进化过程中高度保守，它通过与多种等转录因子的相互作用，调节细胞增殖与凋亡，抑制细胞生长。Menin 蛋白的 C 末端有核定位信号，一旦 menin 的 C 末端缺失，menin 蛋白就不能转移到胞核，而造成降解并丧失功能，MEN1 基因突变引起胰岛 α 细胞瘤中，多种转录因子在胰岛 α 细胞中激活胰高血糖素基因的表达，导致胰升糖素瘤综合征		
【基因定位】	MEN1 基因（*11q13.1*）		
【临床表现】	患者表现为糖耐量异常或糖尿病，低氨基酸血症，血清胰升糖素升高，约 90% 胰高血糖素瘤患者血清胰高糖素水平高于 1000 pg/ml。患者还有症状如坏死松解性游走性红斑、贫血、血栓性疾病、精神异常、胃炎、舌炎、消瘦，间歇性腹泻等症状，若有肝脏转移，则可出现肝功能损害		
【特征表现】	1. 糖尿病 2. 坏死性游走性红斑 3. 低氨基酸血症 4. 腹泻 5. 精神异常 6. 贫血 7. 舌炎		

【综合征中文名】	胰腺小脑发育不全	【英文全名】	pancreatic and cerebellar agenesis
【中文别名】		【英文别名】	diabetes mellitus, permanent neonatal, with cerebellar agenesis
【中文别名2】		【英文别名2】	
【中文别名3】		【英文别名3】	
【ONIM】	609069	【英文缩写】	PACA
		【英文缩写2】	
		【英文缩写3】	
【好发年龄】	婴儿期		
【遗传方式】	常染色体隐性遗传		
【病因】	PTF1A（pancreas transcription factor 1，alpha subunit）基因属于碱性螺旋-环-螺旋（basic helix-loop-helix，bHLH）转录因子家族成员，表达胰腺转录因子1复合体（PTF1）中的α蛋白。PTF1蛋白在哺乳动物胰腺的发育、功能维持中起重要作用。它在胰腺发育过程中，能使胰芽继续生长成胰腺，并能维持胰腺外分泌特异基因包括胰淀粉酶和弹性蛋白酶的表达。该蛋白在小脑的发育过程中也有表达。PTF1A基因突变可引起胰腺不发育、小脑发育不全和胰腺癌，导致胰腺小脑发育不全		
【基因定位】	PTF1A基因（*10p12.2*）		
【临床表现】	患者表现为一过性或持续性新生儿糖尿病、小脑、胰腺不发育，以及胰腺外分泌缺乏。患者有极度宫内发育不良，小脑不发育，曲折性挛缩，皮下脂肪厚度减退，视神经发育不良等症状		
【特征表现】	1. 糖尿病 2. 宫内发育窘迫 3. 低出生体重儿 4. 共济失调 5. 视力下降 6. 小脑发育不全		

【综合征中文名】	遗传性低磷佝偻病合并高尿钙症	【英文全名】	hypophosphatemic rickets with hypercalciuria，hereditary
【中文别名】		【英文别名】	hypercalciuric rickets
【中文别名 2】		【英文别名 2】	
【中文别名 3】		【英文别名 3】	
【OMIM】	241530	【英文缩写】	HHRH
		【英文缩写 2】	
		【英文缩写 3】	
【好发年龄】	婴儿期		
【遗传方式】	常染色体隐性遗传		
【病因】	SLC34A3（solute carrier family 34，member 3）基因编码一种电解质转运蛋白，其主要表达于肾脏近端小管，能通过钠-磷同向转运，重吸收磷。SLC34A3 基因突变可引起低磷血症和骨软化症，导致遗传性低磷佝偻病合并高尿钙症		
【基因定位】	SLC34A3 基因（9q34.3）		
【临床表现】	患者可表现出身材矮小，生长发育迟缓，前额突出，高尿磷症，肾磷阈下降，肾结石，高尿钙症，血钙往往正常，低磷血症，肌肉无力，佝偻病等症状。骨盆、四肢、头颅均可见相关畸形		
【特征表现】	1. 矮小 2. 前额突出 3. 低磷血症 4. 肾结石 5. 高尿钙症 6. 肌张力低 7. 佝偻病		

【综合征中文名】	遗传性范科尼综合征 1 型	【英文全名】	Fanconi renotubular syndrome 1
【中文别名】		【英文别名】	Fanconi renotubular syndrome
【中文别名 2】		【英文别名 2】	renal Fanconi syndrome
【中文别名 3】		【英文别名 3】	Luder-Sheldon syndrome
【OMIM】	134600	【英文缩写】 【英文缩写 2】 【英文缩写 3】	FRTS1 FRTS RFS
【好发年龄】	儿童期		
【遗传方式】	常染色体显性遗传		
【病因】	不详		
【基因定位】	定位于 15q15.3		
【临床表现】	患者表现为身材矮小，肌无力，低钾血症，低磷血症，氨基酸尿，蛋白尿，佝偻病，代谢性酸中毒		
【特征表现】	1. 矮小 2. 乏力 3. 低钾血症 4. 低磷血症	5. 氨基酸尿 6. 蛋白尿 7. 佝偻病 8. 代谢性酸中毒	

【综合征中文名】	遗传性范科尼综合征 2 型	【英文全名】	Fanconi renotubular syndrome 2
【中文别名】		【英文别名】	
【中文别名 2】		【英文别名 2】	
【中文别名 3】		【英文别名 3】	
【OMIM】	613388	【英文缩写】	FRTS2
		【英文缩写 2】	
		【英文缩写 3】	
【好发年龄】	儿童期		
【遗传方式】	常染色体隐性遗传		
【病因】	SLC34A1 (solute carrier family 34, member 1) 基因编码Ⅱ型钠磷同向转运子，表达于肾脏近端小管，SLC34A1 基因突变可导致遗传性范科尼综合征 2 型		
【基因定位】	SLC34A1 基因 (5q35)		
【临床表现】	患者表现为身材矮小，肌无力，低钾血症，低磷血症，氨基酸尿，蛋白尿，佝偻病，代谢性酸中毒；严重者可有肾功能衰竭		
【特征表现】	1. 矮小 2. 乏力 3. 低钾血症 4. 低磷血症 5. 氨基酸尿	6. 蛋白尿 7. 佝偻病 8. 肾功能不全 9. 代谢性酸中毒	

【综合征中文名】	遗传性范科尼综合征 3 型	【英文全名】	Fanconi renotubular syndrome 3
【中文别名】		【英文别名】	
【中文别名 2】		【英文别名 2】	
【中文别名 3】		【英文别名 3】	
【OMIM】	615605	【英文缩写】	FRTS3
		【英文缩写 2】	
		【英文缩写 3】	
【好发年龄】	儿童期		
【遗传方式】	常染色体显性遗传		
【病因】	EHHADH（enoyl-CoA hydratase/3-hydroxyacyl CoA dehydrogenase）基因能激活脂肪酸氧化和三羧酸循环中的苹果酸脱氢酶，并抑制尿素循环中的琥珀酸裂解酶和糖异生中的磷酸烯醇式丙酮酸羧化酶，EHHADH 基因突变可导致遗传性范可尼综合征 3 型		
【基因定位】	EHHADH 基因（3q27.2）		
【临床表现】	患者表现为身材矮小，肌无力，低钾血症，低磷血症，氨基酸尿，蛋白尿，佝偻病，代谢性酸中毒，但常无肾功能衰竭		
【特征表现】	1. 矮小　　　　　　　　　　　5. 氨基酸尿 2. 乏力　　　　　　　　　　　6. 蛋白尿 3. 低钾血症　　　　　　　　　7. 佝偻病 4. 低磷血症　　　　　　　　　8. 代谢性酸中毒		

【综合征中文名】	遗传性范科尼综合征4型合并青少年起病的成人型糖尿病	【英文全名】	Fanconi renotubular syndrome 4 with maturity-onset diabetes of the young
【中文别名】		【英文别名】	
【中文别名2】		【英文别名2】	
【中文别名3】		【英文别名3】	
【OMIM】	616026	【英文缩写】	FRTS4 with MODY
		【英文缩写2】	
		【英文缩写3】	
【好发年龄】	儿童期		
【遗传方式】	常染色体隐性遗传		
【病因】	HNF4α（hepatocyte nuclear factor 4α）基因是一种细胞特异性转录因子，它通过对靶基因的转录调节参与胰岛细胞和肝脏的发育、分化和正常功能的表达，并维持葡萄糖稳态。它在肝脏、肾脏、消化道上皮均有较多表达，同时在胰岛呈低水平表达。HNF4α基因突变可出现糖尿病和肾小管功能损害，导致遗传性范可尼综合征4型合并青少年起病的成人型糖尿病和青少年发病的成人型糖尿病1型		
【基因定位】	HNF4α基因（20q13.12）		
【临床表现】	患者婴儿期可表现为身材矮小、肌无力、低钾血症、低磷血症、氨基酸尿、蛋白尿、佝偻病、代谢性酸中毒；青春期出现糖尿病		
【特征表现】	1. 矮小 2. 乏力 3. 低钾血症 4. 低磷血症 5. 氨基酸尿	6. 蛋白尿 7. 佝偻病 8. 代谢性酸中毒 9. 糖尿病	

【综合征中文名】	遗传性黄嘌呤尿症 1 型	【英文全名】	xanthinuria type 1
【中文别名】		【英文别名】	xanthine dehydrogenase deficiency
【中文别名 2】		【英文别名 2】	XDH deficiency
【中文别名 3】		【英文别名 3】	
【OMIM】	278300	【英文缩写】 【英文缩写 2】 【英文缩写 3】	
【好发年龄】	各年龄段均可发病		
【遗传方式】	常染色体隐性遗传		
【病因】	XDH（xanthine dehydrogenase）基因编码黄嘌呤脱氢酶。XDH 基因突变可引起体内嘌呤代谢的过程（即次级黄嘌呤代谢为黄嘌呤，黄嘌呤代谢为尿酸）缺乏酶催化，进而导致低尿酸血症，导致遗传性黄嘌呤尿症 1 型		
【基因定位】	XDH 基因（*2p23.1*）		
【临床表现】	部分患者无明显临床症状。1 型、2 型临床症状大致相似，主要表现为反复发作的尿石症，少数患者出现肌病，骨骼肌可见结晶沉积		
【特征表现】	1. 尿石症 2. 肾盂肾炎 3. 肌痛		

【综合征中文名】	遗传性黄嘌呤尿症 2 型	【英文全名】	xanthinuria type 2
【中文别名】		【英文别名】	xanthine oxide deficiency
【中文别名 2】		【英文别名 2】	
【中文别名 3】		【英文别名 3】	
【OMIM】	603592	【英文缩写】	
		【英文缩写 2】	
		【英文缩写 3】	
【好发年龄】	各年龄段均可发病		
【遗传方式】	常染色体隐性遗传		
【病因】	MOCOS（human molybdenum cofactor sulfurase）基因编码钼辅因子硫化酶。MOCOS 基因突变能导致黄嘌呤脱氢酶与乙醛氧化酶功能下降，使 sulfido-olybdenum cofactor（MoCo）产生减少，导致嘌呤代谢过程中（即次级黄嘌呤代谢为黄嘌呤，黄嘌呤代谢为尿酸）缺乏酶催化，进而引起低尿酸血症，导致遗传性黄嘌呤尿症 2 型		
【基因定位】	MOCOS 基因（*2q33*）		
【临床表现】	部分患者无明显临床症状。1 型、2 型临床症状大致相似主要表现为反复发作的尿石症，少数患者出现肌病，骨骼肌可见结晶沉积		
【特征表现】	1. 黄嘌呤尿石症 2. 尿石症 3. 肾盂积水 4. 肾盂肾炎 5. 肌病		

【综合征中文名】	遗传性甲状腺结合球蛋白缺陷症	【英文全名】	thyroxine-binding globulin deficiency
【中文别名】	甲状腺激素运载蛋白综合征	【英文别名】	
【中文别名2】		【英文别名2】	
【中文别名3】		【英文别名3】	
【OMIM】	314200	【英文缩写】 【英文缩写2】 【英文缩写3】	
【好发年龄】	婴儿期		
【遗传方式】	X连锁隐性遗传		
【病因】	SERPINA7【serpin peptidase inhibitor, clade A（alpha-1 antiproteinase, antitrypsin），member 7】基因编码甲状腺素结合球蛋白（thyroxline-binding globulin）。甲状腺结合球蛋白能和血液中游离甲状腺激素结合形成蛋白结合的甲状腺激素。SERPINA7基因突变可引起血中总甲状腺素浓度发生变化，但游离甲状腺素水平常保持不变，可导致遗传性甲状腺结合球蛋白缺陷症		
【基因定位】	SERPINA7基因（$Xq22.2$）		
【临床表现】	患者血清游离甲状腺激素和促甲状腺素水平常正常，但总甲状腺激素水平可发生变化。这种情况下，患者常无甲状腺功能异常表现		
【特征表现】	1. 总甲状腺素异常 2. 游离甲状腺素正常		

【综合征中文名】	遗传性血色病 1 型	【英文全名】	hereditary hemochromatosis type 1
【中文别名】		【英文别名】	
【中文别名 2】		【英文别名 2】	
【中文别名 3】		【英文别名 3】	
【OMIM】	235200	【英文缩写】	HFE1
		【英文缩写 2】	
		【英文缩写 3】	
【好发年龄】	青年期		
【遗传方式】	常染色体隐性遗传		
【病因】	HFE（HFE gene）基因能产生肝脏、肠道和某些免疫细胞表面表达的 HFE 蛋白。HFE 蛋白能调节其他蛋白如 hepcidin 的产生。Hepcidin 由肝脏产生，能影响体内铁的重吸收。HFE 蛋白还能影响两种转铁蛋白受体。HFE 基因突变可引起遗传性血色病 1 型		
【基因定位】	HFE 基因（6p21.3）		
【临床表现】	血色病分为潜伏期和临床期，各个期间临床表现不相同。①潜伏期，生化改变期：铁代谢的各项指标增高（包括血清铁，转铁蛋白饱和度，血清铁蛋白）。②临床期：肝大逐渐发展为肝硬化和癌症，同时患者表现有虚弱、嗜睡、消瘦，肝衰竭等；主要症状还有皮肤真皮有黑色素沉着，皮肤呈青铜色；如果同时有含铁血黄素沉着，则皮肤呈金属或石板样灰色。患者其他症状包括糖尿病；胰岛素抵抗；勃起功能障碍及性腺功能低下症；心衰竭、心律不齐或心包炎；手部关节炎，但亦包括膝部及肩膀关节；肾上腺的破坏，造成肾上腺功能不全等		
【特征表现】	1. 皮肤色素沉积 2. 肝大 3. 糖尿病 4. 高促性腺激素性性腺功能减退症 5. 肾上腺皮质功能减退症		

【综合征中文名】	遗传性血色病2A型	【英文全名】	hereditary hemochromatosis, type 2A
【中文别名】		【英文别名】	hemochromatosis, type 2
【中文别名2】		【英文别名2】	hemochromatosis, juvenile
【中文别名3】		【英文别名3】	
【OMIM】	602390	【英文缩写】	HFE2A
		【英文缩写2】	HFE2
		【英文缩写3】	
【好发年龄】	青少年		
【遗传方式】	常染色体隐性遗传		
【病因】	HJV（hemojuvelin）基因能编码hemojuvelin蛋白。这个蛋白在肝脏、心脏和肌肉内产生，能调控其他蛋白如hepcidin的水平，被认为对维持人体内铁平衡十分重要。HJV基因突变可导致遗传性血色病2A型		
【基因定位】	HJV基因（*1q21.1*）		
【临床表现】	患者在潜伏期和生化改变期，可有铁代谢的各项指标增高（包括血清铁、转铁蛋白饱和度、血清铁蛋白等）；在临床期可出现肝大逐渐发展为肝硬化和癌症，皮肤真皮有黑色素沉着，皮肤呈青铜色；如果同时有含铁血黄素沉着，则皮肤呈金属或石板样灰色；还有其他症状如虚弱，嗜睡，消瘦，肝衰竭，糖尿病，胰岛素抵抗，勃起功能障碍及性腺功能低下症，心衰竭、心律不齐或心包炎，手部关节炎亦包括膝部及肩膀关节，以及肾上腺破坏造成的肾上腺功能不全		
【特征表现】	1. 皮肤色素沉积 2. 肝大 3. 糖尿病 4. 高促性腺激素性性腺功能减退症 5. 肾上腺皮质功能减退症		

【综合征中文名】	遗传性血色病 2B 型	【英文全名】	hereditary hemochromatosis type 2B
【中文别名】		【英文别名】	
【中文别名 2】		【英文别名 2】	
【中文别名 3】		【英文别名 3】	
【OMIM】	613313	【英文缩写】	HFE2B
		【英文缩写 2】	
		【英文缩写 3】	
【好发年龄】	青少年期		
【遗传方式】	常染色体隐性遗传		
【病因】	HAMP（hepcidin antimicrobial peptide）基因能产生铁调素蛋白。这个蛋白对维持人体内铁平衡十分重要。HAMP 基因突变可导致遗传性血色病 2B 型		
【基因定位】	HAMP 基因（*19q13.1*）		
【临床表现】	潜伏期、生化改变期：铁代谢的各项指标增高（包括血清铁、转铁蛋白饱和度、血清铁蛋白等）。临床期：肝大逐渐发展为肝硬化和癌症，患者主要症状是皮肤真皮有黑色素沉着，皮肤呈青铜色；如果同时有含铁血黄素沉着，则皮肤呈金属或石板样灰色；还有其他症状如虚弱，嗜睡，消瘦，肝衰竭，糖尿病，胰岛素抵抗，勃起功能障碍及性腺功能低下症，心衰竭、心律不齐或心包炎，手部关节炎亦包括膝部及肩膀关节，以及肾上腺破坏造成的肾上腺功能不全		
【特征表现】	1. 皮肤色素沉积 2. 肝大 3. 糖尿病 4. 高促性腺激素性性腺功能减退症 5. 肾上腺皮质功能减退症		

【综合征中文名】	遗传性血色病 3 型	【英文全名】	hereditary hemochromatosis type 3
【中文别名】		【英文别名】	
【中文别名 2】		【英文别名 2】	
【中文别名 3】		【英文别名 3】	
【OMIM】	604250	【英文缩写】	HFE3
		【英文缩写 2】	
		【英文缩写 3】	
【好发年龄】	青少年期		
【遗传方式】	常染色体隐性遗传		
【病因】	TFR2（transferrin receptor 2）基因能编码转铁蛋白受体 2。在血液中，铁能和转铁蛋白结合并转入肝脏和其他组织。在细胞表面，转铁蛋白能和转铁蛋白受体 2 结合，使铁进入细胞。此外，这个受体能调控体内铁储备的蛋白 hepcidin。TFR2 基因突变可导致遗传性血色病 3 型		
【基因定位】	TFR2 基因（7q22）		
【临床表现】	临床表现分为不同时期。①潜伏期、生化改变期：铁代谢的各项指标增高（包括血清铁，转铁蛋白饱和度，血清铁蛋白）；②临床期：肝大逐渐发展为肝硬化和癌症，伴有虚弱、嗜睡、消瘦，肝衰竭等；主要症状还有皮肤真皮黑色素沉着，皮肤呈青铜色；如果同时有含铁血黄素沉着，则皮肤呈金属或石板样灰色。患者其他症状包括糖尿病；胰岛素抵抗；勃起功能障碍及性腺功能低下症；心衰竭、心律不齐或心包炎；手部关节炎，但亦包括膝部及肩膀关节；肾上腺的破坏，造成肾上腺功能不全		
【特征表现】	1. 皮肤色素沉积 2. 肝大 3. 糖尿病 4. 高促性腺激素性性腺功能减退症 5. 肾上腺皮质功能减退症		

【综合征中文名】	遗传性血色病 4 型	【英文全名】	hereditary hemochromatosis type 4
【中文别名】		【英文别名】	hemochromatosis，autosomal dominant
【中文别名 2】		【英文别名 2】	
【中文别名 3】		【英文别名 3】	
【OMIM】	606069	【英文缩写】	HFE4
		【英文缩写 2】	
		【英文缩写 3】	
【好发年龄】	青少年期		
【遗传方式】	常染色体显性遗传		
【病因】	SLC40A1（solute carrier family 40，member 1）基因编码 ferroportin 蛋白。这个蛋白能影响体内铁吸收。食物中的铁元素被人体吸收后，ferroportin 能将铁从小肠中转入血液，也能将铁转出各种细胞包括免疫系统的细胞外。SLC40A1 基因突变可导致遗传性血色病 4 型		
【基因定位】	SLC40A1 基因（2q32）		
【临床表现】	该病可分为潜伏期和临床期，临床表现各有其特点。①潜伏期、生化改变期：铁代谢的各项指标增高（包括血清铁，转铁蛋白饱和度，血清铁蛋白）。②临床期：肝大逐渐发展为肝硬化和癌症，伴有虚弱、嗜睡、消瘦、肝衰竭等；主要症状还有皮肤真皮黑色素沉着，皮肤呈青铜色；如果同时有含铁血黄素沉着，则皮肤呈金属或石板样灰色。患者其他症状包括糖尿病；胰岛素抵抗；勃起功能障碍及性腺功能低下症；心衰竭、心律不齐或心包炎；手部关节炎，但亦包括膝部及肩膀关节；肾上腺的破坏，造成肾上腺功能不全		
【特征表现】	1. 皮肤色素沉积 2. 肝大 3. 糖尿病 4. 高促性腺激素性性腺功能减退症 5. 肾上腺皮质功能减退症		

【综合征中文名】	异位 ACTH 综合征	【英文全名】	ectopic ACTH syndrome
【中文别名】		【英文别名】	
【中文别名 2】		【英文别名 2】	
【中文别名 3】		【英文别名 3】	
【OMIM】	不详	【英文缩写】	EAS
		【英文缩写 2】	
		【英文缩写 3】	
【好发年龄】	不详		
【遗传方式】	不详		
【病因】	由于垂体以外的肿瘤细胞分泌大量 ACTH 所致		
【基因定位】	不详		
【临床表现】	本综合征有两种类型。第一型主要为小细胞肺癌或其他恶性肿瘤患者，病程短，病情重，消耗严重，多见于男性；主要表现为明显的色素沉着，高血压，水肿，严重低血钾伴肌无力，糖尿病伴烦渴、多饮多尿、体重减轻，血浆 ACTH 和皮质醇增高显著。第二型肿瘤病程较长，病情较轻，临床上可表现为较典型的库欣综合征，如满月脸、水牛背、向心性肥胖、紫纹		
【特征表现】	1. 高血压 2. 糖尿病 3. 低钾血症 4. 皮肤色素沉积 5. 库欣综合征		

【综合征中文名】	异位 HCG 综合征	【英文全名】	ectopic human chorionic gonado-tropin syndrome
【中文别名】		【英文别名】	
【中文别名2】		【英文别名2】	
【中文别名3】		【英文别名3】	
【OMIM】		【英文缩写】 【英文缩写2】 【英文缩写3】	
【好发年龄】	不详		
【遗传方式】	不详		
【病因】	本病最常见于滋养细胞肿瘤，如绒毛膜癌，睾丸胚细胞癌，精原细胞癌；与分泌绒毛膜促性腺激素相关的非滋养层细胞肿瘤较常见为肺及胰腺肿瘤，其他的肿瘤如肾上腺、乳腺、膀胱、颌骨、肝脏母细胞瘤、骨肉瘤和淋巴瘤也有报道		
【基因定位】	不详		
【临床表现】	男性患者由于雌激素的分泌可出现女性乳房；儿童青春期早熟；可合并原发性甲状腺功能亢进		
【特征表现】	1. 性早熟 2. 两性畸形 3. 甲状腺功能亢进症		

【综合征中文名】	异位 PRL 综合征	【英文全名】	ectopic prolactin syndrome
【中文别名】		【英文别名】	
【中文别名 2】		【英文别名 2】	
【中文别名 3】		【英文别名 3】	
【OMIM】		【英文缩写】 【英文缩写 2】 【英文缩写 3】	
【好发年龄】	不详		
【遗传方式】	不详		
【病因】	垂体外分泌的催乳素（PRL）功能仍有争议，在垂体内的 PRL 分泌受垂体特异性因子 Pit1 的转录调控，而在垂体外的组织，由于 Pit1 不被表达，PRL 基因的垂体启动子沉默，由上游启动子转录更长的拥有独特 5′端的 mRNA，但经过处理后的蛋白与垂体分泌的 PRL 具有相同的氨基酸序列。常异位分泌于支气管肿瘤，淋巴瘤，未分化的肺癌，肾癌，甲状腺髓样癌，肾上腺肿瘤，口腔及生殖细胞肿瘤组织。乳腺肿瘤被发现同时分泌 PRL 与 PRL 受体		
【基因定位】	不详		
【临床表现】	有广泛的垂体外分泌，如蜕膜子宫内膜、T 淋巴细胞、乳腺上皮细胞、皮肤、汗腺和脑组织，但很少引起有临床意义的异位分泌综合征。常见的临床表现包括：女性乳漏和闭经，在男性患者中可以出现性腺功能减退以及出现乳房发育等		
【特征表现】	1. 闭经 2. 性腺功能减退 3. 阳痿 4. 男性乳房发育		

【综合征中文名】	异位 TSH 综合征	【英文全名】	ectopic TSH producing syndrome
【中文别名】		【英文别名】	
【中文别名 2】		【英文别名 2】	
【中文别名 3】		【英文别名 3】	
【OMIM】		【英文缩写】	
		【英文缩写 2】	
		【英文缩写 3】	
【好发年龄】	不详，50% 以上发病者为男性		
【遗传方式】	不详		
【病因】	本病多为肿瘤异位分泌促甲状腺素（TSH）导致，常见肿瘤为消化道肿瘤；其次为肺癌、绒毛膜癌、葡萄胎、睾丸胚胎癌；下丘脑肿瘤也有报道		
【基因定位】	不详		
【临床表现】	甲状腺功能亢进的症状和体征：心悸、出汗、消瘦、肌无力、精神紧张等		
【特征表现】	甲状腺功能亢进症		

【综合征中文名】	异位红细胞生成素综合征	【英文全名】	ectopic erythropoiesis syndrome
【中文别名】		【英文别名】	
【中文别名2】		【英文别名2】	
【中文别名3】		【英文别名3】	
【OMIM】		【英文缩写】	
		【英文缩写2】	
		【英文缩写3】	
【好发年龄】	不详		
【遗传方式】	不详		
【病因】	产生红细胞生成素的肿瘤常见于肾细胞癌，肝细胞癌，嗜铬细胞瘤，卵巢肿瘤、小脑的成血管细胞瘤，子宫肌瘤		
【基因定位】	不详		
【临床表现】	可能出现红细胞增多症的表现		
【特征表现】	1. 红细胞增多 2. 高血压		

【综合征中文名】	异位肾素综合征	【英文全名】	ectopic renin syndrome
【中文别名】		【英文别名】	
【中文别名2】		【英文别名2】	
【中文别名3】		【英文别名3】	
【OMIM】		【英文缩写】 【英文缩写2】 【英文缩写3】	
【好发年龄】	不详		
【遗传方式】	不详		
【病因】	本病为异位的肿瘤分泌肾素所引起，常可见的肿瘤有肾脏（Wilms 肿瘤、肾细胞癌、血管外皮细胞瘤），肺部（小细胞肺癌、腺癌、平滑肌肉瘤），胰腺癌，卵巢肿瘤，肝（肝细胞瘤、错构瘤），回肠癌，肾上腺副神经节肉瘤，眼眶血管外皮细胞瘤		
【基因定位】	不详		
【临床表现】	除原发肿瘤的临床表现，常见伴发症状有高血压、低钾血症、高醛固酮血症		
【特征表现】	1. 高血压 2. 低钾血症		

【综合征中文名】	异位生长激素综合征	【英文全名】	ectopic growth hormone syndrome
【中文别名】		【英文别名】	
【中文别名2】		【英文别名2】	
【中文别名3】		【英文别名3】	
【OMIM】		【英文缩写】	
		【英文缩写2】	
		【英文缩写3】	
【好发年龄】	不详		
【遗传方式】	不详		
【病因】	主要由肺与胃的腺癌，类癌，嗜铬细胞瘤，胰岛细胞癌等		
【基因定位】	不详		
【临床表现】	此病较罕见，有广泛的垂体外分泌，但很少引起有临床意义的异位分泌综合征。患者可出现肢端肥大症的表现。部分患者合并肥大性骨关节病变，如杵状指，关节肿胀疼痛		
【特征表现】	1. 杵状指 2. 骨关节痛		

【综合征中文名】	异位血管活性肠肽综合征	【英文全名】	ectopic vasoactive intestinal polypeptide syndrome
【中文别名】		【英文别名】	
【中文别名2】		【英文别名2】	
【中文别名3】		【英文别名3】	
【OMIM】		【英文缩写】 【英文缩写2】 【英文缩写3】	
【好发年龄】	不详		
【遗传方式】	不详		
【病因】	本病为异位血管活性肠肽肿瘤导致，常见的肿瘤有肺部肿瘤（包括支气管源性肿瘤），甲状腺髓样癌，嗜铬细胞瘤，节细胞神经母细胞瘤，胰腺（胰岛细胞腺瘤，胰岛细胞增生）、肾脏的神经内分泌肿瘤		
【基因定位】	不详		
【临床表现】	典型的水样腹泻，低钾血症，恶心，呕吐，无胃酸		
【特征表现】	1. 水样泻 2. 低钾血症		

【综合征中文名】	隐睾症	【英文全名】	cryptorchidism, unilateral or bilateral
【中文别名】		【英文别名】	undescended testis
【中文别名2】		【英文别名2】	
【中文别名3】		【英文别名3】	
【OMIM】	219050	【英文缩写】 【英文缩写2】 【英文缩写3】	
【好发年龄】	婴儿期		
【遗传方式】	常染色体隐性遗传		
【病因】	INSL3（insulin-like 3）基因编码的蛋白在出生前后的 Leydig 细胞和出生以后的卵巢卵泡膜细胞特异表达。LGR8（leucine-rich repeat-containing G protein-coupled receptor 8）基因编码的蛋白是 INSL-3 的受体。LGR8 表达于引带、睾丸、脑和骨骼肌，在引带的表达水平最高。它可与 INSL3 基因编码的蛋白结合，促进引带细胞分化、睾丸下降，LGR8 基因和 INSL3 基因突变可导致睾丸不能正常下降，而导致隐睾症		
【基因定位】	LGR8 基因（*13q13.1*），INSL3 基因（*19q13.11*）		
【临床表现】	患儿一般无自觉症状，第二性征为男性，阴囊一侧或双侧较小，右侧多于左侧，触诊阴囊内无睾丸，在腹股沟管内常可摸到小睾丸；部分位于腹膜后可完全触不到，隐睾常伴有腹股沟斜疝		
【特征表现】	1. 隐睾症 2. 阴囊发育不良		

【综合征中文名】	婴儿高钙血症	【英文全名】	hypercalcemia，infantile
【中文别名】		【英文别名】	hypercalcemia，idiopathic，of infancy
【中文别名2】		【英文别名2】	
【中文别名3】		【英文别名3】	
【OMIM】	143880	【英文缩写】	
		【英文缩写2】	
		【英文缩写3】	
【好发年龄】	婴儿期		
【遗传方式】	常染色体隐性遗传		
【病因】	CYP24A1（cytochrome P450，family 24，subfamilyA，polypeptide 1）基因编码细胞色素 P450 酶家族成员，能参与 1,25 双羟维生素 D 的合成，所以这种酶起着维持钙稳态和维生素 D 水平的作用。CYP24A1 基因突变可导致婴儿高钙血症		
【基因定位】	CYP24A1 基因（20q13.2）		
【临床表现】	患者可有身材矮小、恶心、呕吐、体重减低、肾钙质沉积、肾结石、肌张力减低、高钙血症、高尿钙、低甲状旁腺素水平，患者常在补充维生素 D 时出现高钙血症		
【特征表现】	1. 矮小 2. 恶心、呕吐 3. 消瘦 4. 肾结石 5. 肌张力低 6. 高钙血症 7. 高尿钙症		

【综合征中文名】	婴儿广泛动脉钙化1型	【英文全名】	arterial calcification, generalized, of infancy, 1
【中文别名】		【英文别名】	idiopathic infantile arterial calcification
【中文别名2】		【英文别名2】	arterial calcification, idiopathic infantile arteriopathy, occlusive infantile
【中文别名3】		【英文别名3】	
【OMIM】	208000	【英文缩写】	GACI1
		【英文缩写2】	
		【英文缩写3】	
【好发年龄】	婴儿期		
【遗传方式】	常染色体隐性遗传		
【病因】	ENPP1 (ectonucleotidepyrophosphatase/phosphodiesterase 1) 基因编码一种跨膜糖蛋白,能水解核苷酸产生单磷酸,在骨骼矿化、软组织钙化中起重要作用。ENPP1基因突变可引起低磷血症和异位钙化,导致婴儿广泛动脉钙化1型		
【基因定位】	ENPP1基因 (6q23.2)		
【临床表现】	患者可表现身材矮小,传导性耳聋,眼底条纹状,黄色瘤,冠状动脉和其他动脉普遍钙化,心肌损伤,心衰,高血压,高尿磷,肾磷阈下降,低血磷症;多不能存活		
【特征表现】	1. 矮小　　　　　　　　　5. 心肌病 2. 耳聋　　　　　　　　　6. 心衰 3. 黄色瘤　　　　　　　　7. 高血压 4. 动脉钙化　　　　　　　8. 低磷血症		

【综合征中文名】	婴儿广泛动脉钙化2型	【英文全名】	arterial calcification, generalized, of infancy, 2
【中文别名】		【英文别名】	
【中文别名2】		【英文别名2】	
【中文别名3】		【英文别名3】	
【OMIM】	614473	【英文缩写】	GACI2
		【英文缩写2】	
		【英文缩写3】	
【好发年龄】	婴儿期		
【遗传方式】	常染色体隐性遗传		
【病因】	ABCC6（ATP-binding cassette, sub-family C, member 6）基因编码相关蛋白，表达于肝脏、肾脏、皮肤、胃肠道、血管和眼部，是一种转运蛋白。ABCC6基因突变可引起低磷血症和异位钙化，导致婴儿广泛动脉钙化2型		
【基因定位】	ABCC6基因（16p13.11）		
【临床表现】	患者可表现冠状动脉和其他动脉普遍钙化，高尿磷，肾磷阈下降，低血磷症；多不能存活		
【特征表现】	1. 动脉钙化 2. 低磷血症		

【综合征中文名】	永久性新生儿糖尿病	【英文全名】	diabetes mellitus, permanent neonatal
【中文别名】		【英文别名】	diabetes mellitus, permanent, of infancy
【中文别名 2】		【英文别名 2】	diabetes mellitus, permanent neonatal, with neurologic features
【中文别名 3】		【英文别名 3】	developmental delay, epilepsy, and neonatal diabetes
【OMIM】	606176	【英文缩写】 【英文缩写 2】 【英文缩写 3】	PNDM
【好发年龄】	婴儿期		
【遗传方式】	常染色体显性遗传		
【病因】	GCK（glucokinase）基因编码葡萄糖激酶，葡萄糖激酶能将胰岛 β 细胞中的 6-磷酸葡萄糖酵解，产生 ATP。该基因失活突变，可使 ATP 减少，胰岛素分泌减少。INS（Insulin）基因编码胰岛素，失活突变可导致糖尿病。 ABCC8【ATP-binding cassette, sub-family C（CFTR/MRP），member 8】基因编码胰岛 β 细胞表面的 KATP 通道。KATP 通道由 4 个通道亚基和 4 个调节亚基组成。其中通道亚基由 KCNJ11（potassium inwardly-rectifying channel, subfamily J, member 11）编码，调节亚基由 ABCC8 编码。KATP 通道的关闭在生理状态下可以使 β 细胞去极化，刺激胰岛素的分泌。ABCC8 基因突变可使 KATP 通道关闭。KCNJ11 基因编码胰岛 β 细胞表面的 KATP 通道。KCNJ11 突变可使 KATP 通道关闭。上述基因突变可导致永久性新生儿糖尿病		
【基因定位】	GCK 基因（7p13），INS 基因（11p15.5），KCNJ11 基因（11p15.1），ABCC8 基因（11p15.1）		
【临床表现】	患者可表现为低出生体重儿或小于胎龄儿，外形异常，长人中，大耳垂，鞍鼻，糖尿病，肌无力		
【特征表现】	1. 糖尿病 2. 长人中 3. 大耳垂 4. 鞍鼻	5. 肌无力 6. 小于胎龄儿 7. 低出生体重儿	

【综合征中文名】	原发性高草酸尿症 I 型	【英文全名】	hyperoxaluria，primary，type I
【中文别名】		【英文别名】	glycolic aciduria
【中文别名2】		【英文别名2】	oxalosis I
【中文别名3】		【英文别名3】	alanine-glyoxylate aminotransferase deficiency
【OMIM】	259900	【英文缩写】 【英文缩写2】 【英文缩写3】	HP1
【好发年龄】	儿童期		
【遗传方式】	常染色体隐性遗传		
【病因】	AGXT（alanine-glyoxylate aminotransferase）编码丙氨酸乙醛酸转氨酶。在肝细胞内，这种酶存在于过氧化物酶体中，丙氨酸乙醛酸转氨酶可将乙醛酸的氨基转入甘氨酸，参与制造酶和其他蛋白质。AGXT 基因突变，引起相关蛋白功能不足或缺乏，乙醛酸的转氨受阻，氧化为草酸增加，使不溶性的草酸钙在组织中尤其在肾脏积聚，引起肾衰，导致原发性高草酸尿症 1 型		
【基因定位】	AGXT 基因（2q37.3）		
【临床表现】	患者可反复出现血尿、尿路结石、慢性肾盂肾炎、肾功能不全，严重者可出现尿毒症；此外，患者还可出现全身器官草酸盐贮积症：①心脏传导阻滞，心脏停搏；②骨骺端，关节、骨痛，滑膜炎，自发性骨折；③多发神经病变；④视网膜病变，轻度视力障碍；⑤牙齿病变，牙痛，牙根吸收，牙齿松动；⑥周围血管供血不足，动脉闭塞、痉挛、萎缩或坏疽，雷诺现象，间歇性跛行，网状青斑，指端发绀；⑦皮肤钙质沉积症；⑧甲状腺功能减退		
【特征表现】	1. 肾结石 2. 心脏传导阻滞 3. 骨折 4. 视力下降 5. 异位钙化	6. 雷诺现象 7. 龋齿 8. 多发神经病变 9. 甲状腺功能减退症 10. 间歇性跛行	

【综合征中文名】	原发性高草酸尿症2型	【英文全名】	hyperoxaluria, primary, type II
【中文别名】		【英文别名】	glyceric aciduria
【中文别名2】		【英文别名2】	oxalosis II
【中文别名3】		【英文别名3】	glyoxylate reductase/hydroxy-pyruvate reductase deficiency
【OMIM】	260000	【英文缩写】 【英文缩写2】 【英文缩写3】	HP2
【好发年龄】	各年龄段均可发病		
【遗传方式】	常染色体隐性遗传		
【病因】	GRHPR（glyoxylatereductase/hydroxypyruvatereductase）基因编码乙醛酸还原酶/羟基丙酮酸还原酶。该酶主要在肝脏表达，也有少量在肾脏表达。这个酶能使羟基丙酮酸转化为d-甘油酸化合物，并最终转化为葡萄糖。GRHPR基因突变，可使羟基丙酮酸转化为d-甘油酸减少，使羟基丙酮酸积累，并出现高草酸尿症，导致原发性高草酸尿症2型		
【基因定位】	GRHPR基因（9p13.2）		
【临床表现】	约占全部原发性高尿酸血症的10%，症状较1型轻，反复出现尿石症和肉眼血尿，肾钙质沉积较为罕见；肾功能受损较1型轻，较少发展为急性肾衰；其他部位草酸盐贮积症；可伴甲状腺功能减退		
【特征表现】	1. 肾结石 2. 甲状腺功能减退症		

【综合征中文名】	原发性高草酸尿症3型	【英文全名】	hyperoxaluria, primary, type Ⅲ
【中文别名】		【英文别名】	
【中文别名2】		【英文别名2】	
【中文别名3】		【英文别名3】	
【OMIM】	613616	【英文缩写】	HP3
		【英文缩写2】	
		【英文缩写3】	
【好发年龄】	婴儿期		
【遗传方式】	常染色体隐性遗传		
【病因】	HOGA1（4-hydroxy-2-oxoglutarate aldolase 1）基因的纯合子或复合杂合子突变，编码线粒体4-羟基-2-酮戊二酸醛缩酶，它是催化草酸代谢为羟脯氨酸的最后一步。HOGA1基因突变可导致原发性高草酸尿症3型		
【基因定位】	HOGA1基因（10q24.2）		
【临床表现】	此型约占全部原发性高草酸患者的5%，患者有血尿草酸水平升高，部分患者尿中乙醇酸轻度升高，高钙尿症，尿酸尿症，表现为肾结石，泌尿系感染，目前没有报道3型发展为肾衰竭		
【特征表现】	肾结石		

【综合征中文名】	原发性醛固酮增多症、癫痫和神经系统异常	【英文全名】	primary aldosteronism, seizures, and neurologic abnormalities
【中文别名】	PASNA 综合征	【英文别名】	
【中文别名2】		【英文别名2】	
【中文别名3】		【英文别名3】	
【OMIM】	615474	【英文缩写】 【英文缩写2】 【英文缩写3】	PASNA
【好发年龄】	婴儿期		
【遗传方式】	常染色体显性遗传		
【病因】	CACNA1D (calcium channel, voltage-dependent, L type, alpha 1D subunit) 基因编码一个电压门控钙离子通道, 介导肌肉收缩、神经递质释放等过程。CACNA1D 基因突变可引起高血压和癫痫, 导致原发性醛固酮增多症、癫痫和神经系统异常		
【基因定位】	CACNA1D 基因 (*3p21.1*)		
【临床表现】	患者表现为原发性醛固酮增多症, 高血压, 低钾血症, 代谢性碱中毒; 心脏畸形表现为左心室肥厚、室间隔缺损、卵圆孔未闭, 心脏传导阻滞, 肺动脉高压; 癫痫, 表现为全身强直阵挛性发作		
【特征表现】	1. 高血压 2. 低钾血症 3. 癫痫 4. 左心室肥厚 5. 室间隔缺损	6. 卵圆孔未闭 7. 心脏传导阻滞 8. 肺动脉高压 9. 肾结石	

【综合征中文名】	原发性色素结节性肾上腺病 1 型	【英文全名】	pigmented nodular adrenocortical disease，primary，1
【中文别名】	原发性肾上腺增生	【英文别名】	pigmented micronodular adrenocortical disease，primary，1
【中文别名 2】	原发性微结节性增生	【英文别名 2】	cushing syndrome，adrenal，due to PPNAD 1
【中文别名 3】	色素沉着结节性肾上腺发育不良	【英文别名 3】	adrenocortical nodular dysplasia，primary
【OMIM】	610489	【英文缩写】 【英文缩写 2】 【英文缩写 3】	PPNAD1
【好发年龄】	青少年期		
【遗传方式】	常染色体隐性遗传		
【病因】	PRKAR1A（protein kinase A regulatory subunit 1-alpha gene）基因，表达蛋白激酶 A（protein kinase A，PKA）的调节亚基。蛋白激酶 A 是由 2 个调节亚单位和 2 个催化亚单位组成的四聚体。促肾上腺素和其受体结合后，激活 Gsα 亚单位，使 ATP 变成 CAMP，PKA 调节亚单位变构，PKA 催化亚单位激活，促进皮质醇产生。PKA 调节亚基失活，使 PKA 通路激活，皮质醇分泌增加。PRKAR1A 基因突变可导致原发性色素结节性肾上腺病 1 型		
【基因定位】	PRKAR1A 基因（17q24.2）		
【临床表现】	除库欣综合征表现（满月脸、多血质外貌、向心性肥胖、痤疮、紫纹、高血压、继发性糖尿病和骨质疏松等）之外，还具有以下特点：发病年龄轻，男、女发病率大致相同，病程长，病情轻；与其他疾病合并存在，常见合并症有皮肤点状色素沉着、黏液瘤样病变、其他内分泌亢进症等；也可能是 Carney 复合征的组分之一；肾上腺可见双侧小结节增生，肾上腺病理提示色素沉着		
【特征表现】	1. 矮小 2. 骨质疏松 3. 皮肤色素沉积 4. 库欣综合征 5. 黏液瘤 6. 神经鞘膜瘤 7. 蓝痣		

【综合征中文名】	原发性色素结节性肾上腺病 2 型	【英文全名】	pigmented nodular adrenocortical disease，primary，2
【中文别名】		【英文别名】	pigmented micronodular adreno-cortical disease，primary，2
【中文别名 2】		【英文别名 2】	cushing syndrome，adrenal，due to PPNAD2
【中文别名 3】		【英文别名 3】	
【OMIM】	610475	【英文缩写】 【英文缩写 2】 【英文缩写 3】	PPNAD2
【好发年龄】	婴儿期或者青少年期		
【遗传方式】	常染色体显性遗传		
【病因】	PDE11A（phosphodiesterase 11A）基因，表达磷酸二酯酶，磷酸二酯酶能水解环腺苷酸（CAMP）。PDE11A 基因突变，可使皮质醇分泌细胞中 CAMP 含量增加，通过 PKA 通路引起皮质醇分泌，导致原发性色素结节性肾上腺病 2 型		
【基因定位】	PDE11A 基因（2q31.2）		
【临床表现】	患者可有满月脸、多血质外貌、向心性肥胖、痤疮、紫纹、高血压、继发性糖尿病和骨质疏松等库欣综合征表现，肾上腺可见双侧小结节增生，肾上腺病理提示色素沉着		
【特征表现】	1. 矮小 2. 骨质疏松 3. 皮肤色素沉积 4. 库欣综合征		

【综合征中文名】	原发性色素结节性肾上腺病 3 型	【英文全名】	pigmented nodular adrenocortical disease，primary，3
【中文别名】		【英文别名】	cushing syndrome，adrenal，due to PPNAD3
【中文别名 2】		【英文别名 2】	
【中文别名 3】		【英文别名 3】	
【OMIM】	614190	【英文缩写】 【英文缩写 2】 【英文缩写 3】	PPNAD3
【好发年龄】	儿童期		
【遗传方式】	常染色体显性遗传		
【病因】	PDE8B（phosphodiesterase 8B）基因，表达磷酸二酯酶，磷酸二酯酶能水解环腺苷酸（CAMP）。PDE8B 基因突变可使皮质醇分泌细胞中的内源性 CAMP 增加，通过 PKA 通路，引起皮质醇分泌，导致原发性色素结节性肾上腺病 3 型		
【基因定位】	PDE8B 基因（5q13.3）		
【临床表现】	患者可有满月脸、多血质外貌、向心性肥胖、痤疮、紫纹、高血压、继发性糖尿病和骨质疏松等库欣综合征表现，肾上腺可见双侧小结节增生，肾上腺病理提示色素沉着		
【特征表现】	1. 矮小 2. 骨质疏松 3. 皮肤色素沉积 4. 库欣综合征		

【综合征中文名】	原发性色素结节性肾上腺病4型	【英文全名】	pigmented nodular adrenocortical disease, primary, 4
【中文别名】		【英文别名】	cushing syndrome, adrenal, due to PPNAD4
【中文别名2】		【英文别名2】	
【中文别名3】		【英文别名3】	
【OMIM】	615830	【英文缩写】	PPNAD4
		【英文缩写2】	
		【英文缩写3】	
【好发年龄】	儿童期		
【遗传方式】	常染色体显性遗传		
【病因】	PRKACA（protein kinase, cAMP-dependent, catalytic, alpha）基因，表达蛋白激酶A（protein kinase A，PKA）的催化亚基。蛋白激酶A是由2个调节亚单位和2个催化亚单位组成的四聚体。PRKACA基因突变可使PKA调节亚单位变构，PKA催化亚基激活，促进皮质醇产生，导致原发性色素结节性肾上腺病4型		
【基因定位】	PRKACA基因（19p13.1）		
【临床表现】	患者可有满月脸、多血质外貌、向心性肥胖、痤疮、紫纹、高血压、继发性糖尿病和骨质疏松等库欣综合征表现，肾上腺可见双侧小结节增生，肾上腺病理提示色素沉着		
【特征表现】	1. 矮小 2. 骨质疏松 3. 皮肤色素沉积 4. 库欣综合征		

【综合征中文名】	远端肾小管性酸中毒合并正细胞性贫血	【英文全名】	renal tubular acidosis, distal, with hemolytic anemia
【中文别名】		【英文别名】	renal tubular acidosis, distal, with normal red cell morphology
【中文别名2】		【英文别名2】	
【中文别名3】		【英文别名3】	
【OMIM】	611590	【英文缩写】 【英文缩写2】 【英文缩写3】	
【好发年龄】	婴儿期		
【遗传方式】	常染色体隐性遗传		
【病因】	SLC4A1（solute carrier family 4，member 1）基因编码阴离子交换蛋白（anion exchanger 1，AE1），表达于肾远端小管和红细胞，能在细胞内外交换氯离子和碳酸氢根离子。SLC4A1基因突变可导致远端肾小管性酸中毒合并正细胞性贫血		
【基因定位】	SLC4A1基因（7q34）		
【临床表现】	患者表现为身材矮小，低钾血症，食欲减退，代谢性酸中毒，佝偻病，溶血性贫血，肝脾肿大，肾脏钙质沉积		
【特征表现】	1. 低钾血症 2. 矮小 3. 食欲不振 4. 代谢性酸中毒 5. 佝偻病 6. 贫血 7. 肾结石		

【综合征中文名】	暂时性新生儿糖尿病 1 型	【英文全名】	diabetes mellitus, transient neonatal, 1
【中文别名】	6q24 相关性新生儿糖尿病	【英文别名】	6q24-related transient neonatal diabetes mellitus
【中文别名 2】		【英文别名 2】	
【中文别名 3】		【英文别名 3】	
【OMIM】	601410	【英文缩写】	TNDM1
		【英文缩写 2】	
		【英文缩写 3】	
【好发年龄】	出生后 6 个月内		
【遗传方式】	常染色体隐性遗传		
【病因】	染色体6q24 附近有 PLAGL1（pleomorphic adenoma gene-like 1）基因、ZFP57（zinc finger protein 57）基因和 HYMAI（hydatidiform mole associated and imprinted）基因，约 70%的暂时性新生儿糖尿病和6q24 相关性新生儿糖尿病有关。PLAGL1 基因此前称为 ZAC 基因，它编码锌指蛋白。锌指蛋白是一种转录因子，能调控 DNA 的合成和表达，也是细胞更新抑制和细胞凋亡的调控因子，促进细胞凋亡和细胞更新，在胰腺发育过程中调控 B 胰岛细胞的绝对数量和功能，过量表达会引起暂时性新生儿糖尿病。ZFP57 基因也编码一种锌指蛋白。HYMAI 基因也是父源印迹基因，它转录产生非编码 RNA，功能尚不清楚。PLAGL1 基因突变约占 40%的6q24 相关性新生儿糖尿病，而 ZFP57 基因突变约占 10%		
【基因定位】	PLAGL1 基因（6q24），ZFP57 基因（6q22），HYMAI 基因（6q24.2）		
【临床表现】	患者表现为暂时性糖尿病，数日内出现，数月内缓解，青春期复发，胎儿宫内窘迫，巨舌畸形，脐疝		
【特征表现】	1. 糖尿病 2. 低出生体重儿 3. 小于胎龄儿 4. 巨舌 5. 脐疝		

【综合征中文名】	暂时性新生儿糖尿病 2 型	【英文全名】	diabetes mellitus, transient neonatal, 2
【中文别名】		【英文别名】	
【中文别名 2】		【英文别名 2】	
【中文别名 3】		【英文别名 3】	
【OMIM】	610374	【英文缩写】	TNDM2
		【英文缩写 2】	
		【英文缩写 3】	
【好发年龄】	婴儿期		
【遗传方式】	常染色体隐性遗传		
【病因】	ABCC8【ATP-binding cassette，sub-family C（CFTR/MRP），member 8】基因编码胰岛 β 细胞表面的 ATP 敏感性钾通道（KATP Channel）。该通道由 4 个通道亚基和 4 个调节亚基组成。其中通道亚基由 KCNJ11 基因编码，调节亚基由 ABCC8 基因编码。该通道的关闭在生理状态下可以使 β 细胞去极化，刺激胰岛素的分泌。ABCC8 基因突变可关闭 ATP 敏感性钾通道，从而增加胰岛素分泌，降低血糖，可导致暂时性新生儿糖尿病 2 型		
【基因定位】	ABCC8 基因（*11p15.1*）		
【临床表现】	表现为暂时性糖尿病		
【特征表现】	糖尿病		

【综合征中文名】	暂时性新生儿糖尿病 3 型	【英文全名】	diabetes mellitus，transient neonatal，3
【中文别名】		【英文别名】	
【中文别名 2】		【英文别名 2】	
【中文别名 3】		【英文别名 3】	
【OMIM】	610582	【英文缩写】 【英文缩写 2】 【英文缩写 3】	TNDM3
【好发年龄】	婴儿期		
【遗传方式】	常染色体隐性遗传		
【病因】	KCNJ11（potassium inwardly-rectifying channel，subfamily J，member 11）基因编码胰岛 β 细胞表面的 ATP 敏感性钾通道（KATP 通道）。KATP 通道由 4 个通道亚基和 4 个调节亚基组成。其中通道亚基由 KCNJ11 编码，调节亚基由 ABCC8 编码。KCNJ11 基因突变可使 KATP 通道关闭，在生理状态下可以使 β 细胞去极化，刺激胰岛素的分泌，从而导致暂时性新生儿糖尿病 3 型		
【基因定位】	KCNJ11 基因（11p15.1）		
【临床表现】	表现为暂时性糖尿病		
【特征表现】	糖尿病		

【综合征中文名】	肢近端型点状软骨发育不良 1 型	【英文全名】	rhizomelic chondrodysplasia punctata，type 1
【中文别名】		【英文别名】	peroxisome biogenesis disorder 9
【中文别名 2】		【英文别名 2】	chondrodysplasiapunctata，rhizomelic form
【中文别名 3】		【英文别名 3】	chondrodystrophia calcificans punctata
【OMIM】	215100	【英文缩写】 【英文缩写 2】 【英文缩写 3】	RCDP1 PBD9 CDPR
【好发年龄】	婴儿期，多见于女性多见		
【遗传方式】	常染色体显性遗传		
【病因】	PEX7（peroxisomal biogenesis factor 7）基因编码过氧化物酶体的生物合成因子 7 蛋白，这是一组装配过氧化物酶体的蛋白。过氧化物酶体普遍存在于真核生物的各类细胞中，但在肝细胞和肾细胞中数量特别多。过氧化物酶体内含有丰富的酶类，主要是氧化酶、过氧化氢酶和过氧化物酶。氧化酶和过氧化氢酶可作用于不同的底物，其共同特征是氧化底物的同时，将氧还原成过氧化氢；过氧化物酶主要催化脂肪酸的 β-氧化，将极长链脂肪酸（very long chain fattyacid，VLCFA）分解为短链脂肪酸。PEX7 可以运输多种酶来装配过氧化物酶体，其中，最重要的酶是烷醛甘油磷酸合成酶。这种酶是合成缩醛磷脂必须的成分，而缩醛磷脂是细胞膜的组成部分。PEX7 基因突变可导致肢近端型点状软骨发育不良 1 型		
【基因定位】	PEX7 基因（6q23.3）		
【临床表现】	1 型、2 型、3 型肢近端型点状软骨发育不良的临床表现类似，主要表现有骨骼畸形、智力低下、矮小、呼吸困难和颜面特征性改变等特点。骨骼畸形包括：上臂和大腿骨骨骼短小，以及可以在影像学上发现的点状软骨发育不良，这是影响骨骼生长的原因，此外关节僵直也是常见表现。颜面表现包括：宽前额、眼距宽、中线发育不良、塌鼻梁、大脸颊。此外，有些患者还有白内障。智力低下也是突出表现之一，常不能言语、行为，甚至进食也不能自主；有些患者还有癫痫。患儿常常在发病早期死亡		
【特征表现】	1. 肢体短小 2. 关节僵直 3. 智力低下 4. 矮小 5. 白内障		6. 宽前额 7. 宽眼距 8. 中线发育不良 9. 鞍鼻 10. 大脸颊

【综合征中文名】	肢近端型点状软骨发育不良 2 型	【英文全名】	rhizomelic chondrodysplasia punctata，type 2
【中文别名】		【英文别名】	dihydroxyacetone phosphate acyltransferase deficiency
【中文别名 2】		【英文别名 2】	dhapat deficiency
【中文别名 3】		【英文别名 3】	glyceronephosphate O-acyltransferase deficiency
【OMIM】	222765	【英文缩写】 【英文缩写 2】 【英文缩写 3】	RCDP2
【好发年龄】	婴儿期，多见于女性		
【遗传方式】	常染色体显性遗传		
【病因】	GNPAT（glyceronephosphate O-acyltransferase）基因编码甘油磷酸酰基转移酶。该酶是过氧化物酶体的组成成分之一。过氧化物酶体普遍存在于真核生物的各类细胞中，但在肝细胞和肾细胞中数量特别多。过氧化物酶体含有丰富的酶类，主要是氧化酶、过氧化氢酶和过氧化物酶。氧化酶和过氧化氢酶可作用于不同的底物，其共同特征是氧化底物的同时，将氧还原成过氧化氢；过氧化物酶体主要催化脂肪酸的β-氧化，将极长链脂肪酸（very long chain fattyacid，VLCFA）分解为短链脂肪酸。过氧化物酶体中的烷化甘油磷酸合成酶是合成缩醛磷脂必须的成分，而缩醛磷脂是细胞膜的组成部分。它们在髓鞘也很丰富，是神经细胞的保护性物质。GNPAT 基因突变可导致肢近端型点状软骨发育不良 2 型		
【基因定位】	GNPAT 基因（*1q42*）		
【临床表现】	该病分为 1 型、2 型、3 型，临床表现类似，主要表现为骨骼畸形、智力低下、矮小、呼吸困难和颜面特征性改变等特点。骨骼畸形包括：上臂和大腿骨骨骼短小，点状软骨发育不良可以在影像学上发现，这是影响骨骼生长的原因。关节僵直也是常见表现。智力低下也为突出表现之一，患者常不能言语、行为，甚至不能自主进食，有些患者还有癫痫。颜面特征性改变包括：宽前额、眼距宽、中线发育不良、塌鼻梁、大脸颊，此外，有些患者还有白内障。所以，患儿常常早期就死亡		
【特征表现】	1. 肢体短小 2. 关节僵直 3. 智力低下 4. 矮小 5. 白内障	6. 宽前额 7. 宽眼距 8. 中线发育不良 9. 鞍鼻 10. 大脸颊	

【综合征中文名】	肢近端型点状软骨发育不良3型	【英文全名】	rhizomelic chondrodysplasia punctata, type 3
【中文别名】		【英文别名】	alkyldihydroxyacetone phosphate synthase deficiency
【中文别名2】		【英文别名2】	alkylglycerone-phosphate synthase deficiency
【中文别名3】		【英文别名3】	
【OMIM】	600121	【英文缩写】	RCDP3
		【英文缩写2】	
		【英文缩写3】	
【好发年龄】	婴儿期，多见于女性		
【遗传方式】	常染色体显性遗传		
【病因】	AGPS（alkylglycerone phosphate synthase）基因编码烷化甘油磷酸合成酶（alkylglycerone phosphate synthase，AGPS）。AGPS是过氧化物酶体组成成分。过氧化物酶体普遍存在于真核生物的各类细胞中，但在肝细胞和肾细胞中含量高。过氧化物酶体含有丰富的酶类，主要是氧化酶、过氧化氢酶和过氧化物酶。氧化酶和过氧化氢酶可作用于不同的底物，其共同特征是氧化底物的同时，将氧还原成过氧化氢；过氧化物酶体主要催化脂肪酸的β-氧化，将极长链脂肪酸（very long chain fatty acid，VLCFA）分解为短链脂肪酸。AGPS是合成缩醛磷脂必需的成分，而缩醛磷脂是细胞膜的组成部分。它们在髓鞘也很丰富，是神经细胞的保护性物质。AGPS基因突变可引起肢近端型点状软骨发育不良3型		
【基因定位】	AGPS基因（2q31.2）		
【临床表现】	该病分为1型、2型、3型，临床表现类似，主要表现为骨骼畸形、智力低下、矮小、呼吸困难和颜面特征性改变等特点。骨骼畸形是上臂和大腿骨骨骼短小，点状软骨发育不良可以在影像学上发现，这是影响骨骼生长的原因。关节僵直也是常见表现。智力低下也为突出表现之一，患者常不能言语、行为，甚至不能自主进食，有些患者还有癫痫。颜面特征性改变包括：宽前额、眼距宽、中线发育不良、塌鼻梁、大脸颊，此外，有些患者还有白内障。所以，患儿常常早期就死亡		
【特征表现】	1. 肢体短小 2. 关节僵直 3. 智力低下 4. 矮小 5. 白内障	6. 宽前额 7. 宽眼距 8. 中线发育不良 9. 鞍鼻 10. 大脸颊	

【综合征中文名】	脂肪萎缩性糖尿病1型	【英文全名】	lipodystroph, congenital generalized, type 1
【中文别名】	先天性全身脂肪萎缩性糖尿病1型	【英文别名】	berardinelli-Seip congenital lipodystrophy, type 1
【中文别名2】	Berardinelli-Seip 综合征	【英文别名2】	lipodystrophy, Berardinelli-Seip congenital, type 1
【中文别名3】		【英文别名3】	
【OMIM】	608594	【英文缩写】	CGL1
		【英文缩写2】	BSCL1
		【英文缩写3】	
【好发年龄】	新生儿期及2岁左右		
【遗传方式】	常染色体隐性遗传		
【病因】	AGPAT2（1-acylglycerol-3-phosphate-O-acyltransferase 2）基因表达1-酰基甘油-3-磷酸-O-酰基转移酶，是催化甘油磷脂和甘油三酯合成过程中的关键步骤。AGPAT2基因突变导致脂肪细胞甘油三酯合成和储存障碍，进而导致脂肪萎缩性糖尿病1型		
【基因定位】	AGPAT2基因（9q34.3）		
【临床表现】	患者表现为全身脂肪萎缩、肌肉发达，大多数皮下区域如腹部、胸部和骨髓几乎没有脂肪组织，眼眶周围、嘴和舌头、手掌和脚掌、头皮、会阴部及周围脂肪量正常；生长发育加速，儿童患者食欲较旺盛，生长加速，类肢端肥大症，骨龄提前，性早熟，但最终身高一般正常；青少年胰岛素抵抗、黑棘皮病、多囊卵巢综合征，女性不育，男性一般生育正常，胰岛素治疗效果不佳；高脂血症，脂肪肝，肝硬化及其并发症；心脏病或高血压；其他症状包括牙周病变、精神发育迟滞等		
【特征表现】	1. 脂肪萎缩 2. 高脂血症 3. 脂肪肝 4. 生长过快 5. 糖尿病	6. 小鸟样面容 7. 黑棘皮病 8. 智力低下 9. 肝硬化 10. 肢端肥大症	

【综合征中文名】	脂肪萎缩性糖尿病 2 型	【英文全名】	lipodystrophy, congenital generalized, type 2
【中文别名】		【英文别名】	Seip syndrome
【中文别名 2】		【英文别名 2】	Berardinelli syndrome
【中文别名 3】		【英文别名 3】	
【OMIM】	269700	【英文缩写】	CGL2
		【英文缩写 2】	
		【英文缩写 3】	
【好发年龄】	婴儿期		
【遗传方式】	常染色体隐性遗传		
【病因】	BSCL2（Berardinelli-Seip congenital lipodystrophy 2）基因编码 seipin 蛋白，该蛋白表达在神经、肌肉和脂肪细胞的内质网中。BSCL2 基因突变可导致脂肪萎缩性糖尿病 2 型		
【基因定位】	BSCL2 基因（11q12.3）		
【临床表现】	患者表现生长增快，脂肪萎缩，黑棘皮征，肥厚性心肌病，下颌骨增大，脐疝，肝硬化，脂肪肝，胰腺炎，脾大，阴蒂肥大，多囊卵巢，大手、大脚，多毛，智力低下		
【特征表现】	1. 生长过快　　　　　　　8. 胰腺炎 2. 脂肪萎缩　　　　　　　9. 脾大 3. 黑棘皮病　　　　　　　10. 阴蒂肥大 4. 肥厚型心肌病　　　　　11. 多囊卵巢 5. 脐疝　　　　　　　　　12. 多毛症 6. 肝硬化　　　　　　　　13. 糖尿病 7. 脂肪肝　　　　　　　　14. 智力低下		

【综合征中文名】	脂肪萎缩性糖尿病3型	【英文全名】	lipodystrophy, congenital generalized, type 3
【中文别名】		【英文别名】	
【中文别名2】		【英文别名2】	
【中文别名3】		【英文别名3】	
【OMIM】	612526	【英文缩写】	CGL3
		【英文缩写2】	
		【英文缩写3】	
【好发年龄】	婴儿期		
【遗传方式】	常染色体隐性遗传		
【病因】	CAV1 (caveolin 1) 基因编码细胞质膜微囊蛋白-1 (CAV1 蛋白)。CAV1 蛋白是一个细胞膜蛋白，在细胞膜信号通路的调节中发挥重要作用。它能和酪氨酸激酶 FYN 结合，FYN 激酶能通过 Ras-ERK 通路促进细胞周期进程。CAV1 蛋白还有调节血脂的作用。高水平的CAV1 通常在脂肪细胞中表达。CAV1 基因变异时，脂肪细胞无法适当地调节血脂水平，可导致脂肪萎缩性糖尿病3型		
【基因定位】	CAV1 基因 (7q31.1)		
【临床表现】	全身脂肪萎缩，其脂肪萎缩症状介于1型、2型之间，生长发育加速，青少年胰岛素抵抗，黑棘皮病，高脂血症		
【特征表现】	1. 脂肪萎缩 2. 黑棘皮病 3. 胰岛素抵抗 4. 糖尿病 5. 高脂血症		

【综合征中文名】	脂肪萎缩性糖尿病4型	【英文全名】	lipodystrophy, congenital generalized, type 4
【中文别名】		【英文别名】	
【中文别名2】		【英文别名2】	
【中文别名3】		【英文别名3】	
【OMIM】	613327	【英文缩写】	CGL4
		【英文缩写2】	
		【英文缩写3】	
【好发年龄】	婴儿期		
【遗传方式】	常染色体隐性遗传		
【病因】	PTRF（RNA polymerase I and transcript release factor）基因编码产物能够稳定及协助合成 CAV1 蛋白。该病的致病原因与 3 型相似：CAV1 蛋白有调节血脂的作用，高水平的 CAV1 通常在脂肪细胞中表达，PTRF 基因变异的脂肪细胞无法适当地调节血脂水平，可导致脂肪萎缩性糖尿病 4 型		
【基因定位】	PTRF 基因（*17q21*）		
【临床表现】	患者表现脂肪萎缩，胰岛素抵抗症状，脐疝，食欲减退，脊柱侧弯，幽门肥厚，关节挛缩，骨质疏松，先天性肌病，血清肌酸激酶水平高，常有心律失常，长 Q-T 综合征		
【特征表现】	1. 脂肪萎缩 2. 糖尿病 3. 黑棘皮病 4. 胰岛素抵抗 5. 长 QT 间期 6. 肌病	7. 脐疝 8. 食欲不振 9. 幽门肥厚 10. 关节挛缩 11. 骨质疏松 12. 脊柱侧弯	

【综合征中文名】	致死性软骨发育不良症 1 型	【英文全名】	thanatophoric dysplasia, type I
【中文别名】		【英文别名】	thanatophoric dysplasia
【中文别名 2】		【英文别名 2】	thanatophoric dwarfism
【中文别名 3】		【英文别名 3】	achondroplasia, severe, with developmental delay and acanthosis nigricans
【OMIM】	187600	【英文缩写】 【英文缩写 2】 【英文缩写 3】	TD1 SAN DIEGO TYPE
【好发年龄】	婴儿期		
【遗传方式】	常染色体显性遗传		
【病因】	FGFR3（fibroblast growth factor receptor 3）基因表达成纤维细胞生长因子受体 3 蛋白。这种蛋白在调节细胞生长分化、血管形成、伤口愈合、和胚胎发育方面起作用，该蛋白对软骨骨化也有作用。FGFR3 基因突变引起骨细胞生成和骨胶原基质生成及骨特殊结构生成异常，可导致致死性软骨发育不良症 1 型		
【基因定位】	FGFR3 基因（4p16.3）		
【临床表现】	本病患者病情较严重，常致死。可表现为头大，前额突出，"三叶草"样头颅，面小，鼻嵴低平，四肢短小，颅底短，枕骨大孔狭窄，胸部发育不全。常合并智力低下，心脏畸形和肾盂发育缺陷等。1 型股骨弯曲畸形，2 型无股骨畸形，但存在颅骨畸形		
【特征表现】	1. 巨颅 2. 前额突出 3. 鞍鼻 4. 面小 5. 四肢短小 6. 智力低下	7. 胸部发育不全 8. 枕骨大孔狭窄 9. 心脏畸形 10. 肾盂发育不全 11. 矮小	

【综合征中文名】	致死性软骨发育不良症 2 型	【英文全名】	thanatophoric dysplasia，type Ⅱ
【中文别名】		【英文别名】	thanatophoric dysplasia with straight femurs and cloverleaf skull
【中文别名 2】		【英文别名 2】	thanatophoric dysplasia with kleeblattschaedel
【中文别名 3】		【英文别名 3】	cloverleaf skull with thanatophoric dwarfism
【OMIM】	187601	【英文缩写】 【英文缩写 2】 【英文缩写 3】	TD2
【好发年龄】	婴儿期		
【遗传方式】	常染色体显性遗传		
【病因】	FGFR3（fibroblast growth factor receptor 3）基因表达成纤维细胞生长因子受体 3 蛋白。这种蛋白在调节细胞生长分化、血管形成、伤口愈合、和胚胎发育方面起作用，该蛋白对软骨骨化也有作用。FGFR3 基因突变引起骨细胞生成和骨胶原基质生成及骨特殊结构生成异常，导致致死性软骨发育不良症 2 型		
【基因定位】	FGFR3 基因（4p16.3）		
【临床表现】	本病患者病情较严重，常致死。可表现为头大，前额突出，"三叶草"样头颅，面小，鼻嵴低平，四肢短小，颅底短，枕骨大孔狭窄，胸部发育不全。常合并智力低下，心脏畸形和肾盂发育缺陷等。1 型股骨弯曲畸形，2 型无股骨畸形，但存在颅骨畸形		
【特征表现】	1. 巨颅 2. 前额突出 3. 鞍鼻 4. 面小 5. 四肢短小 6. 智力低下	7. 胸部发育不全 8. 枕骨大孔狭窄 9. 心脏畸形 10. 肾盂发育不全 11. 矮小	

【综合征中文名】	中链酰基辅酶 A 脱氢酶缺陷症	【英文全名】	acyl-CoA dehydrogenase, medium-chain, deficiency of
【中文别名】		【英文别名】	acadm deficiency
【中文别名 2】		【英文别名 2】	carnitine deficiency secondary to medium-chain acyl-CoA dehydrogenase deficiency
【中文别名 3】		【英文别名 3】	MCADH deficiency
【OMIM】	201450	【英文缩写】 【英文缩写 2】 【英文缩写 3】	ACADMD
【好发年龄】	婴儿期		
【遗传方式】	常染色体隐性遗传		
【病因】	ACADM（acyl-CoA dehydrogenase，C-4 to C-12 straight chain）基因编码中链酰基辅酶 A 脱氢酶。这种酶存在于线粒体，是脂肪酸氧化必需的酶。脂肪酸氧化是多步骤的过程，通过代谢将脂肪分解转换成能量。ACADM 基因突变可引起中链脂肪酸氧化代谢障碍，导致中链酰基辅酶 A 脱氢酶缺陷症。在饥饿状态下，因线粒体内乙酰辅酶酶减少，酮体也随之减少，机体不能通过生成足够酮体供给脑组织能量；也不能通过脂肪酸氧化供给能量，游离脂肪酸在肝脏合成甘油三酯，可见肝脏脂肪变性。同时线粒体内酰基辅酶与游离辅酶的比值增大，抑制了一些需辅酶的反应，累及糖酵解、三羧酸循环及糖异生过程，出现低血糖症状		
【基因定位】	ACADM 基因（1p31）		
【临床表现】	脂肪酸氧化缺陷病中最常见的类型，多在能量供应不足（如长时间饥饿、感染、免疫接种等）时发作，表现为低血糖表现、低酮性低血糖、呕吐、肌无力、脑病，还其他症状如呼吸暂停、抽搐、昏迷、心跳停止、猝死和代谢物质毒性作用，肝大、高氨血症、肝功能不良等		
【特征表现】	1. 低血糖症 2. 代谢性酸中毒 3. 高氨血症 4. 肌无力 5. 肝大		

【综合征中文名】	周期性嗜睡 - 贪食综合征	【英文全名】	Kleine-Levin hibernation syndrome
【中文别名】		【英文别名】	Kleine-Levin syndrome
【中文别名 2】		【英文别名 2】	
【中文别名 3】		【英文别名 3】	
【OMIM】	148840	【英文缩写】 【英文缩写 2】 【英文缩写 3】	KLS
【好发年龄】	青少年男性		
【遗传方式】	不详		
【病因】	不详		
【基因定位】	不详		
【临床表现】	本综合征是一种罕见的神经系统疾病，其主要临床表现包括周期性发作的嗜睡、认知障碍、行为异常，例如：食欲亢进、性欲亢进等。发作性嗜睡是该疾病最主要的临床表现。几乎所有的患者在发病期间均存在认知功能损害，例如：意识模糊、定向障碍、注意力下降、记忆减退，言语异常等。患者有饮食习惯的改变，表现为食欲亢进，例如进食大量的食物，最多时每日可以吃 7 ~ 8 餐，进食的食物以甜食为主。性欲亢进主要见于男性患者，但是患者在发作期间性激素处于正常水平		
【特征表现】	1. 嗜睡 2. 贪食 3. 抑郁症 4. 性欲亢进 5. 情绪异常 6. 精神异常 7. 肥胖		

【综合征中文名】	竹叶骨发育不良	【英文全名】	gracile bone dysplasia
【中文别名】		【英文别名】	skeletal dysplasia, lethal, with gracile bones
【中文别名2】		【英文别名2】	osteocranosplenic syndrome
【中文别名3】		【英文别名3】	habrodysplasia
【OMIM】	602361	【英文缩写】 【英文缩写2】 【英文缩写3】	GCLEB
【好发年龄】	婴儿期		
【遗传方式】	常染色体隐性遗传		
【病因】	不详		
【基因定位】	FAM111A 基因（*11q12*）		
【临床表现】	患者表现为身材矮小，生长发育迟缓，前额突出，小眼球，无虹膜，腹水，脾脏发育不全，三叶草样颅骨，四肢短，短指，脑积水，低钙血症		
【特征表现】	1. 矮小 2. 前额突出 3. 小眼 4. 无虹膜症 5. 腹水 6. 脾脏发育不全	7. 三叶草样颅骨 8. 短肢畸形 9. 短指（趾） 10. 脑积水 11. 低钙血症	

【综合征中文名】	转甲蛋白性淀粉样变	【英文全名】	amyloidosis, hereditary, transthyretin-related
【中文别名】	甲状腺激素运载蛋白综合征	【英文别名】	hereditary amyloidosis, transthyretin-related
【中文别名2】		【英文别名2】	transthyretin amyloidosis
【中文别名3】		【英文别名3】	amyloidosis leptomeningeal, transthyretin-related
【OMIM】	105210	【英文缩写】 【英文缩写2】 【英文缩写3】	TTR
【好发年龄】	婴儿期		
【遗传方式】	常染色体显性遗传		
【病因】	TTR（Transthyretin）基因编码转甲蛋白。又称前白蛋白，该蛋白主要由肝脏和脉络膜产生，随后分泌入血液和脑脊液。正常情况下，转甲蛋白以可溶性四聚体的形式存在，主要负责体内甲状腺素和视黄醇的转运。TTR 基因突变可造成四聚体稳定性下降，导致转甲蛋白性淀粉样变		
【基因定位】	TTR 基因（18q11.2~q12.1）		
【临床表现】	转甲蛋白基因突变不引起甲状腺激素的代谢和效应，但可使循环激素浓度发生变化，可表现为血总甲状腺素水平轻度增高，但游离甲状腺素和促甲状腺素水平仍正常。此外，转甲蛋白突变主要造成全身淀粉样变性。全身淀粉样变性可引起周围神经病变、心脏、肝脏、肾脏和皮肤病变，可有心脏传导系病变，因为转甲蛋白和视黄醇转运有关，所以突变后可能导致玻璃体混浊和视力下降		
【特征表现】	1. 运甲蛋白水平异常 2. 周围神经病 3. 自主神经病变 4. 视力下降 5. 蛋白尿 6. 房室传导阻滞		

英 文 索 引

11βHSD	173
11β-OHD	6
17β-HSDⅢ	8
17α-OHD	7
3M1	3
3β-HSD	4

A

AAAS	378
AAS	24
ACADMD	502
ACH	377
ACS1	30
ACS5	130
ADHR	179
AGS1	27
AGS2	28
AIMAH1	25
AIMAH2	26
AIP	283
AIS	450
ALD	382
ALGS	27
AME	173
AMN	382
APECED	1
APS1	1
APS2	2
ARH	190
ARHR1	188
AS	30, 413
ASG	423

ATS	29
AWS	27

B

Bartter syndrome, antenatal	54
BBS1	34
BBS10	43
BBS11	44
BBS12	45
BBS13	46
BBS14	47
BBS15	48
BBS16	49
BBS17	50
BBS18	51
BBS19	52
BBS2	35
BBS3	36
BBS4	37
BBS5	38
BBS6	39
BBS7	40
BBS8	41
BBS9	42
BD	386
BDA1	235
BDA1B	234
BDA2	236
BDA3	237
BDA4	238
BDA6	239
BDB1	240

BDB2	241
BDC	242
BDD	243
BDE1	244
BDMR	246
BLM	60
BOCD	59
BSCL1	496
BSND	56
BSPDC	407
BWS	58

C

CA2D	268
CACTD	372
CAEND	64
CAN	75
CATCH22	79
CBAVD	439
CD I	183
CDLS1	70
CDLS2	71
CDPR	493
CDPX1	155
CDPX2	156
CF	352
CFD1	74
CGL1	496
CGL2	497
CGL3	498
CGL4	499
CHARGE	68
CHH	113, 259
CHHV	259
CMEMS	72
CMO I deficiency	355
CMPD	63
CNC1	65

CNC2	66
COH	69
COM II Deficiency	356
CPHD1	293
CPHD2	294
CPHD3	295
CPHD4	296
CPHD5	297
CPHD6	298
CPM	354
CPPB1	312
CPPB2	313
CPT I D	373
CPT II D	374−376
CPXR	155
CSTLO	72
CTNS	273
CTS	416
CTX	353

D

DCO	107
DDS	78
DGS	79
DIAR4	448
DIDMOAD	153
DPED	367
DRS	175
DS	80, 387
DSS	15
DTTRH	285

E

EAS	468
EAST	233
ECTDS	81
EISD	83
EPS	114

ES	82
ESS	257，338

F

FBH1	290
FBH2	291
FBH3	292
FBPD	274
FBS	358
FD	311
FGD1	390
FGD2	391
FGD3	392
FGD4	393
FGDY	24
FGLDS2	84
FH	300
FH Ⅱ	309
FH Ⅲ	310
FH1	389
FH3	180
FHBL	299
FHBL1	299
FHHA1A	355
FHHA1B	356
FIHP	318
FILS	85
FLHS	86
FRDA1	88
FRDA2	89
FRTS	456
FRTS1	456
FRTS2	457
FRTS3	458
FRTS4 with MODY	459
FS	87

G

GACI1	478

GACI2	479
GCCD1	390
GCCD2	391
GCCD3	392
GCCD4	393
GCCR	388
GCLEB	504
GDXYM	20
GH Ⅱ	384
GLUT-1 DS	357
GLUT-2 DS	358
Gorham syndrome	406
GRA	389
GRBGD	93
GRTH	182
GS	92
GSD	406
GSD 0A	260
GSD 1a	394
GSD1b	395
GSD2	396
GSD3	397
GSD4	398
GSD5	399
GSD6	400
GSD7	401
GSD9a1	402
GSD9b	403
GSD9C	404
GSD9D	405
GSH	389

H

HCHOLA3	180
HD	277
HDR	316
HDRS	316
HFE1	463

HFE2	464
HFE2A	464
HFE2B	465
HFE3	466
HFE4	467
HFI	275
HH1	207
HH10	216
HH11	217
HH12	218
HH13	219
HH14	220
HH15	221
HH16	222
HH2	208
HH3	209
HH4	210
HH5	211
HH6	212
HH7	213
HH8	214
HH9	215
HHC1	290
HHC2	291
HHC3	292
HHF1	301
HHF2	302
HHF3	303
HHF4	304
HHF5	305
HHF6	306
HHF7	307
HHRH	455
HHS	68
HJCYS	94
HOKPP1	223
HOKPP2	224
HOMG1	226

HOMG2	227
HOMG3	228
HOMG4	229
HOMG5	230
HOMG6	231
HP1	481
HP2	482
HP3	483
HPE9	359
HPP	201
HPT-JT	319
HRD	317
HRPT1	318
HRPT2	319
HSH	226
HTNB	245
HUPRA	96
HYPOC1	177
HYPOC2	178

I

IAD	261
IBGC1	407
IBGC2	408
IBGC4	409
IBGC5	410
IBGC，childhood-onset	411
IGF1 deficiency	451
IGF-I resistance	452
IGHD 1A	286
IGHD 1B	287
IGHD2	288
IGHD3	289
INSR	61
IPEX	157
ISS	161

J

JMC	98

JPD	371
JWS	97

K

KBGS	99
KCS1	101
KCS2	102
KLS	503
KMS1	207
KS	103
KSS	100

L

LADA	202
LCAH	343
LCH1	108
LDLCQ1	180
LMD	105
LQT7	29
LWD	107

M

MAS	112
MCDS	140
MCOPS13	446
MCOPS3	443
MCOPS5	444
MCOPS6	445
MCTO	250
MD	172，280，281
MEA 1	251
MEL	339
MEN 1	251
MEN 2A	252
MEN 2B	253
MEN 4	254
MFS	347
MGORS1	114

MIDD	440
MO	406
MODY1	360
MODY10	369
MODY11	370
MODY2	361
MODY3	362
MODY4	363
MODY5	364
MODY6	365
MODY7	366
MODY8	367
MODY9	368
MONA	248
MOP	336
MOPD2	442
MRXHF1	164
MRXS15	62
MRXSC	62
MSSGM	441
MTCHRS	115

N

NDH	447
NDI	162
NF1	249
NGPS	117
NLD	344
NPHL2	76
NPHLOP1	379
NPHLOP2	380
NS1	118
NS2	119
NS3	120
NS4	121
NS5	122
NS6	123
NS7	124

NS8	125
NSHPT	449
NSIAD	383
NTIS	257

O

OI1	193
OI2	194
OI3	195
OI4	196
OI5	197
OI6	198
OI7	199
OI8	200
OPTA1	264
OPTA2	265
OPTB1	189，266
OPTB2	267
OPTB3	268
OPTB4	269
OPTB5	270
OPTB6	271
OPTB7	272
OSCS	414

P

PACA	454
PASNA	484
PBD9	493
PCOS	255
PDD	64
PDS	127
PGA I	1
PGA II	2
PHA1A	181
PHA1B	191
PHA2A	331
PHA2B	332

PHA2C	333
PHA2D	334
PHHI	301，302
PHP1a	327
PHP1B	328
PHP1C	329
PHP2	330
PHPX	159
PJS	129
PKKSCC	10
PM	206
PMDS	350
PNDM	480
POFD	112
PP	205
PPHP	326
PPNAD1	485
PPNAD2	486
PPNAD3	487
PPNAD4	488
PPSH	5
PROMM	281
PRTH	203
PSCOO	117
PWS	133

R

RCAD	364
RCDP1	493
RCDP2	494
RCDP3	495
RENS1	135
RFS	456
RGS	31，32
RIEG1	31
RIEG2	32
RIEG3	33
RPRGL4	425

RRS	187
RTADR	192
RTS	137
RUDS	138

S

SAMS	139
SAN DIEGO TYPE	500
SCOS	165
SD	387
SDS	142
SEDT	284
SERKAL	9
SESAMES	233
SFM	174
SFM1	164
SHORT	141
SIADH	337
SMDK	104
SMS	335
SOFT	143
SOPH	167
Sotos 1	144
Sotos 2	145
SPGF1	422
SPGF10	431
SPGF11	432
SPGF12	433
SPGF13	434
SPGF14	435
SPGF2	423
SPGF3	424
SPGF4	425
SPGF5	426
SPGF6	427
SPGF7	428
SPGF8	429
SPGF9	430

SPGFX1	160
SPGFY1	165
SPGFY2	166
SPS	335
SRXX1	11
SRXX2	12
SRXX3	13
SRXY1	14
SRXY2	15
SRXY3	16
SRXY4	17
SRXY5	18
SRXY6	19
SRXY7	20
SRXY8	21
SRXY9	22
STLS	146

T

TCC	258
TD1	500
TD2	501
TDD	21
TDH1	320
TDH2A	321
TDH2B	127
TDH3	322
TDH4	323
TDH5	324
TDH6	325
TFM	450
TNDM1	490
TNDM2	491
TNDM3	492
TRMA	345
TS	412
TTPP1	314
TTPP2	315

TTR	505
TYRSN1	340

V

VDDR1A	418
VDDR1B	419
VDDR2A	420
VDDR2B	421
VGAM	91
VHL	436

W

WAGR	381
WBS	151
WD	417

WDSTS	150
WEDAS	95，148
WFS1	153
WFS2	154
WND	417
WRN	149
WS	151
WSS	147
WVS	147

X

XLAAD	157
XLG1	402
XLH	158，163
XLHR	158，163

中 文 索 引

1 型糖尿病　1，2，335
Chiari 畸形　225，296，298
Schwalbe 线　141
Wilms 瘤　381

A

矮小　3，6，11－13，24，29，31，34－
41，43，44，46－52，56，59，60，
62，63，68，70－73，75－77，79－86，
91，93－96，98－102，104－107，113，
114，116 － 128，132，133，135，
137－143，146，148－153，155，156，
158，159，161－164，167－170，172－
177，179，181，185－188，194－200，
208，211，225，226，233－235，238，
239，242，244－246，248，249，258，
259，263，266，268，272，273，
275，284，286－289，293－298，301，
306，308，312，313，317，320－327，
329，331，338，340，345，348，
355，357－359，364，371，377，384，
394－398，400，402－404，411－414，
418－421，441－446，451，452，455－
459，477，478，485－489，493－495，
500，501，504
氨基酸尿　76，77，456－459
鞍鼻　3，27，28，31，33，63，72，
79，80，134，137，147，151，152，
155，156，164，168，175，185，
187，293，359，377，384，437，
480，493－495，500，501

B

白斑　335
白癜风　2
白内障　34，51，100，128，135，137，
141，149，156，169，170，280，
281，327，329，353，444，493－495
白细胞减少　96，142，157
背痛　284
鼻出血　397
鼻窦炎　352，439
鼻发育不全　141
鼻孔闭锁　68
鼻孔前倾　99，151
鼻塞　247
闭经　262，278，470
扁平椎骨　104，116，172
扁平足　3，62，164，248
扁枕　147
便秘　1，150，164，253，318，320
表皮痣　134，174
并指　29，30，60，73，84，95，97，
99，114，128，130，167，175，187，
241，445
不育　103
不孕　255，278，388，412，450
步态异常　248

C

长 QT 间期　29，499
长骨短小　101，105
长睫毛　86，114，135，150

长脸 134，135，143，146，167

长颅 133

长人中 3，70，71，118－125，128，147，150，151，167，183，480

长窄脸 317

肠病 157

肠畸形 93

肠旋转不良 414

成骨不全 83

痴呆 415

虫蛀性骨骼发育不良 93

出血倾向 118－123，154，394

杵状指 64，94，129，474

串珠肋 194

垂体发育不良 221，293，317，444

垂体功能减退 100，335，338

垂体瘤 251，254

垂体前叶功能减退 148，317，438

唇裂、腭裂 24，29，30，58，63，73，79，95，114，116，128，135，175，185，187，208－212，215，221，348，359，414，444，445

猝死 304

痤疮 30，388

D

大耳 99，135，141，147，445

大耳垂 151，168，480

大块骨溶解 406

大脸颊 493－495

大头畸形 62，63，72，85，93，102，143，147，175，187，189，249，266，414

大笑 413

大于胎龄儿 72

代谢性碱中毒 53－57，92，388

代谢性酸中毒 181，191，192，274，309，310，331－334，355，356，375，376，417，456－459，489，502

胆囊发育不良 111，115

胆汁性肝硬化 352

胆汁淤积 27，28，168，447

蛋白尿 76，96，456－459，505

倒三角脸 27，28

低 18-羟皮质酮血症 355

低 T_3 257

低氨基酸血症 453

低丙种球蛋白血症 272

低出生体重儿 3，101，102，111，114－116，128，141，143，150－152，168，173，286，317，348，363，364，442，447，448，451，452，454，480，490

低促性腺激素性性腺功能减退症 68，95，207－222，262，359，443

低耳位 29，32，63，72，93－95，114，118－125，150，164，168，175，185，187，348，359，437，445

低钙血症 1，68，79，101，102，177，178，189，226，227，266，316，317，327－330，418－421，504

低甘油三酯血症 360

低甲状腺球蛋白血症 322

低钾血症 6，7，29，53－57，92，109，173，177，192，223，224，232，233，309，310，314，315，388，389，456－459，468，473，475，484，489

低碱性磷酸酶血症 201

低磷尿症 328，330

低磷血症 76，98，158，163，174，179，188，225，273，290－292，318，319，340，379，380，418－420，449，455－459，478，479

低氯性代谢性碱中毒 96

低氯血症 181，191

低镁血症 55，92，96，177，226-233

低免疫球蛋白血症 85，289

低钠血症 1，4，16，96，132，181，191，261，263，273，282，283，337，343，352，354－356，378，382，383

低脑脊液葡萄糖症 357

低脑脊液乳酸症 357

低尿钙症 92，290-292，328，330

低尿渗 310

低醛固酮血症 109，331，355

低肾素血症 109，331-334

低酮血症 375，376

低血糖症 58，61，72，106，117，132，169，170，247，249，260，261，274，275，286，294，297，301-307，372，373，375，376，378，382，384，390－395，397，400，402-404，441，502

低血压 342

低脂肪酸血症 302

地中海贫血 164

第4掌骨短 246，326，327，329，412

第5掌骨短 82

癫痫 75，88－90，96，138，164，177，226，227，229，233，246，247，263，283，301，304，306，317，327，329，357，375，376，383，390，393，407-411，413，415，438，440，484

蝶形红斑 60

蝶状椎体 27，28

动脉导管未闭 33，68，82，116，118－120，144，414，443

动脉钙化 478，479

动脉狭窄 249

动脉圆锥缺失 159

窦性心动过速 117

短鼻 24，183

短弓形肢体 98

短睑裂 114

短颈 3，72，80，86，104，116，118-125，164，167，185，295，326，349，412，441

短人中 32，69，116，135，349

短肢畸形 59，113，128，259，504

短指（趾） 24，27－30，34，38，51，52，62，73，84，94，97，99，116，128，130，140，150，164，167，172，175，187，234-245，259，326，327，329，349，442，504

盾状胸 118-125，326，327，329，412

多动症 203

多发神经病变 481

多发性单神经炎 131

多发性骨髓瘤 131

多汗症 30，301，341

多毛症 73，128，131，150，168，205，248，255，388，497

多囊卵巢 255，305，497

多囊肾 82，414，447

多尿 153，154，159，162，173，183，186，233，310，438

多饮 153，162，173，183，186

多指（趾）畸形 34－37，39－50，93，359

多种垂体激素缺乏症 159，293－298，359，443，445

E

恶心、呕吐 4，6，16，96，142，164，170，181，256，261，263，282，318，319，337，342，383，448，477

颚突出 98

耳大而软 317

耳郭发育不良 211，359

耳聋 32，33，41，49，55－57，63，64，68，74，79，81，86，94，98，100，114，116，118－125，127，130，135，139，141，144，153－156，158，164，188，189，192，193，195－198，207，208，210－212，232，233，241，246，264，266，267，295，316，336，345，371，382，396，414，440，443，447，451，478

耳突出 56，151，452

耳皱褶 58

二尖瓣脱垂 71，72，185，193，347

二尖瓣狭窄 187

二叶主动脉瓣 185

F

发迹低 69－71，86，412，441

发热 438

发音障碍 378

乏力 4，16，29，92，96，182，223，224，256，263，274，309，310，314，315，318，319，331－333，337，342，374，378，382，383，456－459

法洛四联症 68，71，135，187

烦渴 153，162，186

反甲 72

反流性食管炎 70

范科尼综合征 76，77，273，340，417

房间隔缺损 33，35，68，72，86，118－120，124，125，128，135，144，185，187，345，414

房室传导阻滞 505

肥厚型心肌病 72，88－90，118－120，122，124，125，232，340，375，376，497

肥胖 14，15，34－37，39－52，62，69，103，106，116，132－134，160，164，246，255，287，288，326，327，329，338，346，351，370，384，415，438，442，503

肺动脉瓣狭窄 68，72，124，125，128

肺动脉高压 96，117，484

肺动脉狭窄 27，28，70

肺发育不全 9

肺间质纤维化 249

肺气肿 114

缝间骨 94

附睾和阔韧带的乳头状囊腺瘤 436

附睾囊肿 86

附着点炎 158

复发性脑梗死 316

复视 174

腹部左右转位 41，50，345

腹股沟疝 141，151，185，450

腹水 131，340，398，504

腹痛 275，282，283，341

腹泻 1，2，86，142，170，191，341，367，403，448，453

腹胀 168

G

干骺端异常 104

肝大 131，152，169，170，272－275，340，358，373－376，394，395，397，400，402，403，463－467，502

肝发育异常 43

肝功能异常 27，28，282，340，372，417

肝脾肿大 64，189，265，269－271，341，396，398，404

肝硬化 27，28，397，398，404，447，496，497

感觉异常 378

感染倾向 68，80，113，142，157，168，289，316，317，378，382，384，390，393

感音神经性耳聋 56

肛门狭窄 32，113，414

高 18-羟皮质酮血症 356

高 PTH 血症 317，327-330

高氨血症 306，372，373，375，376，502

高鼻梁 69

高促性腺激素性性腺功能减退症 463-467

高促性腺性性腺功能减退 103

高胆固醇血症 180，190，232，299，300，311，353

高腭弓 29，34，72，107，114，118-125，130，139，144，145，150，152，164，207，211，215，247，253，349，412，445

高钙血症 98，151，201，225，251，254，290-292，318，319，449，477

高甘油三酯血症 311

高高密度脂蛋白血症 346

高钾血症 181，191，263，331-334，343

高碱性磷酸酶血症 371

高磷血症 79，101，102，316，317，327-330

高氯血症 331-334

高镁血症 290-292

高钠汗症 263，352

高钠血症 95，148，162，186

高尿钙症 53，54，56，57，177，310，352，379，380，455，477

高尿钾症 233

高尿钠症 233

高尿酸血症 96，311，346，364，394，395

高醛固酮血症 181，191

高乳酸血症 96，394，395

高肾素血症 355

高雄激素血症 349

高血压 6，7，25，26，78，87，109，116，173，184，232，245，249，250，252，253，309，310，331-334，342，346，388，389，468，472，473，478，484

高胰岛素血症 61，168，302-307

高脂血症 180，190，232，299，300，311，353，373，394，395，397，402，404，496，498

睾丸癌 254

睾丸钙化 65，66

睾丸支持细胞肿瘤 129

弓状骨畸形 126

肱骨头脱位 139

宫内发育窘迫 9，111，115，116，128，141，152，317，348，363，364，442，447，448，454

共济失调 33，62，116，127，153，207，233，277，299，345，353，357，378，382，407-409，413，440，454

佝偻病 63，76，98，158，163，179，188，192，201，225，273，358，379，380，418-421，449，455-459，489

构音障碍 88-90，382，440

孤立性低 LH 血症 213

骨肥厚 134

骨关节痛 474

骨关节炎 177

骨骺发育不良 152

骨骺骨化延迟 284

骨畸形 27，28，59，63，79，83，94，98，101，102，104，105，107，110，112，113，126，134，140，142，172，175，187，193-200，235，239，242，246，258，259，326-329，339，437，449

骨盆发育不良　73，143

骨盆畸形　152

骨盆窄小　442

骨皮质增厚　64

骨溶解　248，250

骨融合　258

骨软化症　292

骨髓腔狭窄　101，102

骨髓增生异常综合征　142

骨痛　64，85，248，250，406

骨纤维异样增殖症　112

骨硬化症　189，264-272，414

骨占位　339

骨折　27，28，94，96，193-201，248，
　250，263，265-269，271，272，337，
　371，383，406，449，481

骨质疏松　25-28，76，94，98，103，
　117，142，149，152，163，174，
　183，185，214，219，221，225，
　248，250，318，328，358，371，
　379，380，412，417-420，441，451，
　485-488，499

骨质增生　339

关节过伸　80，347

关节僵直　117，493-495

关节挛缩　116，117，149，172，437，
　499

关节松弛　62，86，114，128，141，
　195，253，444

关节痛　79

关节脱位　3，185

关节炎　180，299，300，417

光过敏　137

H

黑棘皮病　61，75，168，255，305，
　496-499

红色头发　132

红细胞增多　472

虹膜错构瘤　249

虹膜发育不良　32，33

虹膜缺损　68，128，141，174，446

虹膜异色　31

喉钙化　59

喉痉挛　177

喉气管狭窄　116

后鼻孔闭锁　208

厚唇　151，168

呼吸道感染　85

呼吸困难　96，189，191，341，353，
　372，449

呼吸衰竭　72

坏死性游走性红斑　453

黄疸　275

黄嘌呤尿石症　461

黄色瘤　180，190，299，300，311，
　353，478

昏迷　375，376

J

肌病　461，499

肌红蛋白尿　399，401

肌紧张减低　193

肌强直　277，280，281

肌溶解　372，374

肌肉痉挛　335，399，401，405

肌痛　92，374，399，401，405，440，
　460

肌萎缩　273，280，281，399，440

肌无力　2，147，280-282，371，396-
　399，407，419，449，480，502

肌炎　372

肌张力低　63，69，80，85，95，96，
　133，143，150，164，167，403，
　404，413，444，445，455，477

肌张力增高　147

鸡胸 72，104，114，185

基底节钙化 177，407－411

基底节萎缩 277

脊柱侧弯 29，62，63，69，88－90，99，105，107，135，137，144－147，152，156，164，172，174，175，185，187，193，242，249，253，284，348，371，377，441，446，499

脊柱后凸 104

脊柱前突 152

记忆障碍 438

甲状旁腺发育不全 68

甲状旁腺功能减退症 1，79，100，131，316，317，327－330，417

甲状旁腺功能亢进症 225，251－254，290－292，318，319，418－420

甲状旁腺腺瘤 249

甲状旁腺增生 225

甲状腺功能减退症 1，2，68，127，131，148，151－153，157，182，280，293－298，320－325，338，346，412，417，444，445，447，481，482

甲状腺功能亢进症 2，79，112，157，203，314，335，469，471

甲状腺功能异常 285

甲状腺功能正常 257

甲状腺结节 65，66

甲状腺髓样癌 252，253

甲状腺肿 127，136，182，203，320－325

假骨折 201

假两性畸形 350，388

假性球麻痹 354

假性性早熟 205，388，390

"假运动员" 346

间歇性跛行 481

肩胛发育不全 63，73，139

睑裂增宽 116

焦虑 415

角膜弓 180，190，299，300

角膜后环 27，28

角膜后胚胎环 31，141

角膜混浊 102

角膜溃疡 273

角膜色素环 417

角膜神经瘤 253

近视 69，128，133，141，167，228，230，347，348

晶体半脱位 347

精神分裂症 79

精神异常 103，250，275，354，407－411，417，440，453，503

精神运动性迟滞 95，147，445

精神障碍 452

颈蹼 118－125，128，185，412

胫内翻 140

胫前斑块 344

酒精性肝炎 346

巨大儿 58，72，144，145，147，301－303

巨颅 144，145，147，266，371，377，500，501

巨舌 58，62，72，293，320，396，490

K

颗粒细胞肿瘤 262

渴感减退 181，191

口角下垂 56

哭声低 147

哭声似猫叫 348

库欣综合征 25，26，65，66，112，251，468，485－488

宽鼻 86，94，95，135，141，146，150，414，441，442

宽前额 29，31，85，493－495

宽眼距 24，27-31，74，75，80，82，97-99，118-125，128，130，143-145，150，152，212，348，414，493-495

髋部畸形 248

髋关节脱位 139，146

髋内翻 199

髋外翻 114

扩张性心肌病 35

L

蓝巩膜 106，185，193-195，199，347

蓝痣 65，66，485

劳力性呼吸困难 117

老人外貌 149

雷诺现象 481

类癌 249，251

粒细胞减少 142，395

联带运动 207

两性畸形 3-6，8-22，73，78，87，108，437，469

淋巴管畸形 118-125

淋巴结肿大 272

淋巴性垂体炎 2

漏斗胸 3，24，128，172，452

颅缝早闭 437

颅骨畸形 267

颅骨增厚 116

颅内钙化 411

颅内压增高 91

卵巢囊肿 15，23

卵巢早衰 149

卵圆孔未闭 185，484

M

马德隆畸形 105，107，161

"马颈" 346

马蹄肾 68，174

马蹄足 72，114，139，146，147，185

脉络膜视网膜瘢痕 230

满月脸 358

毛发稀少 137

毛发稀疏 113，116，117

泌尿道畸形 381

泌尿系结石 318，319

泌乳 338

免疫缺陷 85

面部平坦 33，284

面颊突出 151

面色潮红 341

面神经麻痹 68

面小 377，500，501

面中部发育不良 3，116，117，164，225，293，359，437，445

N

男性不育 10，213，352，439

男性假两性畸形 5，7，8，78，87，108，279，437，450

男性假性性早熟 308

男性女性化 350

男性乳房发育 8，11，12，62，129，160，207，214，470

男性乳腺发育 103

男性性早熟 6

囊性纤维化 352，439

脑回状组织痣 134

脑积水 32，73，75，128，168，185，270，504

脑膨出 43

内脏肥大 58

内脏左右转位 135

内眦赘皮 72，82，95，118-125，135，164，167，348

逆向射精 247

黏膜色素沉着 81

黏液瘤　65，66，485

黏液性水肿　182

尿崩症　154，159，162，183，297，298，338

尿道下裂　3－5，8，10－12，19，31，32，60，62，63，78，86，95，108，128，135，164，175，187，278，279，343，364，381，437，442，443，445，450

尿石症　460，461

尿潴留　283

颞下颌关节异常　359

牛奶咖啡斑　60，249，442

浓眉　99，116，150，167，185，444

女性不发育　7

女性假两性畸形　9

女性男性化　4，6，10，349，390，437

女性同性性早熟　204

P

怕冷　182

皮肤干燥　182，320

皮肤鳞状上皮癌　10

皮肤念珠菌病　1

皮肤青斑　85

皮肤丘疹　420

皮肤色素沉积　4，6，7，65，66，72，112，117，124，125，129，131，137，156，343，378，382，390－393，437，463－468，485－488

皮肤色素脱失　113

皮肤色素痣　412

皮肤松弛　147，167

皮肤纹理异常　144，145

皮肤硬化　149，387

皮肤增厚　116

皮下结节　248，249，415

脾大　497

脾脏发育不全　504

偏身肥大　58，110，126，134

胼胝体缺损　297

贫血　1，2，96，138，142，157，182，265，269－272，283，335，345，417，453，489

Q

脐疝　32，33，58，68，77，86，93，147，151，320，414，490，497，499

气管软化　72，136，155

髂骨发育不全　116

前额突出　3，63，94，114，116，128，137，141，143－146，148，156，158，167，175，185，187，225，246，273，293，377，384，418－420，437，445，455，500，501，504

前庭功能障碍　127

前囟关闭延迟　101，102

强迫行为　133

青春发育延迟　64，108，219，336，437，441

青春期雄性化表现　5，8

青光眼　31，33，90，128，141，411，447

情绪异常　203，351，438，503

躯干长　377

躯体中轴部位肌肉进行性波动性僵硬　335

龋齿　94，272，481

R

桡骨融合　437

妊娠急性脂肪肝　373

日光过敏　60

乳房发育　10，204

乳房发育不良　114，143

乳距宽　121

乳糜泻 113
乳酸酸中毒 275，440
乳头内陷 147
乳头增生 168
软骨瘤 110，126
软瘫 53-57，92

S

三尖瓣关闭不全 36
三尖瓣狭窄 187
三角脸 3，29，56，86，99，118 -
　125，135，141，143，195
三系减低 64，142
三叶草样颅骨 504
色盲 167
色素脱失 413
色素性视网膜炎 34 - 52，100，138，
　299，440
砂砾状钙化 110
伤口愈合过慢 81
上唇薄 317
上颌骨发育不全 116
上颌骨前突 32
上睑下垂 72，128，164，247，446
少牙畸形 31
舌部神经瘤 253
舌炎 453
摄食过度 133
身材不匀称 377
身材高大 7，14，15，103，112，144，
　145，147，347，390
神经病变 23，283
神经垂体异位 444
神经发育迟缓 327，329
神经鞘膜瘤 485
神经纤维瘤 249
神经炎 346
神经源性膀胱 148

肾癌 436
肾病综合征 78
肾钙化 77，86，385
肾功能不全 9，34 - 36，39，42，72，
　76，96，109，163，164，173，175，
　177，187，192，207，209，225，
　250，316，340，349，364，381，
　394，418-420，445，457
肾积水 63，68，73，86，148，153，
　162，186
肾结石 76，77，98，163，173，177，
　225，228，273，319，331，371，
　379，380，385，394，417，455，
　477，481-484，489
肾母细胞瘤 78
肾囊肿 34 - 36，39，43，45 - 52，
　364，436
肾上腺结节 25，26
肾上腺皮质功能减退症 1，2，9，16，
　100，131，132，148，261，294，
　317，335，342，343，378，382，
　463-467
肾上腺皮质增生 58
肾上腺腺瘤 251
肾上腺增生 251
肾小管功能不全 273
肾小管酸中毒 100，268，373
肾小球肾炎 87
肾性糖尿 358，362
肾盂发育不全 500，501
肾盂积水 461
肾盂肾炎 460，461
肾脏血管平滑肌脂肪瘤 254
肾脏占位 319
生长过快 58，144，145，203，496，
　497
生长激素缺乏症 31，68，148，191，
　286，293-298，359，444

声嘶　72，136，147

失眠　256，283

十二指肠空肠闭锁　111，115

食管闭锁　81，113，443

食管静脉曲张　417

食欲不振　4，16，96，162，261，263，
274，275，282，318，337，383，
390，448，489，499

视力下降　74，101，102，148，155，
156，164，167，189，265－267，
269－271，273，345，378，382，444，
454，481，505

视乳头水肿　102

视神经发育不全　153，154，164，167，
297，345，440，444

视网膜母细胞瘤　436

视野缺损　338

室间隔肥大　36

室间隔缺损　68，72，82，116，118－
120，128，135，144，187，345，
414，484

嗜铬细胞瘤　249，252，253，436

嗜睡　280，281，320，503

手指紧收　82

手指麻木　416

手指疼痛　416

手指细长　69，347

手足搐搦　177，226－228，328

手足角化过度　81

双阴道　316

双子宫　316

水疱　386

水样泻　475

睡眠呼吸暂停　133

睡眠障碍　256

死胎　9

四肢短小　63，75，377，500，501

四肢瘫痪　354

酸中毒　290

髓质海绵肾　58

缩窄性心包炎　341

锁骨溶解　117

T

胎儿水肿　93

胎粪性梗阻　352

贪食　503

瘫痪　443

糖耐量减低　141

糖尿　76

糖尿病　1，2，14，15，25，26，34，
35，39，61，67，88－90，96，100，
103，115，131，138，141，143，
149，151－154，157，168，171，202，
232，273，277，280，281，311，
344－346，352，358，360－370，386，
387，439－442，447，448，452－454，
459，463－468，480，490－492，
496－499

体毛减少　103

条纹状骨　414

通贯掌　24，69，80，348，412

同性性早熟　206

酮症　260

酮症酸中毒　171

桶状肋骨　196

桶状胸　152

痛风　364

痛性皮下结节　415

头发稀疏　442

头痛　96，232，263，264，276，337，
338，383，409

透明隔缺损　297

突鼻　143

突眼　30，33，74，75，97，117，130，
167，168，175，185，187

吞咽困难　136，277
脱发　2，138，174，336，420，421
脱毛　420
脱水　181，355，356
"驼峰"　346

W

外胚层营养不良　1
网眼状骨改变　197
微束样神经病变　23
围巾样阴囊　24
尾骨突起　172
胃肠道肿瘤　129
胃溃疡　154
胃泌素瘤　251
胃食管反流　114，148，164，414
握拳时大拇指屈入手掌　347
无虹膜症　381，504
无精症　3，11，12，160，165，166，
　213，214，278，422-435，439
无泪　378
无痛性关节炎　67
无眼　298，443
舞蹈病　277

X

膝内翻　114
膝外翻　114，164，221
习惯性流产　425
下颌骨占位　319
下颌前突　137，364
先天性胆道闭锁　43
先天性巨结肠　34，113，253
先天性髋关节畸形　32
先天性心脏病　32，63，118－120，
　122，124，125，144，155，208，
　345，348
消瘦　135，438，477

小蝶鞍　296
小耳　68，73，114，116，128，143，
　164，185，442，446
小睾丸　3，10－13，103，160，165，
　166，218-222，308，434
小口　79，116，117，139，164
小脑发育不全　33，454
小脑后下动脉环　245
小脑及脊髓血管母细胞瘤　436
小鸟样面容　496
小人中　164
小手　29，133
小头畸形　13，29，30，69，70，74，
　75，80，82，84，95，97，99，114，
　116，128，130，135，148，152，
　164，185，270，357，359，411，
　441，442，445，446，451，452
小下颌　27－29，59，63，72，73，93，
　94，98，105，114，117－125，128，
　135，139，141，147，151，164，
　168，175，185，187，246，317，
　384，445
小胸廓　63
小牙　31，175，187
小眼　73，82，101，102，116，135，
　298，359，443-446，504
小阴茎　62，95，108，114，222，
　384，444
小阴囊　445
小于胎龄儿　3，60，101，102，111，
　114-116，128，141，143，150-152，
　168，286，317，348，363，364，
　442，447，448，451，452，480，490
小指　114
小足　133
小嘴　133
哮喘　41，49，352
斜视　34，56，69，72，86，114，116，

133-135，144，145，150，151，164，167，185，215，228，348，446

斜眼角 69

心包积液 116

心肌病 345，372，398，478

心悸 29，438，440

心律失常 29，345，375，376

心衰 478

心脏病 149

心脏传导阻滞 100，481，484

心脏肥大 58

心脏畸形 58，70，71，79，82，187，246，500，501

心脏转位 50

新生儿黏液性水肿 293

囟门未闭 293

杏仁眼 133

性腺功能减退 2，3，11，12，43，62，64，100，118-125，131，133，137，138，153，155，280，281，294，296，297，341，343，351，359，438，470

性腺肿瘤 87

性幼稚 34-41，44-52，68，108，143，149，164，207-209，211，212，214-222，412

性欲亢进 503

性早熟 6，112，129，174，204，205，308，312，313，438，442，469

胸部发育不全 500，501

胸廓狭窄 172

胸水 131

胸腺发育不良 79

嗅觉减退 37，52，68，138，155，207-212，216，219-222，326

血白细胞中胱氨酸升高 273

血管瘤 110

血管神经性水肿 341

血小板减少 79，96，142，157，189

血游离脂肪酸升高 373

Y

牙齿发育不良 24，29，31-33，60，81，99，114，137，141，143，158，174，179，185，188，189，193，195-197，201，211，267，326，327，329，331，336，358，442

牙齿过早萌出 144，145

牙齿畸形 37，113，118-125

牙齿异常 98

牙列稀疏 151

牙列拥挤 117

哑铃状长骨 172

言语不清 277

颜面粗糙 248

颜面畸形 27，28，59，79，94，98，134，175，187，207，208，211，212，221，246，317，384，437

眼肌麻痹 100-102，276

眼睑结节 253

眼睑水肿 276

眼睑外翻 82

眼睑下垂 276

眼距窄 452

眼球震颤 228，230，345，409，446

眼窝深陷 86，116，139，141，143，148

眼小而深 317

羊水过多 53，54，57，59，125，128，398

阳痿 341，470

一字眉 70，71

胰岛素抵抗 441，498，499

胰岛素瘤 251

胰岛细胞增生 340

胰腺功能不全 111，115，152，273，

352，363，364，366，367，448
胰腺浆液性囊腺瘤　436
胰腺囊肿　436
胰腺炎　290，292，319，497
异位钙化　93，101，102，149，156，
　158，201，268，318，326，328，
　330，336，407，409，481
异位神经垂体　298
抑郁症　79，415，503
阴道发育不全　349
阴蒂肥大　168，497
阴囊发育不良　13，476
音调高　167，442
隐睾症　5，8，17，24，32，37，62，
　68，78，86，95，99，114，116，
　118-123，128，135，139，147，148，
　164，175，187，207，208，214，
　217-222，278，279，345，348，350，
　359，381，443-445，450，476
隐性脊柱裂　3
鹰钩鼻　75，130，149，317
幽门肥厚　499
幽门狭窄　72，364
游离甲状腺素正常　462
右束支传导阻滞　117
幼稚面容　286
鱼鳞病　60，138，156
鱼鳞样骨改变　198
语言障碍　413
原发闭经　14-23，108，214，216-
　218，349，441，450
原发性甲状腺功能减退症　273
原发性醛固酮增多症　389
原发性色素结节性肾上腺皮质增生
　（PPNAD）　65，66
圆脸　24，128，246，326，327，329
远视　24，86，116，135，167，185，
　228，241

月经紊乱　116，255，388
月经早来潮　206
运甲蛋白水平异常　505
晕厥　438

Z

早产　177
早发冠心病　180，190，299，300，311，
　353
窄鼻　116
窄脸　133
窄胸　442
掌跖角化过度　10
招风耳　349
枕骨大孔狭窄　500，501
枕骨突出　82
真两性畸形　10-23，63
真性性早熟　312，313
支气管扩张　352
支气管哮喘　81
支气管炎　352，439
肢端肥大症　65，66，112，251，254，
　496
肢端骨溶解　27，28，94
肢体不对称　110，126
肢体短缩　73
肢体短小　155，156，493-495
肢中胚发育不良　239
脂肪肝　496，497
脂肪瘤　134，251，292，415
脂肪萎缩　117，141，168，496-499
脂肪泻　142，366，367
直立性低血压　247，341，378
指侧弯　98
指甲发育不全　81，143，241
指甲畸形　113，259
指僵硬　258
指痛　258

指弯曲 215

指趾畸形 174，297

智力低下 24，29，34，35，38，39，42，45，47，51，52，58，62，68－72，74，75，77，79，80，82，84，86，91，95，99，103，106，114，116，118－125，127，128，130，133－135，137，138，143－145，149－151，153，156，159，164，169，170，174，182，186，208，216，226，229，233，235，246，249，260，268，277，280，295，301，317，320－327，329，336，340，345，348，353，357，359，377，381，382，384，407－411，413，414，417，441－443，445，446，451，493－497，500，501

中耳内淋巴囊肿瘤 436

中枢性尿崩症 95，148

中线发育不良 493－495

中线前脑异常 297

肿瘤倾向 27，28，58，60，72，110，113，126，137，142，147，149，174，249，283，335

周期性麻痹 29，331－334

周围神经病 233，367，382，505

肘外翻 349，412

主动脉瓣关闭不全 71

主动脉瓣狭窄 59，86，116，151，174，187，246

注意力下降 256

转颈受限 295

子宫发育不全 349

子宫畸形 45，364

自闭症 116，135，150，246

自发性流产 440

自主神经病变 505

自主神经功能紊乱 378

总甲状腺素异常 462

足畸形 238，242

足外翻 238

阻塞性睡眠呼吸暂停 72

嘴唇下弯 246

左心室肥厚 71，185，484